RÉGION INGUINO-ABDOMINALE

ET

CURE RADICALE

DE LA

HERNIE INGUINALE SIMPLE

PAR LE

Docteur CHARLES BOUVERET

Avec 117 figures hors texte

PRÉFACE DE

M. LE DOCTEUR P. GILIS

Professeur d'anatomie à l'Université de Montpellier
Correspondant national de l'Académie de médecine

PARIS

A. MALOINE, ÉDITEUR

25-27, rue de l'École-de-Médecine, 25-27

—

1906

RÉGION INGUINO-ABDOMINALE

ET

CURE RADICALE

DE LA

HERNIE INGUINALE SIMPLE

RÉGION INGUINO-ABDOMINALE

ET

CURE RADICALE

DE LA

HERNIE INGUINALE SIMPLE

PAR LE

Docteur CHARLES BOUVERET

Avec 117 figures hors texte

PRÉFACE DE

M. LE Docteur P. GILIS

Professeur d'anatomie à l'Université de Montpellier
Correspondant national de l'Académie de médecine

PARIS

A. MALOINE, ÉDITEUR

25-27, rue de l'École-de-Médecine, 25-27

—

1906

PREFACE

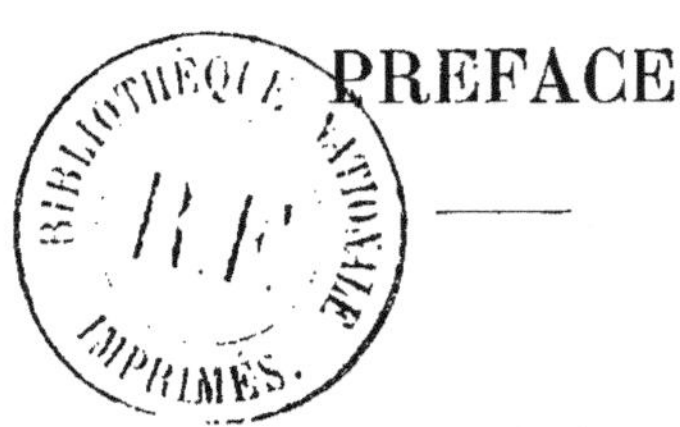

La cure radicale de la hernie inguinale est devenue, dans ces dernières années, une opération si courante, si généralisée que tout médecin s'intéresse à ce point de pratique chirurgicale et par contre-coup à l'anatomie de la région inguino-abdominale, dont la connaissance est indispensable pour comprendre les interventions dont cette région est le siège.

La littérature anatomique et chirurgicale sur cette double question est une des plus riches qui se puisse trouver. En présence de ces matériaux très abondants et qui augmentent encore tous les jours, le praticien qui veut se faire une opinion personnelle est fort embarrassé.

Il y avait donc un réel intérêt pratique à présenter au public médical un travail d'ensemble sur ce sujet; aussi ai-je encouragé M. Bouveret, quand il m'a fait part de son dessein et quand il m'a exposé comment il le concevait.

Son travail constitue une importante et complète monographie sur la cure radicale de la hernie inguinale. Le cinquième du texte à peu près est consacré à l'anatomie de la région; la médecine opératoire occupe tout le reste.

J'ai vu M. Bouveret à l'œuvre : il a fait des recherches sur le cadavre, a suivi à l'hôpital l'application de nombreux procédés sur le vivant ; je puis affirmer qu'il s'est pénétré de son sujet.

Pour donner plus d'autorité à ses conclusions, il a provoqué un referendum parmi les chirurgiens, sous les auspices de M. le professeur Estor. Les réponses envoyées constituent un chapitre très vivant, très intéressant, très instructif.

M. Bouveret mérite donc des éloges pour la manière dont il a réalisé son travail ; je les lui adresse avec plaisir, car il sera certainement utile à ceux qui le liront.

P. GILIS.

INTRODUCTION

Un nouveau travail, dont la plus grande partie est consacrée à la cure radicale opératoire de la hernie inguinale, paraîtra peut-être superflu. Depuis longtemps, en effet, sont publiés et appliqués de nombreux procédés donnant tous, à peu près, les mêmes bons résultats, de sorte qu'actuellement chaque chirurgien, embarrassé sans doute par le choix, donne la préférence à sa technique habituelle, sans même essayer les autres dont le nombre croît sans cesse.

Ce nombre augmente, car l'opérateur fait subir au procédé qu'il emploie des perfectionnements si profonds, que, tout en lui laissant son nom d'origine, il le change et le rend nouveau. Suturer, par exemple, à l'arcade crurale les muscles petit oblique et transverse et leur tendon, en laissant le cordon derrière ce surjet, n'est pas, quoi qu'en pensent certains, *faire un Bassini*, et ainsi pour toutes les méthodes. Elles ont changé comme des mots, qui, passant de bouche en bouche, acquièrent à mesure un sens plus élastique.

Pour la cure de la hernie inguinale, nous disposons à l'heure actuelle d'une grande richesse de procédés, qui ne va pas d'ailleurs sans un peu de désordre et d'obscurité. Le moment est venu de rassembler en une synthèse claire tous ces éléments dispersés et confus, de montrer que, malgré l'étonnante variété des techniques, c'est toujours, au fond, la même chose que l'on veut faire, et enfin de hiérarchiser procédés et procédoncules, pour attribuer à chacun sa valeur et ses indications spéciales.

Nous avons la conviction que si nous en étions resté à une

simple revue générale des procédés opératoires, nous n'aurions nullement atteint notre but. En effet, pour décrire exactement une technique et la discuter, il faut donner des points de repère anatomiques très précis ; et l'anatomie de la région inguinale est loin d'être définitivement fixée. Comment donner des indications opératoires sur le *fascia transversalis*, le *point faible*, le *tendon conjoint*, puisque leur constitution anatomique est conçue diversement ou vaguement par les chirurgiens et les anatomistes. Les traités classiques eux-mêmes les décrivent d'une façon inexacte !

Comment préciser les risques d'une intervention chirurgicale sur le canal inguinal, si les rapports dangereux n'en sont pas bien connus ?

Notre travail de classement n'était donc possible que si nous le faisions précéder d'une étude anatomique très complète, permettant à chacun de nos lecteurs de se rendre un compte exact de tous les détails morphologiques et, par conséquent, opératoires. Hâtons-nous de dire que, pour cette partie de notre œuvre, nous avons, avec beaucoup de fruit, puisé largement dans le mémoire de M. le professeur Gilis, publié dans le *Journal d'anatomie* (1901).

Nous essayerons, en somme, de traiter les deux questions suivantes :

1° Préciser l'anatomie de la région inguino-abdominale ;

2° Critiquer, d'après cette étude, les diverses techniques opératoires de la hernie inguinale.

En ce qui concerne l'anatomie, nous étudierons l'anatomie topographique de la région. C'est dans ce chapitre surtout que le mémoire de M. le professeur Gilis nous sera précieux.

A cette étude nous ajouterons quelques notions sur les rapports du canal inguinal : rapports profonds, projection sur la peau des orifices et des points importants anatomiques. Pour suturer avec sécurité, il faut savoir à côté de quels organes dangereux on passe et à quelle distance.

Nous terminerons cette partie anatomique de notre travail par une vue d'ensemble de la région inguino-abdominale et du canal inguinal, pensant ainsi être utile au lecteur qui retrouvera en quelques lignes les principaux détails anatomiques nécessaires à la compréhension de la partie chirurgicale.

Une description du canal inguinal, région difficile, ne peut être suivie qu'avec le secours de dessins exacts, aussi avons-nous fait exécuter les principaux, d'après les excellentes préparations pratiquées par notre ami M. Delmas, pour son concours de prosectorat. Nous ne saurions trop le remercier de son extrême obligeance et de sa grande amabilité.

Nous avons essayé aussi de donner des coupes synthétiques, d'après nature, contenant tous les détails anatomiques importants et pouvant servir de modèle à un tableau schématique des diverses techniques de cure radicale.

L'anatomie exposée, nous montrons, dans un chapitre de transition, quelles conditions sont nécessaires pour la production d'une hernie ; quelles modifications apporte celle-ci au trajet inguinal. Nous pourrons ainsi aborder la thérapeutique ; montrer que, dans les cas graves, l'essentiel est toujours d'obturer l'orifice par lequel est passé le diverticule péritonéal.

Puisque nous faisons précéder notre étude chirurgicale d'une partie anatomique, il est facile de comprendre que nous laisserons de côté tout ce qui ne sera pas éclairé par l'anatomie. Nous ne parlerons pas, par exemple, de la ligature de l'épiploon, du contenu des hernies. Pour la hernie étranglée nous n'insisterons que sur l'incision de l'étranglement.

Une revue générale nécessite l'examen des diverses manières de lier et d'exciser le sac, qui d'ailleurs sont habituellement solidaires des procédés de réfection de la paroi, mais c'est l'étude de ces derniers qui sera la partie fondamentale de notre thèse. Nous essayerons de les classer, de les exposer clairement, de les discuter et de choisir les meilleurs.

Nous n'allons certes pas conclure en faveur d'un seul procédé, applicable à tous les cas et à tous les sujets si différents les uns des autres : il y a des cas difficiles, auxquels nous réserverons les procédés complets mais difficiles, et des cas simples qui seront traités par des procédés simples, mais suffisants. Et quand le traitement est suffisant, doit-on chercher à le compliquer?

Nous aurons maintes fois l'occasion de parler des fils de suture, divers auteurs attachant une grande importance à leur choix, diverses méthodes étant caractérisées par l'emploi exclusif d'une certaine catégorie de fils.

Nous avons profité d'une enquête auprès des divers chirurgiens pour leur demander quels fils ils emploient, nous conseillerons ceux que notre statistique désignera comme les meilleurs.

A notre avis, pour juger la valeur d'une méthode chirurgicale, l'observation des faits doit concorder avec les raisonnements et les dissections. Les raisons et les critiques que nous présentons, a priori, d'après l'anatomie, nous avons voulu les contrôler par une statistique des procédés employés et des récidives.

Pour cela, nous avons adressé un questionnaire à tous les membres du Congrès de chirurgie. Nous remercions ceux qui nous ont honoré de leur réponse. Cette partie de notre travail est leur œuvre et ce n'est certes pas la moins intéressante. Nous n'avons fait que classer leurs observations.

Nous serions heureux si nous avions pu contribuer à éclaircir certains points de l'opération de la hernie inguinale simple, si fréquente et si féconde en résultats.

Nous ne saurions oublier toutefois à quels maîtres nous devons d'avoir pu mener à bien cette étude, et nous tenons à remercier M. le professeur Gilis de la direction éclairée qu'il a bien voulu imprimer à notre travail.

Nous adressons un hommage de profonde gratitude à M. le professeur Estor, qui nous donna l'idée du referendum que nous publions à la fin de notre ouvrage et nous prêta l'autorité de son nom pour le mener à bien.

Que M. le professeur agrégé Soubeyran soit assuré de notre respectueuse amitié pour toutes les marques de sympathie qui nous ont été données par lui durant le cours de nos études à Montpellier. Nous le remercions des conseils qu'avec une amabilité inlassable il n'a cessé de nous prodiguer.

Nous devons assurer de notre vive reconnaissance M. le docteur Rouvière, chef des travaux anatomiques à la Faculté, pour l'amicale bonté dont il a toujours fait preuve à notre égard durant la rédaction de notre travail.

Enfin nous prions notre ami, M. P. Guiraud, interne des hôpitaux de Montpellier, d'agréer l'expression de notre vive sympathie pour la constante collaboration qu'il a apportée à cette laborieuse étude.

De tous ces maîtres, de leur savant enseignement, nous conserverons toujours un inaltérable souvenir !

C'est également un devoir pour nous de remercier notre dessinateur M. Jean Hézard, pour son intelligent et consciencieux travail.

M. Darantiere, notre imprimeur, mérite lui aussi toutes nos félicitations pour le soin apporté par lui à la reproduction de nos planches, et la façon impeccable dont il a exécuté toute la partie typographique.

Paroi abdominale.

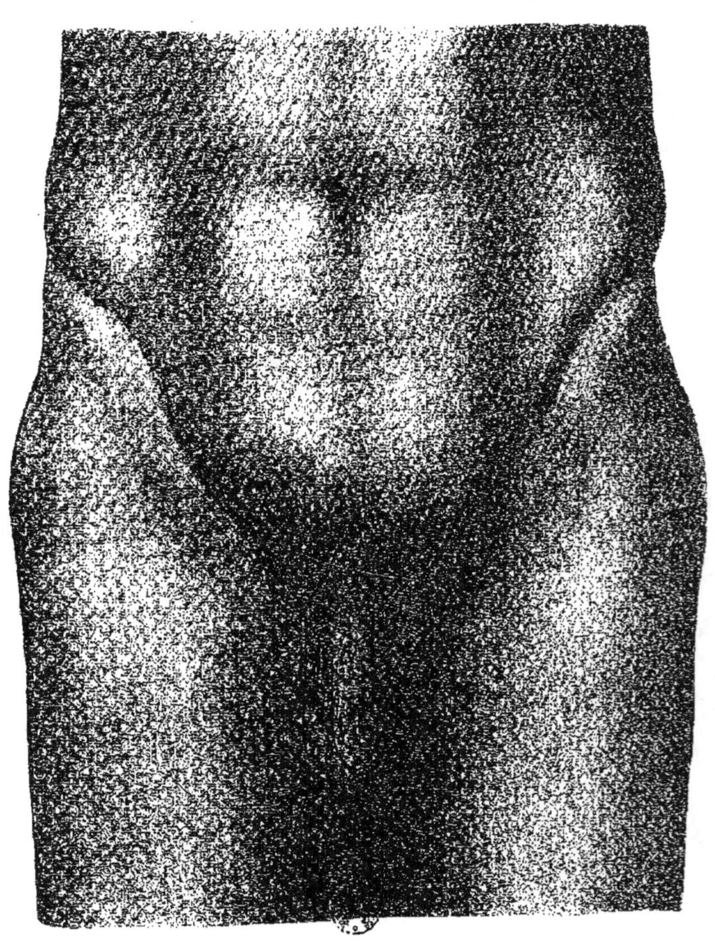

RÉGION INGUINO-ABDOMINALE

ET

CURE RADICALE DE LA HERNIE INGUINALE SIMPLE

ANATOMIE TOPOGRAPHIQUE

A la suite de Pétrequin, Guyon, Kœberlé, Paulet, Gilis, nous admettons que la région de l'aine est formée par deux versants se réunissant au niveau du pli de l'aine :

1° *Un versant inguino-crural* constitué par le triangle de Scarpa ;

2° *Un versant inguino-abdominal*, dont la partie la plus importante est de beaucoup le canal inguinal.

C'est cette dernière subdivision de la région de l'aine que nous devons seulement étudier.

CONFORMATION EXTÉRIEURE

La région inguino-abdominale a la forme d'un triangle limité ; en bas par le pli de l'aine ; sur la ligne médiane par la ligne blanche ; en haut, par une ligne conventionnelle allant horizontalement de l'épine iliaque antéro-supérieure à la ligne blanche (1) (voir planche I).

(1) Il n'est pas inutile de préciser ces limites. Souvent, en effet, on se sert de la ligne qui va de l'épine iliaque antéro-supérieure à l'épine pubienne pour diagnostiquer l'origine d'une hernie de la région.

Toutes celles dont le pédicule est au-dessus de cette ligne sont inguinales, les autres crurales. Ce moyen, pour être d'une simplicité extrême, n'en est pas moins précieux.

Cette région présente, à sa partie moyenne, un méplat limité *en dedans* par la saillie atténuée des droits, qui forme une légère convexité externe, due à la forme en fuseau du muscle ; *en haut et en dehors* par une courbe à convexité inféro-interne constituée par le bord inférieur des fibres musculaires du grand oblique ; *en bas*, par le pli de l'aine qui répond à l'arcade crurale.

On comprend facilement que la direction de ce pli inguinal varie avec les sujets. Il se rapproche plus de l'horizontale chez la femme dont le bassin est plus large (de 35° à 40° au-dessus de l'horizontale, chez la femme, et 50° chez l'homme, d'après les mensurations de Gilis).

Ce pli de l'aine, formé par l'adhérence de la peau à l'arcade crurale, ne doit pas être confondu avec le pli de flexion qui se produit quand la cuisse se rapproche du bassin. Richet a montré que ce pli de flexion commence au milieu du pli de l'aine, s'étend en dehors et légèrement en haut et vient se perdre un peu au dessous de l'épine iliaque antéro-supérieure.

Il forme donc avec le pli de l'aine un angle aigu, à sommet interne.

Dans l'angle de réunion du bord externe du muscle droit et du pli de l'aine, le méplat disparaît pour faire place, chez l'homme, à une saillie en bourrelet, constituée par le cordon, qui sorti du canal inguinal se dirige vers les bourses.

Telle est la configuration extérieure de la région, chez un sujet maigre, à bonne musculature, mais elle change beaucoup chez les individus gros ou dont les muscles sont faibles. Chez les gras, le méplat disparaît complètement, les deux versants de la région de l'aine, descendant à pic vers le pli, le masquent à peu près complètement ; mais il est toujours facile d'en préciser la direction, en cherchant sous la graisse, par une pression assez forte du doigt, les saillies, points de repère.

Chez les sujets à faible paroi musculaire, et surtout pendant l'effort, on voit, à la place du méplat inguinal, une saillie plus ou moins accusée. C'est cette disposition qui a été signalée par Malgaigne, sous le nom de *Ventre à triple saillie*. (V.

Paroi abdominale faible.

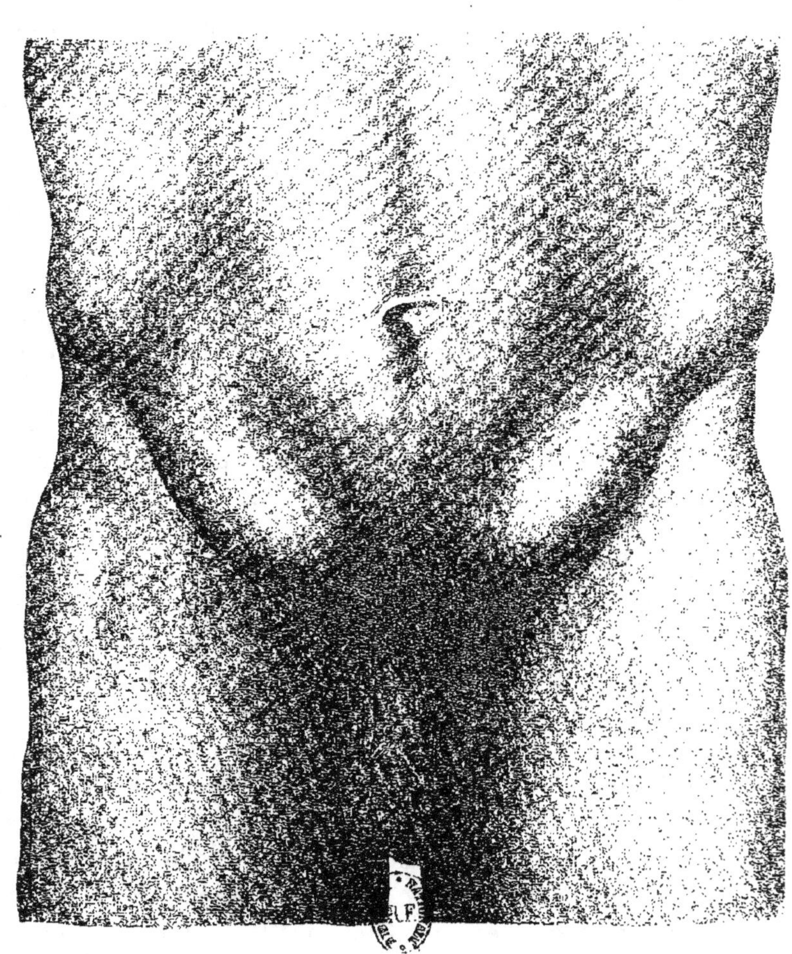

planche II). Les deux saillies latérales répondent au méplat inguinal, la médiane, aux deux muscles droits.

La région inguino-abdominale comprend un grand nombre de plans ; nous étudierons successivement :

1° La *peau* ;
2° Le *tissu cellulaire sous-cutané* et le *fascia superficialis* ;
3° L'*aponévrose du grand oblique* ;
4° La *paroi profonde du canal inguinal* ;
5° Le *fascia transversalis* ;
6° Le *tissu cellulaire sous-péritonéal* ;
7° Le *péritoine* ;
8° Les *organes qui sont contenus dans le canal* ;
9° Les *rapports* du canal inguinal considéré dans son ensemble.

I

PEAU

La peau est fine et souple, glisse facilement sur les plans sous-jacents. On peut y trouver des vergetures chez les multipares, etc.

Chez les malades qui depuis longtemps portent un bandage, elle subit des modifications importantes, devient brune, dépouillée de poils et adhère assez fortement aux plans profonds.

Cette transformation de la peau, même peu marquée, peut être utile pour diagnostiquer une hernie ancienne dans le cas d'accident du travail, par exemple.

Chez les hommes dont le système pileux est bien développé, les téguments de la région inguino-abdominale sont masqués en partie par de nombreux poils longs et ondulés.

Ils occupent toute la partie inféro-interne de la région et se prolongent jusqu'à l'ombilic, suivant la ligne médiane.

A côté des poils, on trouve une grande quantité de glandes sébacées et sudoripares.

Ces indications ne sont pas inutiles : dans l'opération de la hernie, il faut éviter avec soin les causes d'infection (glandes et poils), faire, par conséquent, une incision haute, sans empiéter sur le scrotum, et surtout raser et nettoyer très soigneusement la région opératoire.

PLANCHE III

Tissu cellulaire sous-cutané. — Fascia superficialis

1. — Fascia superficialis.
2. — Artère tégumenteuse abdominale.
3. — Veine   —   —
4. — Artère honteuse externe.
5. — Veine saphène interne.
6. — Veine fémorale.
7. — Artère fémorale.
8. — Ganglions lymphatiques.
9. — Ligament suspenseur du pénis.
10. — Aponévrose fémorale.
11. — Ligament falciforme d'Allan Burns.
12. — Nerf fémoro-cutané.
13. — Premier perforant.

Plan superficiel.

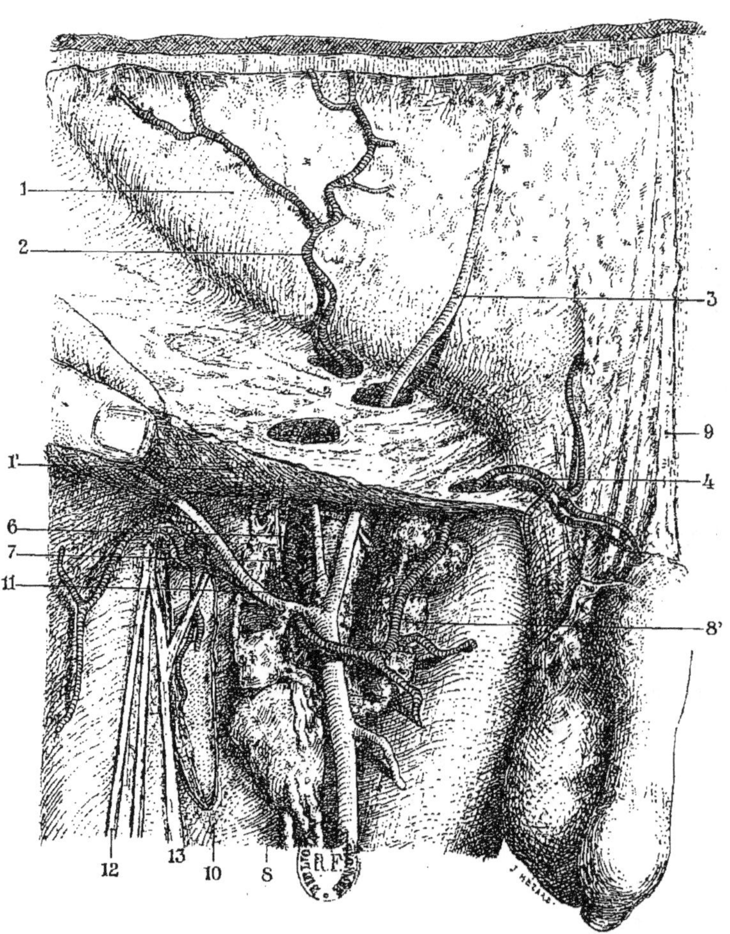

II

COUCHE SOUS-CUTANÉE — FASCIA SUPERFICIALIS

Sous la peau, on trouve un pannicule adipeux, variable suivant les sujets, mais toujours plus développé du côté du pubis. La graisse formant ce pannicule est divisée en petites masses séparées entre elles par des tractus fibreux qui, de la face profonde du derme, vont s'attacher à la lame superficielle du fascia superficialis, divisant ainsi en logettes, remplies de graisse, l'espace qu'ils traversent. Ces formations fibreuses sont très nombreuses le long de la ligne correspondant à l'arcade crurale, elles vont du derme à celle-ci sans aucune solution de continuité, de sorte que, même chez les sujets obèses, le pli de l'aine persiste toujours. C'est à ces formations que les auteurs ont donné le nom de : *ligament suspenseur de l'aine.*

Petrequin, qui en avait parlé le premier, les décrit du côté interne de l'arcade, au voisinage du pubis, tandis que Blaise les a vues aux deux tiers externes. M. le professeur Gilis a montré qu'en réalité le ligament suspenseur existe, tout le long de l'arcade crurale.

Nous venons de voir que le tissu cellulaire sous-cutané est recouvert par le feuillet superficiel du fascia superficialis. Celui-ci présente, en effet, deux lames distinctes : l'une superficielle, l'autre profonde (v. planche III).

Le feuillet superficiel se continue avec celui des régions voisines, sans adhérer à l'arcade crurale.

Le feuillet profond, au contraire, s'arrête en bas à l'arcade crurale et s'y insère. Estevenet, dans sa thèse, a montré que, souvent, cette lame dépasse l'arcade crurale et va se fixer au fascia cribriformis. Quoi qu'il en soit, elle isole suffisamment les couches superficielles de l'aine, des régions voisines, et peut maintenir des collections liquides.

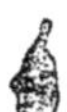

Sa portion la plus interne est la plus intéressante, parce qu'on peut y rattacher l'appareil suspenseur des bourses. En effet, chez la plupart des sujets, on voit se détacher sur la ligne blanche, à trois ou quatre centimètres de la symphyse, un ensemble de fibres élastiques qui descendent en divergeant des deux côtés. Sur la ligne médiane, elles se confondent avec le ligament suspenseur de la verge. Et sur les côtés elles passent sur l'anneau inguinal superficiel perpendiculairement à la direction du cordon, et s'insèrent sur le *fascia lata* au niveau du *droit interne*. Les fibres constituant cet appareil suspenseur des bourses sont tantôt jaunes et aplaties en lames, tantôt, chez les sujets très musclés, se présentent sous la forme de fibres rougeâtres que l'on peut considérer comme des expansions du *Dartos*. Souvent, au milieu de ces fibres élastiques anastomosées, formant une couche qui s'étend d'un orifice superficiel à l'autre, on trouve des pelotons adipeux et des veines reliant les deux cordons.

Cet appareil de suspension, essentiellement variable, a reçu suivant les auteurs et suivant aussi la portion qu'ils en considéraient, des noms divers.

Thompson, quand il a en vue l'ensemble, le nomme : *Fascia femorali abdominalis*, et quand il étudie la portion qui recouvre l'orifice inguinal superficiel, il l'appelle : *Couvercle fibreux de l'anneau inguinal externe*.

Velpeau, pour montrer l'analogie de ces formations avec un muscle qu'on trouve chez les mammifères, les avait appelées : *Ventrier*. Le meilleur nom paraît celui donné par Sappey : *Appareil suspenseur des bourses*.

Cette couche sous-cutanée présente des vaisseaux peu importants, au point de vue anatomique, mais utiles à connaître pour l'opération de la cure radicale.

On y trouve l'artère *tégumenteuse abdominale* ou *Épigastrique externe* et sa veine, et plus en dedans, des branches de la *Honteuse externe supérieure*.

L'artère sous-cutanée abdominale, branche de la fémorale, prend naissance à quelque distance de l'arcade crurale, et passe au-dessus de celle-ci après avoir perforé le fascia cribri-formis. D'après Blaise, elle se divise alors en deux branches : l'une, externe, s'anastomose avec des rameaux de la *Circonflexe iliaque*, l'autre interne se dirige vers l'ombilic, en suivant à peu près la même direction que l'épigastrique. Elle correspond quelquefois à la partie supérieure de l'incision pour la hernie.

Mais le vaisseau, qui toujours est intéressé par l'incision de la cure radicale, est la *veine tégumenteuse abdominale*, qui, contrairement à la règle, est unique, et située à quelques centimètres en dedans de son artère.

Notre planche III la montre oblique et rectiligne, traversant la place de l'incision dans sa partie moyenne ; on peut toujours avoir deux pinces hémostatiques prêtes pour elle.

La partie interne et inférieure de la région est irriguée par des ramuscules de la honteuse externe supérieure qui vont jusqu'au niveau de l'orifice superficiel et peuvent donner quelques gouttes de sang dans les incisions basses.

Les lymphatiques superficiels « se dirigent vers les ganglions inguinaux moyens du triangle de Scarpa ». Cependant, certains auteurs : Marey, Sarrazin, Estevenet, Paulet, admettent l'existence de deux ou trois petits ganglions au-dessus de l'arcade crurale. Pas plus que Blaise, nous ne les avons jamais rencontrés.

Les nerfs superficiels sont peu importants ; ils viennent du grand et petit abdomino-génital et du génito-crural.

III

APONÉVROSE DU GRAND OBLIQUE

A. Aponévrose d'enveloppe.

Après avoir franchi la couche cellulo-graisseuse, on n'arrive pas directement sur le grand oblique ou son tendon, mais sur son aponévrose d'enveloppe, qui le laisse voir par transparence.

Cette toile celluleuse plus ou moins épaisse s'insère à l'arcade de Fallope et, dans sa partie interne, se continue avec le cordon.

Tantôt, par exemple, dans les hernies anciennes, cette aponévrose adhère à l'aponévrose-tendon du grand oblique, cachant en partie l'orifice superficiel, tantôt au contraire elle est facilement isolable de la couche sous-jacente, à tel point qu'un observateur peu exercé croirait être après son incision à l'intérieur du canal inguinal.

B. Aponévrose d'insertion.

Nous arrivons maintenant à un plan beaucoup plus important au point de vue chirurgical : l'*aponévrose d'insertion du grand oblique.*

Il suffit de quelques opérations ou dissections pour se rendre compte de l'extrême variabilité de ce tendon. Quelquefois, il apparaît nacré et résistant immédiatement après l'incision cutanée ; d'autres fois, il faut traverser une épaisse couche de graisse, et c'est à grand peine que l'on peut repérer quelques fibres tendineuses.

Nos planches IV et V représentent un sujet, bien musclé, où l'on peut voir à peu près tous les détails anatomiques.

Le corps charnu du grand oblique se transforme en tendon, suivant deux lignes droites : une horizontale, l'autre verticale, formant ainsi un angle droit à sinus supéro-externe. Ce sont elles qui limitent, en haut et en dehors, le méplat inguinal.

Les fibres tendineuses destinées à la région inguinale naissent, comme l'a précisé M. le professeur Gilis : « de l'épine « iliaque antéro-supérieure et du tiers antérieur de la crête « iliaque ; de la ligne horizontale qui limite, en haut, le méplat « inguinal ; du sommet formé par la rencontre de ces deux « lignes d'origine de l'aponévrose. »

De là, elles descendent en bas et en dedans, et vont s'in-

PLANCHE IV

Aponévrose du grand oblique.

1. — Orifice superficiel du canal inguinal.
2. — Cordon.
3. — Pilier interne.
4. — Fibres arciformes du groupe interne.
5. — Fibres arciformes du groupe interne, anastomosées avec d'autres du
groupe externe, allant s'insérer sur l'arcade crurale.
6. — Veine tégumenteuse abdominale.
7. — Fascia superficialis récliné.
8. — Saphène interne.
9. — Ligament suspenseur de la verge.
10. — Pilier de Colles.

Aponévrose du Grand oblique.

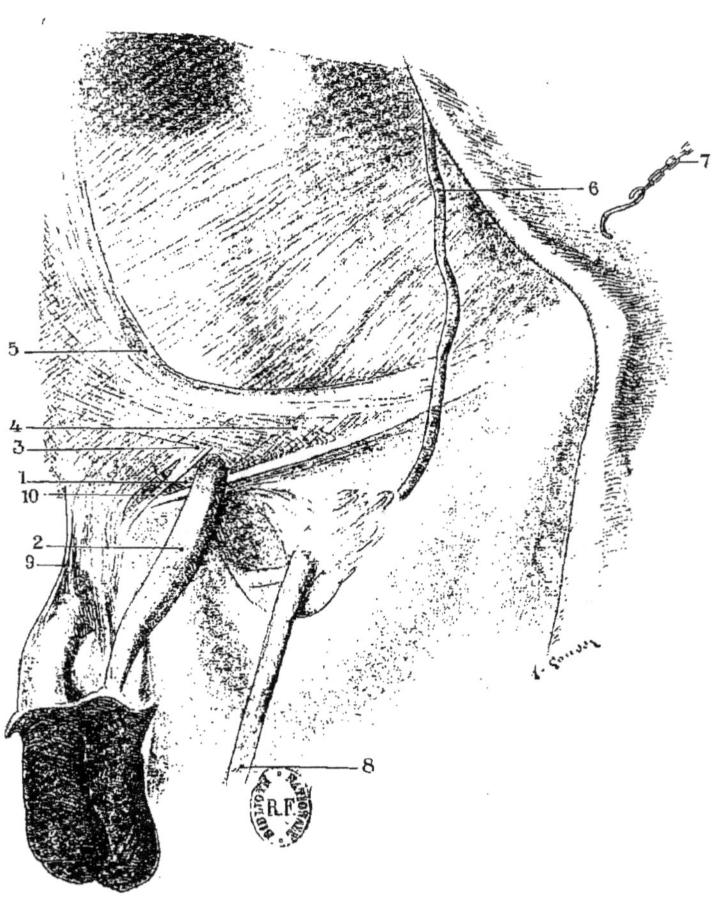

PLANCHE V

Fibres arciformes

(D'APRÈS GILIS)

1. — Pédicule principal du ligament suspenseur de la verge, et des bourses.
2. — Ouverture angulaire comprise entre les piliers inguinaux.
3. — Anneau inguinal superficiel.
4. — Pilier externe.
5. — Pilier interne.
6. — Pilier postérieur ou ligament triangulaire de Colles.
7. — Groupe externe de fibres arciformes.
8. — Groupe interne de fibres arciformes.
9. — Faisceau large de fibres arciformes internes.
10. — Même faisceau, coupé et rabattu.
11. — Faisceau grêle de fibres arciformes internes.
12. — Muscle pectiné.
13. — Veine fémorale.
14. — Artère fémorale.
15. — Nerf crural.
16. — Muscle psoas iliaque.
17. — Couturier.
18. — Tenseur du fascia lata.

Fibres arciformes.

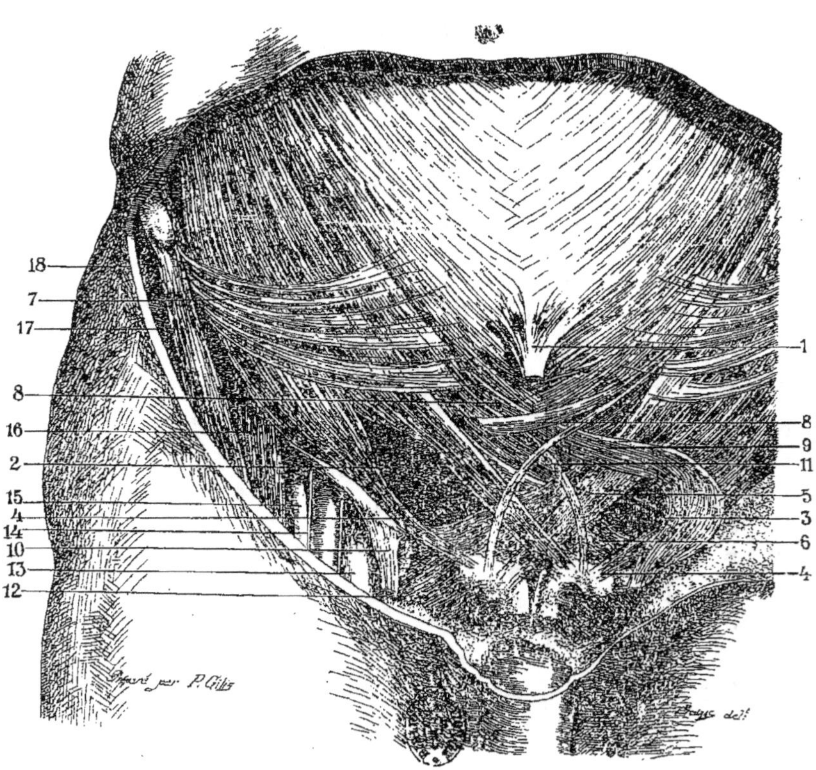

sérer sur les divers organes qui se trouvent de l'épine iliaque antéro-supérieure à la symphyse pubienne et au delà.

La portion la plus externe de leur insertion prend le nom d'*arcade crurale*. La constitution de cette arcade crurale a donné lieu à de nombreuses discussions que nous passerons en revue. Nous étudierons ensuite l'entrecroisement des faisceaux tendineux sur la ligne médiane, les piliers et l'orifice inguinal.

ARCADE CRURALE

Certains anatomistes, Fallope, Poupart, Richet, considéraient l'arcade crurale comme un ligament ayant une existence propre, comparable, par exemple, au ligament sacro-sciatique, et tendu de l'épine iliaque antéro-supérieure à l'épine du pubis ; ligament sur lequel, d'après eux, s'inséraient les fibres de l'aponévrose du grand oblique. Et, en effet, si on examine un sujet maigre, on sent une corde tendue qui soulève la peau, simulant parfaitement un ligament qui sépare la région inguino-abdominale du triangle de Scarpa, par une courbe à convexité inféro-externe.

« Cette corde n'est pas rectiligne ; dans son tiers externe, elle descend obliquement suivant une ligne droite qui, partie de l'épine illiaque antéro-supérieure, passe, si on la prolonge hors de la région, à 8 centimètres au-dessous de l'épine pubienne. Dans le reste de son étendue, elle se relève, et forme une arcarde à concavité postéro-inférieure, qui passe sur les vaisseaux fémoro-illiaques » (Gilis).

Tous les auteurs, depuis Nicaise, admettent actuellement « que l'arcade crurale n'existe pas en tant que ligament dis-« tinct, elle n'est que le bord inférieur de l'aponévrose du « grand oblique. » Sans doute, une dissection attentive peut montrer l'existence de fibres propres, allant de l'épine iliaque antéro-supérieure à l'épine pubienne. On les voit très bien, surtout au niveau de la face profonde de l'aponévrose incisée et réclinée et, dans la cure radicale, on peut saisir ces fibres avec une pince. Quoi qu'il en soit anatomiquement on peut considérer ces fibres propres comme la continuation de l'aponévrose du grand oblique, d'autant plus facilement qu'à ce niveau les fibres tendineuses ne sont pas verticales mais extrêmement obliques en dedans.

L'arcade crurale doit donc être considérée comme une portion épaissie, condensée de l'aponévrose du grand oblique : nous allons voir de quelle façon, en précisant l'insertion de celle-ci.

L'insertion inférieure du grand oblique forme une gouttière à concavité supérieure dont le bord antérieur est un bord de réflexion, et le bord postérieur, un bord d'insertion. La formation de cette gouttière est expliquée très facilement par l'obliquité, l'enroulement, la condensation des fibres aponévrotiques à ce niveau. Elle est peu marquée dans la partie externe, correspondant au psoas et aux vaisseaux fémoraux, mais dans sa partie interne, au niveau du pectiné elle devient très nette, formant un véritable lit au cordon.

Immédiatement en dedans de l'épine iliaque, où elles sont très courtes et très adhérentes, les fibres tendineuses rencontrent le *Psoas Iliaque*. Elles adhèrent au fascia iliaca, par un raphé fibreux, assez résistant, formant un angle dièdre, qui ferme là la cavité abdominale. Ce raphé rend l'arcade crurale épaisse et adhérente jusqu'au bord interne du Psoas, où le fascia iliaca abandonne l'arcade pour former la *Bandelette Ilio-Pectinée*.

A partir de ce point l'arcade crurale n'a pas la même épaisseur et le même degré de tension. « Elle est plus épaisse et plus tendue dans son tiers externe, parce qu'elle contracte à ce niveau des adhérences intimes avec le fascia iliaca et le fascia lata. Dans ses deux tiers internes, elle paraît plus mince et moins tendue, ce qui est dû, d'une part, à ce que l'aponévrose fémorale, qui lui adhère encore, est elle-même moins dense que dans sa portion externe ; d'autre part, à ce que le fascia iliaca a abandonné l'arcade crurale et formé en s'épaississant la bandelette ilio-pectinée (Gilis). »

En dedans de cette bandelette se trouvent l'artère fémorale, la veine et des lymphatiques sur lesquels l'aponévrose ne peut s'insérer : elle passe sur eux comme un pont, se réfléchissant en un bord mince et tranchant.

Plus loin, les fibres du grand oblique rencontrent le muscle pectiné et son aponévrose, sur lesquels elles pourraient s'insérer, comme sur le psoas, mais, étant donné leur direction très oblique, « sur le point d'aborder le pectiné, elles s'infléchissent d'avant en arrière, comme si elles voulaient s'enrouler autour d'une corde fictive, tendue de l'épine iliaque antéro-supérieure à l'épine du pubis. » (Blaise).

Les fibres tendineuses passent d'abord devant, puis dessous, puis derrière cette corde fictive.

« Ce reploiement de l'aponévrose d'avant en arrière, très bien vu par Cloquet, est facile à constater : il suffit d'inciser le grand oblique au-dessus de l'arcade crurale, parallèlement à elle, et de rabattre sur la cuisse le lambeau inférieur ainsi obtenu. On voit alors les fibres aponévrotiques former en descendant le fond de la gouttière et se relever dans la profondeur, en contractant des connexions avec les plans fibreux de la région, avec le fascia transversalis en particulier » (Gilis).

L'ensemble de ces connexions aponévrotiques forme une sorte de bloc fibreux qui, vu du côté du canal inguinal, est la gouttière que nous venons de décrire, et vu du côté du triangle de Scarpa, s'appelle ligament de Gimbernat. Voici comment est constitué celui-ci.

« En tirant en haut le lambeau qui avait été rabattu sur la cuisse, et en poursuivant la dissection du bord inférieur au-dessous du pilier externe, on se rend facilement compte que celui-ci se continue en arrière et en bas, sans transition aucune avec une expansion aponévrotique, qui est le ligament de Gimbernat, auquel Nicaise donne le nom de *faisceau pectinéal* ou *faisceau réfléchi* du grand oblique. La première de ces dénominations est juste et mérite d'être conservée ; la seconde ne l'est pas, car il n'y a pas de fibres réfléchies à proprement parler dans le ligament de Gimbernat » (Gilis).

Appartenant au grand oblique, les fibres du ligament de Gimbernat suivent une direction très oblique en dedans, en arrière et en bas. Il apparaît fortement tendu et se présente sous la forme d'un triangle offrant à considérer deux côtés et une base.

1° *Le côté antérieur* contribue à former l'angle de réflexion dont nous avons parlé plus haut ; il est en relation avec le grand oblique du côté opposé qui lui envoie des fibres par le *ligament de Colles* (voir planches V et VI).

2° *Le côté postérieur*, long de 20 à 25 millimètres, adhère à l'aponévrose du pectiné, il s'insère sur l'os coxal, au niveau de la crête pectinéale.

En cette région convergent deux systèmes aponévrotiques ; l'un, constitué par l'insertion inféro-postérieure du ligament de Gimbernat, l'autre, par l'origine même de l'aponévrose pectinéale. Il en résulte la formation d'un épaississement fibro-aponévrotique, siégeant sur la crête pectinéale, dont la saillie est encore exagérée par la présence de ce relief osseux. On donne à cette formation fibreuse le nom de « *ligament de Cooper* ».

La dépression que limite, avec l'aponévrose pectinéale, le ligament de Gimbernat, diminue au fur et à mesure que l'on approche de la ligne médiane et n'existe plus au sommet du ligament.

3° *La base* est régulièrement concave en dehors et tranchante ; elle forme la partie interne de l'anneau crural et se trouve en rapport avec le ganglion de Cloquet et la veine fémorale.

Le *sommet* du triangle, formé par la réunion des deux côtés antérieur et postérieur, est interne, et répond à l'épine du pubis.

La seule face visible du triangle est inféro-antérieure.

Nous devons enfin élucider maintenant quelques confusions de terminologie qui rendent peu claires les descriptions opératoires. Telle que nous venons de la décrire, l'arcade crurale est formée par :

1° Une ligne résistante comme une corde qui, sans être composée de fibres propres, est très apparente au doigt et à l'œil, et s'étend de l'épine iliaque antéro-supérieure à l'épine pubienne ;

2° Le bloc fibreux qui comprend le ligament de Gimbernat.

La corde crurale s'unit dans son tiers interne au ligament de Gimbernat, au niveau du bord antérieur de celui-ci ; l'ensemble formant un triangle dont on aurait prolongé en dehors le côté antérieur.

Étant donnés ces détails, il nous est possible de préciser ce que l'on doit entendre par *bord postérieur de l'arcade crurale*.

Celui qui par *arcade crurale* entend *corde crurale*, peut penser que le bord postérieur de l'arcade est cette même corde saillante, vue par sa face profonde, s'étendant de l'épine iliaque à l'épine pubienne en passant constamment au-devant du cordon. En effet, si on incise l'aponévrose du grand oblique, et si on la récline en dehors, par une traction modérée, on verra nettement le bord postérieur de cette corde tendu et résistant, point d'appui solide pour placer les sutures (voir planche XI).

C'est cette formation fibreuse qui sert souvent à placer les sutures dans la réfection de la paroi postérieure, par le procédé de Bassini, et c'est à tort peut-être. Bassini, en effet, spécifie bien qu'il faut prendre le « bord postérieur de la *gouttière* crurale. Mais ce bord postérieur est très profond, très fragile, difficile à isoler et à saisir avec une aiguille, ce qui pousse les chirurgiens à prendre l'autre lèvre aponévrotique ou bord de réflexion de l'aponévrose du grand oblique.

Le *bord postérieur anatomique de l'arcade crurale* n'est donc pas sa *lèvre de réflexion* mais sa *lèvre d'insertion*, celle qui s'attache à la crête pectinéale, passe derrière le cordon, s'applique au fascia transversalis et forme la *bandelette iliopubienne de Thompson* que nous décrirons plus loin.

Pour résumer ces notions, on peut dire que deux systèmes de faisceaux vont de l'épine iliaque à l'épine du pubis :

1° Des *fibres antérieures, superficielles* (la corde crurale), qu'on peut palper, sous la peau, et qui passent au-devant du cordon ;

2° Des fibres postérieures, profondes, qui vont de l'épine iliaque à l'épine du pubis en passant sous le cordon et derrière lui. C'est la *bandelette ilio-pubienne.*

INSERTIONS PUBIENNES

Immédiatement en dedans du pectiné, c'est-à-dire au niveau de l'épine du pubis, l'aponévrose du grand oblique peut s'insérer directement sur l'os, jusqu'à la symphyse et au delà.

Ces insertions présentent deux points intéressants :

1° La formation de l'orifice inguinal superficiel et de ses piliers ;

2° L'entrecroisement des fibres sur la ligne médiane (voir planches IV et VIII).

PILIERS INGUINAUX. — Dans sa partie externe les fibres du grand oblique descendent sur le corps du pubis, disposées en faisceaux parallèles, suivant une direction très oblique. Ces faisceaux, surtout dans les parois faibles, peuvent facilement se dissocier et laisser passer une hernie par la boutonnière ainsi formée.

Normalement, un peu au-dessus et en dehors de l'épine pubienne, ils s'écartent en divergeant légèrement, et forment un orifice angulaire à sinus inféro-interne, c'est l'*orifice inguinal superficiel*. Celui-ci est limité par conséquent par deux piliers fibreux, l'un externe, l'autre interne.

PILIER EXTERNE. — Le pilier externe est concave en dedans et en haut. Cette concavité provient de ce que les fibres qui le forment continuent l'obliquité et l'enroulement de celles situées immédiatement en dehors de lui, et qui ont contribué à former le ligament de Gimbernat.

« Le pilier externe est formé par des fibres pubiennes

directes, c'est-à-dire qui s'attachent au pubis correspondant au côté de leur origine. L'insertion principale est à l'épine du pubis ; mais le pilier externe ne s'arrête pas net sur cette épine, comme un tendon sur une saillie osseuse. Il envoie aussi sur la face antérieure du pubis, une bandelette mince, large quelquefois de 1 centimètre, qui recouvre l'insertion pubienne du pilier interne du côté opposé et qui se termine en arrivant au contact de l'aponévrose du droit interne de la cuisse. De plus, si l'on incise l'aponévrose du grand oblique parallèlement à l'arcade crurale, et si l'on renverse en avant et en bas le pilier externe pour en bien étaler la face supérieure, on voit que ce dernier est uni au pilier postérieur avec lequel il échange de nombreuses fibres. » (Gilis.)

Pilier interne. — Le pilier externe est le seul composé de fibres directes, toutes les autres parties constituantes de l'orifice inguinal sont croisées et par conséquent le rendent solidaire de celui du côté opposé. Le pilier interne, par exemple, est un faisceau oblique, qui, après avoir limité en dedans l'anneau inguinal superficiel, traverse la ligne médiane, s'entrecroisant d'une façon complexe avec son homologue et va s'insérer sur l'épine pubienne du côté opposé, où il s'entrecroise avec le pilier externe qui s'y insère lui-même.

Pilier de Colles. — Plus en dedans que les fibres du pilier interne se trouve un autre faisceau fibreux, qui, lui aussi, passe du côté opposé où il occupe une place importante ; nous voulons parler du *pilier postérieur* ou *pilier de Colles* (planche V).

Les fibres du pilier interne d'un côté n'entrent pour rien dans la formation de l'orifice superficiel du côté opposé. Il n'en est pas de même du pilier de Colles qui, d'origine plus interne, traverse plus tôt la ligne médiane, entre en relation avec le pilier interne du côté opposé, passe derrière lui et contribue à former le contour inférieur de l'orifice.

On réserve la dénomination de pilier de Colles à la partie

seule qui est située en dehors du pilier interne et qui forme un véritable pilier postéro-inférieur pour l'orifice inguinal superficiel (pilier postéro-interne, dont l'origine est tout entière du côté opposé).

Ainsi considéré on peut lui décrire : une base et deux côtés.

La base inférieure mesure 2 centimètres, et s'insère immédiatement en dehors de l'épine du pubis, s'entrecroisant là avec le pilier externe qui s'y attache aussi et envoyant des fibres jusqu'au ligament de Gimbernat.

Le côté externe en forme d'arête tranchante et limite en dedans l'orifice. Blaise prétend que ce bord n'est pas libre mais accolé aux fibres tendineuses du petit oblique et du transverse uni à la bandelette ilio-pubienne. De sorte que le rôle que Malgaigne lui attribue dans l'étranglement herniaire est inexact. Il nous a semblé que le pilier de Colles n'est pas aussi « absolument collé » aux fibres tendineuses voisines. Les fibres qui le constituent sont facilement isolables, sans artifice. La planche IV le montre clairement et d'après nature.

Le côté interne purement artificiel répond au gisement du pilier interne.

Des deux faces du ligament de Colles l'antérieure est cachée en partie par les piliers interne et externe, et la postérieure est en rapport avec le pyramidal, le droit et son expansion tendineuse ou *ligament de Henle*, et le tendon conjoint.

Les rapports postérieurs de ce ligament le font classer par quelques auteurs comme renforçant la paroi postérieure. Cette manière de voir est, en somme, admissible, puisqu'il est situé derrière le cordon.

Les deux piliers, interne d'un côté et postérieur de l'autre, ont la même origine ; il est logique de penser qu'il existe une sorte de balancement compensateur entre eux, de sorte que quand l'un augmente de volume, l'autre diminue et réciproquement. M. Gilis en cite dans son travail un exemple typique :

« Le faisceau interne et le faisceau d'origine du ligament de Colles étaient confondus de chaque côté. Le pilier interne gauche traversait la ligne médiane et s'insérait sur le pilier droit ; quelques-unes de ses fibres arrivaient jusqu'à l'épine pubienne où elles s'inséraient au pilier externe. Ces fibres représentaient le pilier postérieur droit, mais en réalité celui-ci n'existait pas en tant que bandelette distincte du pilier interne gauche.

« A droite, les dispositions étaient inverses, la lèvre interne de l'anneau se partageait en deux faisceaux, l'un grêle, plus superficiel, qui traversait la ligne médiane, en avant du pilier interne gauche, pour s'insérer sur la face antérieure du pubis gauche, c'était le pilier interne droit, l'autre large, comprenant la majeure partie des fibres de cette lèvre interne, traversait aussi la ligne médiane, mais en passant derrière le pilier interne gauche, et allait s'attacher sur le bord supérieur du pubis gauche, de l'angle à l'épine où il s'unissait avec le pilier externe de ce côté. »

En résumé si le pilier interne gauche est très large, le pilier postérieur droit est à peine distinct ; si le pilier interne droit est très réduit, le pilier postérieur gauche est très large.

FIBRES ARCIFORMES
(Planche V).

La direction des fibres de l'aponévrose du grand oblique n'est pas aussi simple que nous venons de le décrire. A côté de la direction essentielle, en bas et en dedans, il y a tout un système de faisceaux, s'étendant un peu dans toutes les directions, qui contribue à rendre complexe et solide la paroi antérieure du canal inguinal, ce sont les « fibres arciformes ». Les noms variés qu'elles ont reçus des anatomistes, les discussions qu'elles suscitent, prouvent qu'elles ont une certaine importance, à tel point que certains les considèrent comme un véritable plan fibreux, que l'on doit étudier à côté de celui de l'aponévrose du grand oblique.

Nicaise et Blaise divisent les fibres arciformes en deux groupes :

1° Un faisceau principal se divisant en deux parties : supérieure, inférieure ;

2° Un faisceau accessoire.

Il est indifférent de nommer le *faisceau iliaque, faisceau principal* ou *groupe externe*. Mais la description du *faisceau accessoire*, de Nicaise et de Blaise est difficile à accepter. En effet : 1° Pourquoi appeler ce faisceau *accessoire* alors qu'il est plus important que l'autre, puisque c'est lui qui concourt à délimiter et à renforcer l'anneau inguinal superficiel ? 2° Comment expliquer que ces fibres tendineuses prennent naissance sur la partie interne de l'arcade crurale, se portent en haut et en dedans, et se perdent sur la ligne blanche? On fait aller ordinairement les fibres tendineuses, de leur insertion musculaire à leur insertion osseuse.

Le faisceau accessoire n'a pas pour origine le grand oblique du même côté, mais celui du côté opposé ; il est composé de fibres croisées.

Il nous paraît plus juste d'adopter la classification de M. Gilis, en deux groupes : *l'un externe, l'autre interne*, qui est la même pour les détails anatomiques, mais qui présente beaucoup plus de logique pour leur interprétation.

Groupe externe. — En décrivant l'insertion de l'aponévrose du grand oblique, nous avons montré que ses fibres se condensaient, s'enroulaient ; il est possible que, certaines, ne pouvant pas se loger à ce niveau, ne s'enroulent pas en gouttière et se répandent au contraire à la surface de l'aponévrose, formant le groupe externe des fibres arciformes. Celles-ci naissent sur l'épine iliaque antéro-supérieure et sur les 2 ou 3 centimètres de l'arcade crurale qui lui font suite De là, elles prennent une direction presque perpendiculaire aux fibres du grand oblique, et divergent en éventail, décrivant une courbe à concavité supéro-externe. Quand elles sont bien développées, la partie inférieure de l'éventail descend jusqu'à l'orifice inguinal et tronque son angle supérieur.

Dans un cas que rapporte Blaise, une bandelette arciforme,

appartenant à ce groupe, divisait l'orifice angulaire inguinal en deux orifices secondaires :

1° L'un inférieur, petit, comprenant le cordon ;

2° L'autre supérieur, vide, nettement et solidement limité, pouvant étrangler un sac herniaire.

Quelquefois, quand ce groupe de fibres est bien développé, il peut dépasser la ligne blanche, et s'unir avec celles du côté opposé.

D'autres fois, enfin, il s'anastomose avec les fibres du groupe interne, qui paraissent se continuer jusqu'à l'épine iliaque.

GROUPE INTERNE. — Nous avons déjà montré que l'origine des fibres du groupe interne devait être cherchée dans le grand oblique du côté opposé. La bandelette aponévrotique qui leur donne naissance se divise en deux parties formant deux sortes de piliers, dont la direction est perpendiculaire aux véritables piliers de l'orifice inguinal. On distingue *un faisceau interne*, grêle, toujours situé près de la ligne médiane, restant en dedans de l'orifice, et qui, après avoir croisé les piliers interne et postérieur, insère l'épine du pubis du côté opposé à son origine.

Le faisceau externe est, de beaucoup, le plus important ; il décrit une courbe à concavité inféro-interne, qui forme le contour supérieur de l'orifice inguinal, il se perd dans le voisinage du point de sortie du cordon spermatique et sur le pilier externe.

Mais, dans quelques cas, ces faisceaux sont encore plus développés, et vont, comme nous l'avons dit, s'anastomoser avec les fibres arciformes externes ou s'insérer sur l'arcade crurale (v. planche IV).

Certains auteurs ont attribué un rôle assez important aux fibres arciformes dans l'étranglement herniaire, et, en effet, si l'on examine avec le doigt l'anneau inguinal superficiel, on sent bien que la partie supéro-externe du contour, formée uniquement par des fibres arciformes, est assez solide et peut bien étrangler un sac herniaire. M. Gilis cite un exemple de hernie étranglée, réduite, après dilatation digitale de ces fibres.

Nous ne voulons pas terminer la description de l'aponévrose du grand oblique sans insister sur les connexions étroites que possèdent les deux muscles droit et gauche.

Il nous semble que la description classique, faisant en somme insérer un muscle de chaque côté, n'est pas tout à fait exacte.

Nous avons vu, à propos des piliers, que « les deux muscles grands obliques entrent largement dans la constitution de chaque anneau inguinal superficiel », que leur action commune tend simultanément les deux anneaux. Mais on peut aller plus loin encore et soutenir que les fibres aponévrotiques des deux muscles s'entrecroisent, dans leur partie inférieure, comme les doigts des deux mains et s'insèrent chacune, d'une épine iliaque antéro-supérieure à l'autre, formant ainsi une double sangle croisée, capable de bien résister à la poussée abdominale. Chaque muscle grand oblique, en effet, s'insère sur l'arcade crurale, sur l'épine iliaque et l'épine pubienne du côté correspondant, et, par son pilier interne et son pilier de Colles, il s'attache à l'épine du pubis du côté opposé ; enfin, au delà par son faisceau interne de fibres arciformes, il va jusqu'au tiers interne de l'arcade crurale du côté opposé ; quelquefois même, par les anastomoses de ses fibres arciformes, jusqu'à l'épine iliaque, du côté opposé.

ANNEAU INGUINAL SUPERFICIEL

Maintenant que toutes les parties constituantes de l'orifice inguinal superficiel nous sont connues, son étude nous sera facile.

On admet qu'il est situé en dehors de l'épine du pubis, immédiatement au-dessus de l'arcade crurale. Son extrémité supérieure en est éloignée d'un peu plus d'un centimètre.

Ses dimensions sont essentiellement variables ; cependant, on peut donner les diamètres suivants :

1. Pour le grand diamètre, se dirigeant en bas et en dedans, parallèlement aux fibres du grand oblique, 2 centimètres et demi environ ;

2° Pour le diamètre perpendiculaire, 1 cent. à 1 cent. et demi.

Il présente la forme d'un triangle, dont les côtés seraient un peu arrondis et les angles tronqués, à tel point que souvent il se rapproche de la forme circulaire. Quelquefois il peut être divisé, par une bandelette arciforme, en deux orifices secondaires.

Les rapports profonds de l'orifice sont, pour le centre de l'anneau : la partie interne de la paroi postérieure, et, plus profondément, la fossette inguinale interne, plus près de l'artère ombilicale que de l'ouraque.

A travers la peau, on ne sent pas toujours très nettement l'anneau ; l'aponévrose d'enveloppe du grand oblique, le ligament suspenseur des bourses le cachent en partie.

APONÉVROSE D'ENVELOPPE

L'aponévrose du grand oblique incisée, si on rabat les deux lambeaux pour étudier les plans profonds, on peut alors voir de minces feuillets aponévrotiques, disposés parallèlement à elle, et l'unissant au muscle *petit oblique* : ce sont des *aponévroses d'enveloppe* :

1° L'aponévrose d'enveloppe postérieure du grand oblique ;

2° L'aponévrose antérieure d'enveloppe du petit oblique réunie par du tissu cellulo-adipeux, au milieu duquel se trouvent des filets nerveux, branches des deux abdomino-génitaux.

Dans l'opération de la hernie, pour bien mettre à nu la paroi postérieure du canal, il est nécessaire de disséquer avec la sonde cannelée ou la *sonde à goître de Kocher* (Forgue), ces plans celluleux. On a ainsi mis à nu la paroi postérieure que nous allons maintenant étudier.

IV

PAROI POSTÉRIEURE DU CANAL INGUINAL

Cette paroi est formée essentiellement 1° par les deux muscles *petit oblique* et *transverse* et leur tendon dit *tendon conjoint;*

2° Par le fascia transversalis dans tout l'espace compris entre le bord inférieur des muscles et la bandelette ilio-pubienne;

3° Par la bandelette ilio-pubienne qui « court tout le long et au bas de la paroi postérieure » (Gilis).

1. Petit oblique.

Le petit oblique ou oblique interne est un muscle plat, en éventail, dont le sommet s'attache à la colonne lombaire et à la crête iliaque par des insertions que nous n'étudierons pas ici, de là, les fibres musculaires divergent vers la ligne blanche et le pubis (voir planches VI et VII). Les faisceaux inférieurs, seuls, nous intéressent. Ils descendent légèrement vers le pubis et le quart inférieur de la ligne blanche, où ils s'insèrent par des fibres tendineuses assez longues, qui, à ce niveau, passent toutes au devant du muscle droit.

Le petit oblique s'insère sur l'arcade crurale, jusqu'à quelques millimètres en dehors de l'orifice profond du canal inguinal. De là, il remonte, passant devant le cordon, au-dessus de lui et enfin derrière lui. Ses fibres prennent ensuite un trajet presque verticalement descendant, passent entre le pilier de Colles et la face antérieure du muscle droit et s'insèrent sur la face antérieure du pubis, dans tout l'espace compris entre l'épine et l'angle; enfin, un certain nombre de fibres, franchissant la ligne médiane, s'attachent sur le pubis du côté opposé.

Muscle petit oblique, d'après Gilis.

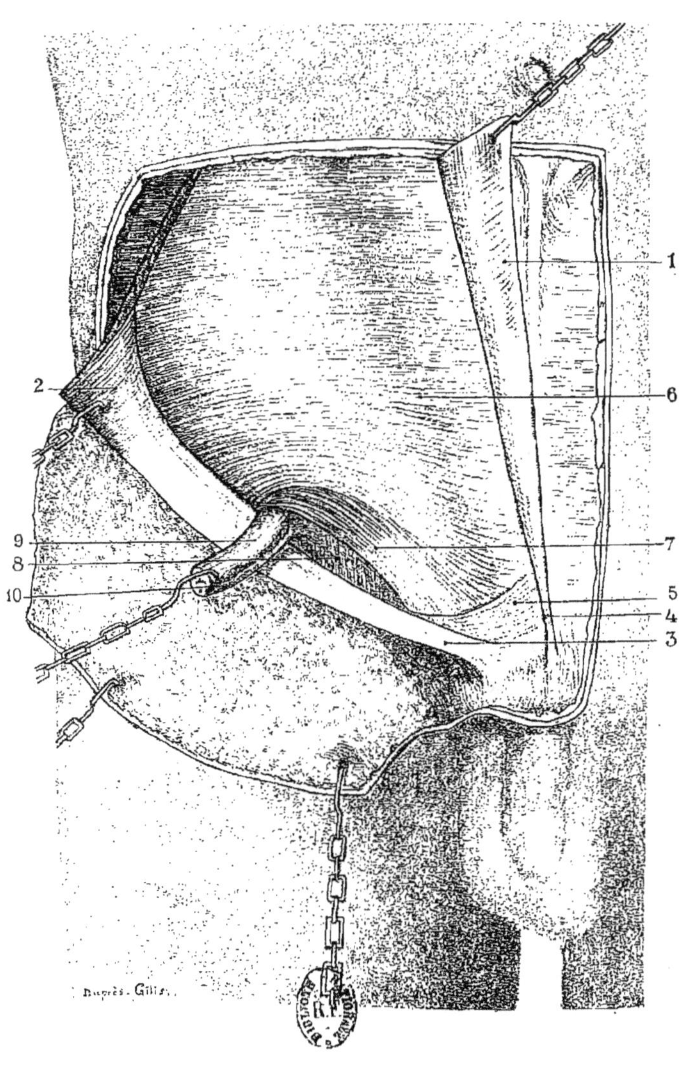

PLANCHE VII

Région inguinale. — Plan profond. — Muscles petit oblique et transverse.

1. — Aponévrose du grand oblique érignée en haut.
1'. — Aponévrose du grand oblique érignée en bas.
2. — Pilier de Colles.
3. — Muscle petit oblique.
4. — Muscle transverse.
5. — Tendon conjoint.
6. — Point faible.
7. — Artère épigastrique.
8. — Cordon spermatique.
9. — Artère fémorale.
10. — Veine fémorale.

Muscle petit oblique et transverse.

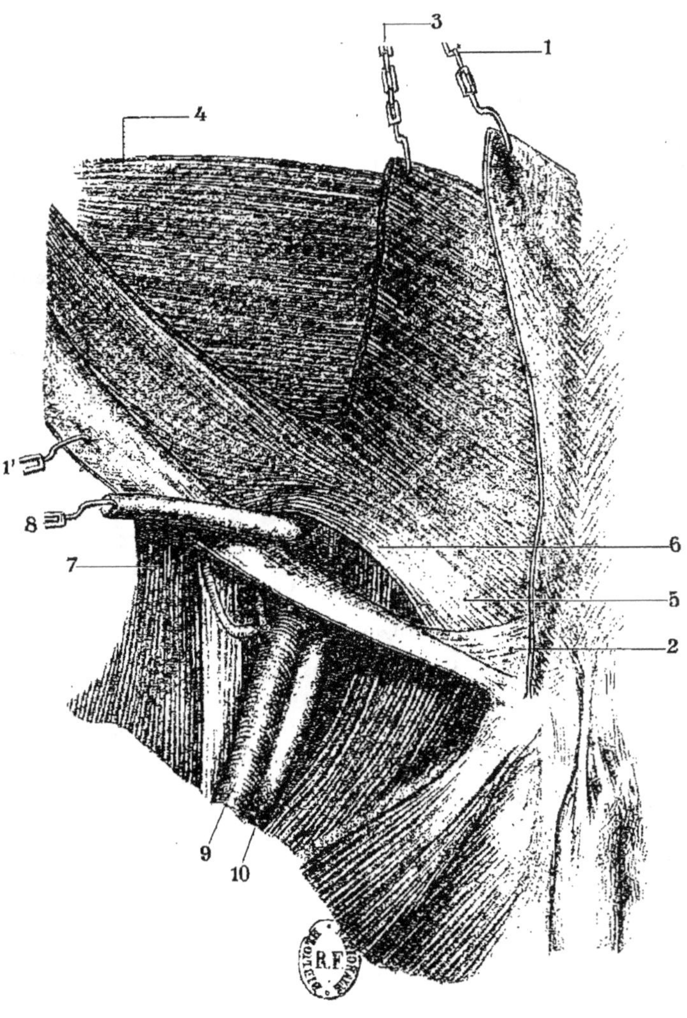

Il faut, en effet, noter que, comme le grand oblique, le petit oblique s'entrecroise avec son homologue du côté opposé sur une assez grande étendue par des faisceaux fibreux, présentant tout à fait l'aspect de fibres arciformes.

Avant de s'insérer, les fibres musculaires sont transformées en fibres tendineuses; mais la longueur de la partie inférieure du tendon interne du petit oblique est extrêmement variable. Le plus souvent les fibres musculaires se prolongent presque jusqu'à l'insertion osseuse. Les fibres tendineuses s'insérant sur le pubis ont à peine quelques millimètres; celles qui, au-dessus, aboutissent à la ligne blanche, sont plus longues.

Il arrive souvent, surtout chez les sujets musclés, qu'on ne trouve que des fibres musculaires qui s'entrecroisant avec les fibres du côté opposé forment une solide sangle. Si on veut disséquer le petit oblique, pour en étudier la face postérieure, on trouve de nombreuses anastomoses musculaires et tendineuses l'unissant au transverse (voir planches VII et X). Nous y reviendrons à propos du tendon conjoint.

Il ne faut pas croire toutefois que le petit oblique passe tout entier au-dessus du cordon. On peut admettre que la partie la plus inférieure de ce muscle a été entraînée par la descente du testicule qui s'en est pour ainsi dire coiffé, l'élargissant, dans sa portion moyenne, c'est : le *crémaster externe*.

Il semble en effet qu'actuellement, aussi bien au point de vue morphologique qu'embryologique, on doive admettre que le crémaster externe appartient au petit oblique.

Nous ne nous arrêterons pas à l'opinion de Cruveilhier, Tillaux, etc... qui en font un muscle spécial, ni à celle de Hunter, Sappey, Farabeuf, qui le considèrent comme le gubernaculum testis. Toutes ces appréciations, nous semble-t-il, doivent être aujourd'hui abandonnées.

On divise le crémaster en deux faisceaux, l'un externe, l'autre interne, dont la continuité n'est pas toujours apparente.

Le faisceau externe prend naissance au niveau de l'épine iliaque antéro-inférieure, sur l'arcade crurale, immédiatement au-dessous du petit oblique avec lequel il est très souvent confondu.

De là, ses fibres musculaires se dirigent en bas et en dedans, gagnent le cordon; les plus supérieures le suivent presque jusqu'à l'orifice inguinal superficiel, puis se redressent, décrivant une anse à concavité supérieure et vont se perdre dans la masse du petit oblique.

Les autres suivent le cordon jusqu'au testicule, sur la fibreuse duquel elles s'attachent en divergeant en gerbe.

Si on suit la direction de ces faisceaux charnus, on les voit se réunir en dedans, et former le faisceau interne du crémaster. Celui-ci est plus petit que le faisceau externe, il manque même quelquefois. Il est presque exclusivement composé de fibres tendineuses, ce qui s'explique facilement puisqu'il est le tendon d'insertion du faisceau externe. En effet, après avoir longé la face interne du cordon, traversé l'anneau inguinal superficiel, il passe derrière le pilier interne et le ligament de Colles, et va enfin s'insérer sur l'épine du pubis, se confondant avec le tendon du petit oblique.

2. Muscle transverse.

(Voir planche VII).

Quoique le transverse ne soit pas apparent, dans le plan que nous étudions, il est utile de le décrire ici, pour pouvoir étudier ensuite le tendon conjoint.

De même qu'entre les deux muscles obliques, il y a entre le petit oblique et le transverse une mince lame de tissu celluleux formé par des aponévroses d'enveloppe, et traversée çà et là par des faisceaux anastomotiques. Du côté externe cette lame est un peu plus épaisse; elle contient la branche interne de la circonflexe iliaque, qui vient de perforer le transverse de la profondeur à la superficie.

La partie inférieure de ce muscle, la seule qui nous intéresse, s'insère en dehors sur l'épine iliaque et tout le long de l'arcade crurale, jusqu'à quelques millimètres en dehors de l'orifice inguinal profond, comme le petit oblique.

De là, ses faisceaux rubannés et parallèles se portent en dedans, suivant une direction plus horizontale que ceux du petit oblique.

Ils sont moins épais et moins denses, présentant quelquefois des éraillures, et deviennent plus tôt tendineux.

Le tendon du transverse plat et large, accolé à celui du petit oblique, passe tout entier devant le muscle droit et va s'insérer :

1° Sur la face antérieure de la symphyse pubienne, en s'entrecroisant avec celui du côté opposé, et en adhérant fortement au tendon du droit ;

2° Sur le bord supérieur du pubis, au voisinage de l'épine.

3° Sur l'arcade crurale dans sa partie interne, adhérant au ligament de Gimbernat et à l'aponévrose du pectiné.

En somme le transverse suit exactement le trajet du petit oblique ; il est seulement plus grêle que lui.

Quelquefois les adhérences entre les deux muscles sont si prononcées qu'il devient très difficile de les séparer l'un de l'autre.

Tendon conjoint.

Le tendon conjoint a été décrit pour la première fois par Morton-Thomas, en 1841 ; c'est un tendon formé par la conjonction des aponévroses d'insertion du petit oblique et du transverse, au niveau de la paroi postérieure du canal inguinal.

La plupart des auteurs, Blaise, en particulier, pensent que le tendon conjoint est formé plus spécialement par le muscle transverse. Le petit oblique, quoique plus épais et plus résistant que le transverse, se diviserait en deux lames : une superficielle, l'autre profonde. La lame superficielle, plus importante, resterait libre et s'insérerait, pour son compte sur le pubis, s'entrecroisant avec celle du côté opposé, alors que la lame profonde, mince, s'unirait au transverse pour former le tendon conjoint, qui serait ainsi distinct de l'aponévrose du petit oblique et en arrière d'elle. Ainsi formé, ce tendon décrit une courbe à concavité externe et inférieure. Ses fibres internes passent devant le droit, et s'entrecroisent avec celles du côté opposé; les fibres moyennes et externes deviennent verticales et s'insèrent sur le pubis.

Si les rapports du tendon conjoint sont nets en avant, en dedans et en dehors, ils deviennent vagues en arrière. C'est ce qui ressort de la description de Blaise, tout au moins de la figure qui accompagne le texte de sa thèse.

Dans cette figure, en effet, on voit les aponévroses du petit oblique et du transverse réclinées, présentant une direction antéro-postérieure, tandis que ce qui est appelé tendon conjoint a une direction transversale, un peu oblique cependant, d'avant en arrière. Le pseudo tendon conjoint se trouve donc, tout entier en arrière de l'aponévrose du transverse à la place du ligament de Henle, comme nous le verrons. Le texte paraît plus près de la réalité :

« Par sa face postérieure, dit Blaise, le tendon conjoint répond au muscle pyramidal, puis au bord externe du grand droit, enfin au fascia transversalis. Trois fois j'ai trouvé, entre la face postérieure du tendon conjoint et le grand droit, un plan fibreux, dense, dirigé obliquement de haut en bas, et de dedans en dehors, comme le ligament de Colles, mais un peu plus vertical, qui après avoir dépassé le bord externe du grand droit allait s'insérer sur la crête pectinéale. On aurait dit un aileron détaché du bord externe de ce muscle. En le poursuivant en haut et en dedans, j'ai pu me convaincre qu'il se continuait avec les fibres du grand oblique du côté opposé. En somme c'était un plan fibreux de même provenance que le ligament de Colles, mais qui, au lieu de passer devant le tendon conjoint, passait derrière. »

Sans discuter l'opinion de Blaise, qui rattache ce plan fibreux au grand oblique, il nous semble évident qu'il vient de décrire là le *ligament de Henle*, tel que nous le concevons avec M. Gilis et qu'il ne le confond pas du tout avec le tendon conjoint, puisqu'il le place derrière. Aussi, est-il étonnant de voir les anatomistes qui se sont inspirés de son travail, Testut en particulier, prétendre que le ligament de Henle est le tendon conjoint des auteurs anglais !

Pour nous, avec M. Gilis, nous suivrons l'ancienne description des auteurs anglais (Morton, Marey, etc...), qui ont montré que le tendon conjoint appartient seulement au petit oblique et au transverse ; mais nous admettrons, avec Douglas et M. Gilis, que, contrairement à l'opinion de ces derniers, c'est le petit oblique et le transverse qui forment la partie la plus importante du tendon.

La diversité des opinions n'est nullement étonnante, si l'on considère :

1° Que le tendon conjoint est extrêmement variable, quelquefois très étendu, d'autres fois remplacé presque complètement par des fibres musculaires.

2° Qu'il adhère assez intimement aux organes voisins, en avant du pilier de Colles, et surtout en arrière au ligament de Henle.

Néanmoins dans la plupart des cas, on peut admettre que le tendon conjoint présente une forme triangulaire. Il a une base inférieure, un sommet tronqué, un bord interne et un bord externe.

Le sommet se confond avec les faisceaux musculaires, qui se transforment en fibres tendineuses.

La base s'attache sur le pubis, entre l'épine et l'angle, et, sur la crête pectinéale, s'anastomose avec le pilier de Colles et le ligament de Gimbernat. Elle mesure 2 centimètres et demi à 3 centimètres.

Le bord interne, purement virtuel, est situé sur la ligne médiane et se confond avec celui du côté opposé.

Le bord externe décrit, comme nous l'avons dit, une courbe à concavité externe ; il peut s'amincir et se perdre dans les tissus environnants, chez les sujets à faible musculature, ou bien présenter un bord tranchant et résistant au doigt.

Il nous paraît intéressant de faire remarquer qu'on attache, peut-être à tort, beaucoup d'importance à ce terme de tendon conjoint, et il ne faut pas croire, que, chaque fois, on trouvera un plan fibreux blanc et net. La plupart du temps, au contraire, la partie tendineuse est extrêmement réduite, surtout en avant. Ceci est dû à ce que, assez fréquemment, les fibres musculaires du petit oblique se prolongent jusqu'au voisinage de l'os.

Dans notre planche VII le tendon n'existe pour ainsi dire pas, on voit les faisceaux charnus du petit oblique et du transverse remplacer le tissu fibreux. D'ailleurs, les auteurs qui, dans le tendon conjoint, donnent la prédominance au muscle transverse, décrivent la portion du petit oblique, située en avant, comme musculaire.

3. Point faible.

Si on déprime la paroi postérieure du canal inguinal avec le doigt, le tendon conjoint, le petit oblique et le transverse résistent, tandis que l'espace compris entre eux et l'arcade crurale, constituée uniquement par le fascia transversalis, se laisse déchirer ou cède à la pression, c'est le point faible.

Pour bien l'étudier, il faut inciser et rabattre l'aponévrose du grand oblique, enlever le péritoine et regarder la paroi postérieure par transparence. On voit ainsi la zone claire du point faible qui a la forme d'un triangle, présentant : 1° Une base inférieure formée par la bandelette ilio-pubienne de Thompson, dont nous avons déjà parlé ; 2° Deux bords, l'un interne, convexe en dedans, formé par le tendon conjoint, l'autre externe, formé par le ligament de Hesselbach, dont nous parlerons plus loin.

Ce triangle a une forme et des dimensions extrêmement variables. Il est quelquefois presque circulaire, ou le plus souvent demi-circulaire (en ouverture de four).

Si le sujet est bien musclé, le bord externe du tendon conjoint est extrêment rapproché du ligament de Hesselbach, et

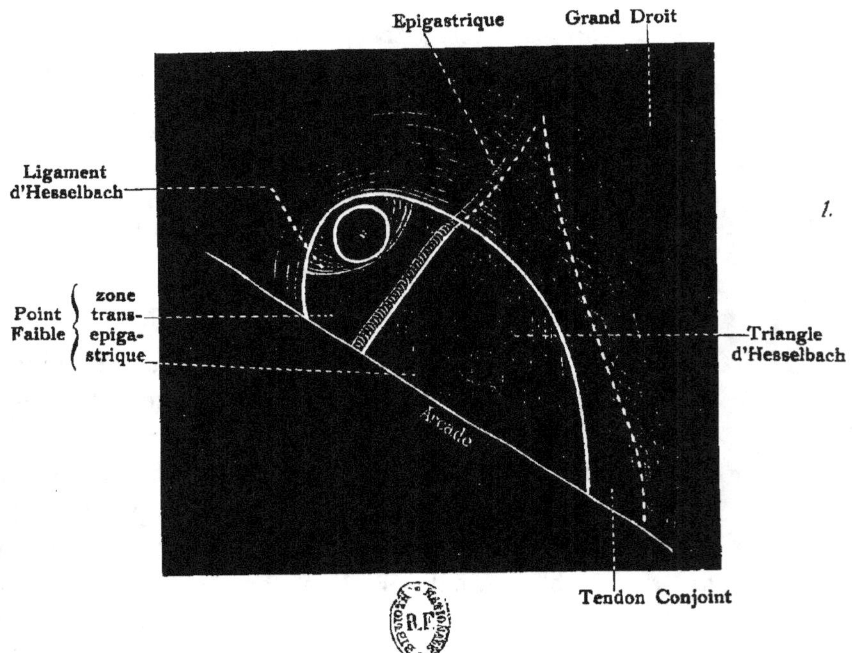

Point faible.

le point faible n'existe pour ainsi dire pas, l'arche formée par le petit oblique étant occupée toute entière par le cordon.

La planche VIII, représentant la face postérieure de la paroi abdominale, nous en donne un exemple : Ligament de Henle, et, en avant, tendon conjoint, épigastrique, ligament de Hesselbach, sont immédiatement juxtaposés.

Si on examine le point faible par transparence, on voit cheminer l'épigastrique, obliquement en haut et en dedans, accompagnée, de part et d'autre, par ses deux veines satellites. L'artère épigastrique, dont nous aurons l'occasion de reparler plus loin, est une artère aussi volumineuse que la cubitale ; on doit, à notre avis, lui faire jouer un rôle comme ligne de renforcement du point faible. C'est elle qui sert de limite interne au sac herniaire, alors que le ligament de Hesselbach s'est laissé forcer. Ceci est tellement vrai que Pierre Lafitte, décrivant d'après Crosti un point spécial de la technique de Bassini, dit qu'il suffit de soulever le sac herniaire pour la trouver en dedans de lui. Poussée par le diverticule péritonéal, l'épigastrique cède sans doute, mais ne se rompt pas comme le ligament de Hesselbach, et quand elle est bien tendue, elle peut parfaitement bien empêcher une dilatation plus grande. Par conséquent, en considérant seulement les hernies qui viennent de l'orifice profond du canal inguinal, l'épigastrique divise le point faible en deux parties : l'une externe qui se laisse presque toujours forcer, l'autre interne qui est toujours respectée, mais un peu rétrécie par l'inflexion en dedans, des vaisseaux dont nous parlons. Cette partie interne, limitée en dedans par le tendon conjoint, en dehors par l'épigastrique, en bas par la bandelette ilio-pubienne, correspond en grande partie à ce que Mac. Clellan décrit sous le nom d'espace triangulaire de Hesselbach. Cet espace est limité, en dedans par le tendon du droit, en dehors par l'épigastrique, en bas par le ligament de Poupart. Mac. Clellan, qui donne ce triangle comme la zone de résistance minima, oublie de tenir compte du tendon conjoint qui dépasse en dehors le ligament de Henle. Il est plus exact de considérer comme lieu de moindre résistance la partie *interne* dont nous parlons, de sorte que le point faible présente deux zones : l'une *transépigastrique* chemin des hernies obliques, l'autre *intra-épigastrique*, chemin des hernies directes.

Le schéma 1 précisera d'ailleurs ces subdivisions.

Ligament de Henle

Pour compléter l'étude de la paroi postérieure, il est nécessaire, du côté interne, d'inciser le petit oblique et le transverse et de rabattre le tendon conjoint en dedans. On peut alors voir les muscles droits et les pyramidaux et étudier un plan fibreux désigné sous le nom de « ligament de Henle ». Celui-ci est surtout visible du côté postérieur, quand le péritoine a été enlevé, et quand le fascia transversalis est mince, ou a été aminci par la dissection (voir planche VIII). A première vue et sur la plupart des sujets, il apparaît comme un triangle fibreux, dont le bord interne paraît se confondre avec le muscle droit et dont le bord externe, concave et peu net, est recouvert en avant par le tendon conjoint.

Ce ligament n'a pas toujours été conçu ainsi, et Henle lui-même ne le distinguait pas du ligament de Hesselbach. Henle décrit, en effet, un ligament inguinal, interne, médian, qui s'étend depuis le muscle droit jusqu'à l'orifice profond, dont il forme la partie interne, par un repli falciforme, soutenant les éléments du cordon. Ce serait un plan de plus, analogue au fascia transversalis, surajouté à la paroi postérieure du canal.

Nous comprendrons le ligament inguinal interne de Henle d'une façon plus analytique et nous le diviserons en deux portions : *l'une interne, ligament de Henle ; l'autre externe, ligament de Hesselbach.*

En effet, si, comme le dit His, « on enlève le mince tissu qui forme le fond de la fossette inguinale moyenne, le doigt qu'on y introduira pourra être poussé jusqu'à l'anneau inguinal superficiel. Il sera alors enserré dans deux systèmes de lames tranchantes, placés l'un derrière l'autre, le postérieur

étant constitué par les bandelettes de Henle et de Hesselbach,
l'antérieur formé par le pourtour de l'anneau inguinal superficiel. »

Cette distinction entre le ligament de Hesselbach et de
Henle est nécessaire. Le premier, en effet, doit être considéré,
comme nous le verrons, comme un tendon de muscle situé au-
devant du fascia transversalis et caché par lui, tandis que le
second, émanant des arcades de Douglas, est plus postérieur
et adhère plus intimement au fascia transversalis. Quoi qu'il
en soit, le ligament de Henle apparaît habituellement beaucoup plus large et plus mince qu'il n'est dessiné dans les livres
classiques. Ce n'est pas une bandelette, c'est un véritable plan
fibreux ayant une forme de triangle équilatéral, d'une hauteur
de 2 ou 3 centimètres, et d'une largeur égale. Il est composé
de faisceaux blancs, parallèles, décrivant une courbe à concavité supéro-externe. Dans certains cas, il nous a paru très
résistant. Le ligament de Henle est quelquefois difficilement
isolable et visible. Il présente, en effet, des connexions intimes
avec les formations voisines :

En avant il est souvent intimement adhérent au tendon conjoint et se trouve toujours caché par lui.

En arrière, il est aussi accolé au fascia transversalis et nous
a toujours paru peu visible à travers celui-ci, malgré l'opinion
de Hesselbach.

Ces connexions expliquent la multitude d'interprétations qui
ont été données au sujet de l'origine des fibres du ligament
de Henle.

Ceux qui ont été surtout frappés par les connexions avec le
fascia transversalis ont soutenu que ce ligament n'était qu'un
faisceau de renforcement du fascia. Les uns le décrivent
comme une mince bandelette fibreuse, parallèle au ligament
de Hesselbach, longeant le bord externe du droit, et situé sur
le fascia transversalis ; les autres prétendent que ce fascia,
arrivé sur le bord externe du muscle droit, se divise en deux
feuillets, dont l'un, antérieur, pourrait être le ligament de
Henle.

Ceux qui voyaient surtout les connexions avec le muscle transverse et le tendon conjoint en ont fait une partie de celui-ci.

Charpy, tout en reconnaissant l'existence d'une expansion du muscle droit, admet que des fibres du transverse contribuent à former le ligament de Henle.

Blaise, sans citer à notre connaissance le nom de « ligament de Henle », le montre dans sa figure et semble le faire provenir du tendon conjoint infléchi. Cependant, nous avons cité, à propos du tendon conjoint, toute une phrase de cet auteur qui semble bien montrer qu'il a plusieurs fois vu nettement le ligament de Henle, dans ses dissections : « Trois fois j'ai trouvé, entre la face postérieure du tendon conjoint et le muscle grand droit, un plan fibreux, dense... ; on aurait dit un aileron détaché du bord externe de ce muscle. »

Mais Blaise est arrivé à soutenir que ce plan n'est autre qu'une partie de l'aponévrose du grand oblique du côté opposé. L'opinion qui nous paraît devoir être soutenue est celle de M. Gilis : « A mon avis, dit-il, le ligament de Henle doit avant tout être considéré comme une expansion latérale du tendon du muscle droit. Je ne nie pas que l'aponévrose du transverse n'y envoie quelques fibres, mais je répète que le transverse passe en avant du grand droit et n'appartient pas à ce plan. » Il suffit de suivre les fibres parallèles du ligament de Henle, pour les voir dans la plupart des cas se perdre dans les faisceaux musculaires du grand droit, et se continuer en bas et en dedans avec le tendon d'insertion de ce muscle.

4. Bandelette ilio-pubienne de Thompson.

Le point faible est limité, en bas, par la bandelette ilio-pubienne de Thompson (Voir planche XI). Cet auteur, qui l'a décrite et nommée le premier, la considérait comme constituée par des fibres transversales allant de l'épine du pubis à l'épine iliaque, qui recouvriraient la face antérieure des vaisseaux iliaques, et les suivraient dans le triangle de Scarpa, en passant sous l'arcade crurale.

Depuis, elle a été, plus peut-être que toutes les autres parties du canal inguinal, interprétée diversement. Certains auteurs, illusionnés sans doute par l'habitude de décrire la bandelette avec le fascia transversalis, en font un cordon dont les bords se perdent dans le fascia, et qui est situé contre la face postérieure de celui-ci. Les Allemands, admettant à peu près cette manière de voir, considèrent la bandelette ilio-pubienne comme la portion du ligament de Hesselbach, qui, après être passée sur le cordon, suit une direction à peu près horizontale.

Il faut en revenir à la description de Thompson et chercher la bandelette ilio-pubienne avec Blaise, Charpy, Gilis, sur la face antérieure du fascia transversalis. C'est là que l'auteur anglais l'a décrite puisqu'il en fait la face antérieure de l'entonnoir femorali-vasculaire ; c'est là qu'une dissection, même simple, la montre très nettement. Il nous paraît plus commode, en effet, contrairement à l'habitude, de rechercher cette bandelette des plans superficiels aux plans profonds par l'incision de la hernie. Il faut récliner très fortement la lèvre inférieure de l'aponévrose du grand oblique, et on voit une corde fibreuse, résistante, qui n'est autre que le bord de réflexion de l'aponévrose du grand oblique ; il faut encore pincer cette formation et la retenir en bas ; le doigt sent alors une gouttière, qui va d'un bout à l'autre de l'incision, constituée par des fibres longitudinales qui appartiennent au grand oblique et qui s'insèrent sur le pubis, par leur face profonde. La lèvre postérieure de cette gouttière est la bandelette ilio-pubienne.

C'est une lame fibreuse, verticalement tendue de l'épine iliaque antéro-supérieure à l'épine du pubis. Elle naît en dehors, sur l'épine iliaque antéro-supérieure, et en arrière sur la lèvre interne de la crête iliaque. De cette surface d'insertion qui mesure de 2 à 3 centimètres, ces fibres se dirigent en bas et en dedans, se condensent de façon à former une lamelle de 5 à 6 millimètres de hauteur. La bandelette ainsi formée présente une *face antérieure*, une *face postérieure*, un *bord supérieur* libre, un *bord inférieur*, purement théorique, qui se continue avec la gouttière du grand oblique.

La *face antérieure*, blanche et lisse, est en rapport, dans son tiers externe, avec la face postérieure du transverse, qui naît sur le tiers externe du bord de réflexion de l'aponévrose du grand oblique. A la limite interne de l'insertion du transverse, le cordon, qui vient de se coiffer du fascia transversalis, se dirige en bas et en dedans, et passe au-devant de la face antérieure de la bandelette ; il la recouvre jusqu'à sa sortie du canal inguinal.

La *face postérieure* est, en dehors, en rapport avec le fascia transversalis, mais ces deux formations ne sont pas en contact intime, surtout dans leur partie externe, puisqu'on trouve, entre elles, un espace celluleux dans lequel rampe la circonflexe iliaque. En effet, le fascia transversalis est à peu près vertical, tandis que la bandelette est oblique en haut et en arrière, et s'appuie au fascia seulement par son bord supérieur, de façon à former un angle dièdre ouvert en bas. Cet angle est fermé par le *fascia iliaca*, qui présente une direction horizontale, et s'accole en avant à la bandelette, en arrière au fascia transversalis ; il en résulte un petit tunnel où cheminent les vaisseaux circonflexes iliaques. Plus en dedans, la lamelle ilio-pubienne passe au-devant des vaisseaux iliaques dont elle est séparée par le fascia transversalis auquel elle est toujours juxtaposée.

Le *bord supérieur* de la bandelette se dissocie assez aisément du fascia transversalis ; il est mince, fragile, tranchant, facile à saisir avec une pince.

Le *bord inférieur* se continue avec l'aponévrose du grand oblique, comme nous l'avons si souvent répété. Il entre aussi en connexion avec le fascia transversalis et le fascia cribriformis qui est attiré en haut, quand on tire sur la bandelette. Ces adhérences confirment jusqu'à un certain point l'opinion de Thompson qui fait continuer en bas la bandelette, pour recouvrir les vaisseaux fémoraux.

L'*insertion interne* de la bandelette est très diversement

décrite; voici comment nos dissections nous l'ont montrée
(planche XI).

Du côté interne, la continuation des fibres de la bandelette
et de l'aponévrose est plus apparente que partout ailleurs.
Ses fibres blanches et nettes divergent en éventail, et vont
s'insérer un peu en dehors de l'épine pubienne, exactement au
même point que celles du tendon conjoint. Les fibres du tendon conjoint étant obliques en dehors, et celles de la bandelette en dedans, elles s'entrecroisent et s'unissent intimement.
Nous n'avons jamais vu la bandelette ilio-pubienne se prolonger jusqu'à l'*adminiculum lineæ albæ*. Habituellement même,
elle n'entre pas en rapport avec le muscle droit et le ligament de Henle, qui sont plus internes et sur un plan plus
postérieur.

Cette description montre où il faut chercher l'origine de la
bandelette ilio-pubienne; elle « est constituée par les fibres
les plus profondes de l'aponévrose du grand oblique repliée
en gouttière » (Gilis) qui, ne prenant pas d'insertion osseuse
ou musculaire, s'adossent au fascia transversalis, formant en
quelque sorte le *soubassement* de la paroi postérieure du canal.

V

FASCIA TRANSVERSALIS

Le ligament de Henle et la bandelette ilio-pubienne sont
décrits habituellement comme des faisceaux de renforcement
du fascia transversalis. Nous avons préféré les décrire dans le
plan où ils se trouvent, puisque nous pensons qu'ils sont très
distincts du fascia transversalis. Nous allons maintenant
décrire celui-ci en même temps que le ligament de Hesselbach,
qui n'en peut pas être séparé par la dissection. Mais il ne faut
plus étudier le fascia transversalis de la superficie à la profon-

deur, on doit le regarder d'arrière en avant, après avoir disséqué le péritoine (voir planche VIII).

Le *fascia transversalis* ou mieux *fascia verticalis* de Cooper (1804) doit être considéré comme l'aponévrose postérieure d'enveloppe du muscle transverse. Mince et difficile à isoler dans sa partie supérieure, le fascia transversalis devient épais et résistant, lorsque l'aponévrose du transverse formant l'*arcade de Douglas* passe en avant du muscle droit. Il descend alors verticalement comme un rideau devant tous les autres plans de la paroi inguino-abdominale, dont il ferme tous les passages encore vides.

C'est une lame celluleuse transparente, présentant une résistance élastique à la pression. Comme nous l'avons vu, il n'est pas perforé par le testicule traversant la paroi, mais au contraire il se laisse distendre et le coiffe jusqu'au fond du scrotum, formant une fibreuse commune pour le testicule et le cordon. Traversant la paroi très obliquement en dedans, le cordon fait dans le fascia transversalis une dépression ayant la forme d'une fente verticale dont la lèvre externe est lisse et imperceptible à cause de l'obliquité du trajet, et la lèvre interne, renforcée d'ailleurs par le ligament de Hesselbach, décrit un angle aigu, très saillant.

Le fascia transversalis se comporte avec le faisceau vasculaire fémoral comme avec le faisceau spermatique : il ne se laisse pas perforer par lui, mais le suit en l'engaînant. Sans doute une partie du fascia transversalis s'attache à ce niveau, au bord postérieur de l'arcade crurale, mais la plus grande partie descend avec les faisceaux fémoraux, pour constituer l'entonnoir femorali-vasculaire (Voir schéma 3).

Blaise pense, comme Thompson, qu' «arrivé au bord inférieur de la bandelette ilio-pubienne, le vrai fascia transversalis se réfléchit en haut et en arrière sur la face des vaisseaux iliaques, pour constituer le *septum crurale*. Thompson est logique, puisqu'il admet que sa bandelette formera la paroi antérieure de l'entonnoir femorali-vasculaire ; mais avec quoi Blaise, qui fait insérer cette bandelette à l'arcade crurale, peut-il

PLANCHE VIII

Région inguinale. — Fascia transversalis. — Vue postérieure.

1. — Coupe du psoas iliaque.
2. — Veine iliaque.
3. — Artère iliaque.
4. — Vaisseau spermatique.
5. — Canal déférent.
6. — Artère épigastrique.
7. — Veine épigastrique.
8. — Artère ombilicale.
9. — Ganglion de Cloquet.
10. — Canal crural.
11. — Ouraque érignée en dehors.
12, 12'. — Ligne blanche.
13. — Adminiculum lineæ albæ.
14. — Grand droit de l'abdomen (coupe).
15. — Muscle large.
16. — Ligament d'Hesselbach.
17. — Arcade de Douglas.
18. — Ligament de Henle.
19. — Fascia iliaca.
20. — Nerf crural.
21. — Vessie.
22. — Arcade crurale.

Fascia transversalis vue postérieure.

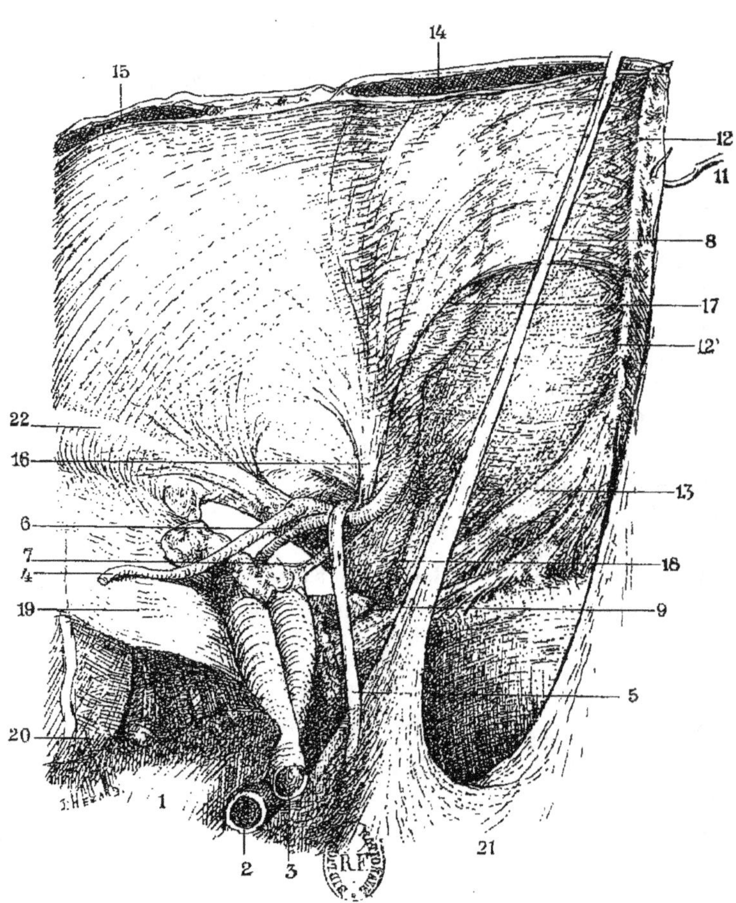

constituer la paroi antérieure de la gaîne des vaisseaux fémoraux?

Plus en dedans, au niveau du point faible, le fascia transversalis ferme seul l'espace laissé vide par l'arcade formée par les muscles petit oblique et transverse (V. planches VI et VII).

L'insertion inférieure se fait immédiatement en dedans de la veine fémorale sur le pubis. Il y a là encore un espace entre le bord externe du ligament de Gimbernat et la veine, qui est fermé seulement par le fascia transversalis ; c'est le septum crurale.

Plus en dedans, le fascia adhère à la bandelette ilio-pubienne, au ligament de Gimbernat, à l'aponévrose du pectiné.

Au niveau du muscle droit, il s'attache faiblement au ligament de Henle, passe toujours derrière lui, et s'insère à la lèvre postérieure du bord supérieur de la branche horizontale du pubis.

Ligament de Hesselbach

Le seul des faisceaux de renforcement que nous décrirons avec le fascia transversalis, est le *ligament de Hesselbach*, qui n'en peut être séparé par la dissection. Si l'on examine la paroi abdominale par sa face postérieure, le péritoine une fois enlevé, on voit sur le fascia transversalis des fibres qui, par un trajet sinueux, vont des arcades de Douglas à l'orifice profond du canal inguinal : c'est le ligament de Hesselbach (V. planche VIII). Celui-ci, en effet, a la forme d'un *Z*. La branche horizontale supérieure correspond aux arcades de Douglas, et se trouve constituée par des fibres à concavité inférieure qui naissent de l'aponévrose d'insertion du muscle transverse, franchissent la ligne médiane, contribuant ainsi à former l'arcade de Douglas du côté opposé à leur origine. « Le ligament de Hesselbach apparaît dès lors comme essentiellement constitué par des fibres qui émanent des arcades de Douglas du côté correspondant, mais qui proviennent de l'aponévrose du transverse du côté opposé, après entre-croisement sur la ligne médiane » (Gilis). Ces fibres d'origine se réunissent à quelque distance du bord externe du droit, pour former la branche verticale.

Cette branche verticale descend parallèlement au bord externe du droit ; mais entre eux se trouvent les vaisseaux épigastriques qui cheminent dans le tissu cellulaire sous-péritonéal suivant une direction plus oblique en dedans. Il faut signaler à ce propos une inexactitude dans la nomenclature allemande. Le ligament de Hesselbach est appelé « interfoveolare ». On croit voir dans cette dénomination une limite entre la fossette inguinale moyenne et externe que forme le péritoine. Or c'est l'épigastrique qui délimite ces deux fossettes ; et, comme ce ligament est en dehors d'elle, il n'est pas entre les deux fossettes, mais constamment dans l'externe. Arrivée au niveau de l'orifice inguinal profond dont elle contribue à renforcer la lèvre interne, la branche verticale du Z, formé par le ligament de Hesselbach, se coude à angle droit, pour former la branche horizontale inférieure. C'est dans l'ouverture de cet angle que se réunissent les éléments constitutifs du cordon (canal déférent, veines, artères, etc.).

Au delà de l'orifice inguinal profond, les fibres du ligament de Hesselbach divergent en éventail pour se perdre sur le fascia transversalis, dans la direction de l'épine iliaque antéro-supérieure. Elles entrent aussi en connexion avec la face postérieure de la bandelette ilio-pubienne, ce qui explique que certains auteurs aient fait de cette bandelette une portion du ligament.

VI

TISSU CELLULAIRE SOUS-PÉRITONÉAL

L'espace compris entre le fascia transversalis et le péritoine est occupé par une lame de tissu cellulaire (Voir planche X).

Cette lame n'est pas homogène, et il suffit de séparer avec les doigts le péritoine du fascia transversalis pour se rendre compte qu'elle est constituée par deux couches :

1° *La couche superficielle* est accolée partout au fascia transversalis, lui adhère fortement au niveau de l'orifice inguinal profond, et contribue avec lui à former le septum crurale. Elle est composée de tractus celluleux minces et fragiles, circonscrivant des arcades remplies de graisse, c'est le *fascia transversalis celluleux de Richet.*

Dans cette couche se trouvent les vaisseaux et le canal déférent qui vont s'envelopper du fascia transversalis pour former le cordon. Mais tous ces éléments sont réunis grâce aux tractus et à la graisse de cette couche qui se prolonge de même que le fascia transversalis jusque dans les bourses.

2° *La couche profonde* suit le péritoine ; elle a la forme d'une lamelle mince, régulière, et sert à favoriser ses glissements : c'est le *fascia propria* sur lequel nous n'insisterons pas.

COUCHE SUPERFICIELLE

Le fascia transversalis celluleux n'est pas uniforme dans toute la région inguino-abdominale. Il croît en épaisseur, de dehors en dedans, et présente à étudier trois zones :

1° *La zone de l'orifice inguinal profond ;*

2° *La zone de l'épigastrique ;*

3₀ *La zone prévésicale.*

I. *Zone de l'orifice inguinal profond.* — Au niveau de l'orifice inguinal profond, et un peu au-dessus, le péritoine et le fascia transversalis sont intimement unis par le fascia sous-péritonéal mince et dense. Ils sont unis au point où les fibres musculaires du transverse deviennent tendineuses, et à la partie supéro-externe de l'anneau inguinal. A ce niveau en effet le péritoine présente un cul de sac (très visible sur la figure n° 9) qui est intimement accolé aux formations dans lesquelles il s'engage. Cloquet a montré que la dépression péritonéale et l'adhérence étaient dues au reste du *canal péritonéo-vaginal* oblitéré et persistant sous la forme d'un véritable *filum terminale*, ou, simplement, d'un tissu fibreux peu net, adhérent aux tissus voisins.

Debierre et Pravaz (*Lyon médical*, 1886) ont trouvé une nouvelle cause d'adhérence dans l'insertion du *crémaster interne* de Henle.

A l'intérieur du cordon, recouvrant en mince couche les éléments de cet organe, nous trouvons, en effet, des fibres musculaires qui « pénètrent avec ce dernier dans la cavité abdominale pour venir finalement s'insérer en éventail sur la face profonde du péritoine. » A ce niveau, d'ailleurs, le péritoine est intimement uni au fascia transversalis, et c'est sur cette double membrane que se fixent les fibres musculaires.

II. *Zone de l'épigastrique.* — De la partie inféro-interne de l'anneau inguinal, à l'artère ombilicale, le péritoine est plus lâchement uni au fascia transversalis par un tissu cellulaire plus épais, facilement décollable, dans lequel sont enveloppées l'artère et les veines épigastriques.

L'artère épigastrique naît sur le côté interne de l'iliaque externe, à une distance variable de l'arcade crurale. L'origine est à 1 centimètre environ de celle-ci. Elle peut être à 2 centimètres au-dessus d'elle ou au niveau même de l'arcade. Elle se dirige en bas et en dedans, passant sur la veine iliaque, décrit une courbe à concavité supéro-externe et suit enfin une direction presque verticale. Cette *crosse* de l'épigastrique, est située à quelques millimètres en dedans de la lèvre interne de l'anneau inguinal profond. M. Gilis a mesuré la distance qui sépare la portion ascendante de la crosse épigastrique, de l'épine iliaque antéro-supérieure et de l'épine du pubis.

Chez l'homme l'artère se trouve à 7 centimètres de l'épine iliaque antéro-supérieure et à 5 centimètres de l'épine du pubis.

Chez la femme, l'artère est à 7 centimères et demi de la première épine et à 4 centimètres et demi de la seconde.

De là, l'épigastrique se dirige en haut et un peu en dedans, gagne le bord externe du muscle droit à 5 centimètres au-dessus de l'arcade.

L'épigastrique n'est pas le seul organe que l'on rencontre dans cette couche, relativement épaisse du tissu cellulaire. C'est là que tous les éléments constitutifs du cordon se rencontrent, après avoir passé sur la concavité de la crosse épigastrique : du côté interne, le *canal déférent* et *l'artère déférentielle* ; en haut et en dehors, l'artère spermatique et ses veines ; enfin, les veines et les lymphatiques du cordon et une branche du génito-crural. A ce niveau l'épigastrique fournit une branche grêle, la funiculaire, destinée au cordon.

Séparant la zone de l'épigastrique de la zone prévésicale, on trouve l'artère ombilicale, réduite ordinairement à un cordon fibreux, allant de l'ombilic au plancher pelvien. Adhérente au péritoine, elle le soulève formant un repli que nous étudierons plus loin, quelquefois un véritable méso.

III. *Zone prévésicale*. — De l'artère ombilicale à la ligne médiane, le tissu celluleux présente une structure plus compliquée ; on y rencontre une lame verticale et transversale, c'est le *fascia prévésical*. Il a la forme d'un triangle isocèle, dont la base inférieure s'attache à l'aponévrose pelvienne supérieure, dont le sommet légèrement tronqué correspond à l'ombilic. Les deux côtés du triangle répondent aux cordons fibreux, vestiges des artères ombilicales.

En arrière de ce fascia se trouve une assez grande quantité de graisse jaune et dense, cachant la face antérieure de la vessie ; elle est assez adhérente au péritoine pour le suivre dans ses déplacements.

En avant, le fascia prévésical est en rapport avec de la graisse et le fascia transversalis. En arrière avec le fascia propria et la vessie dans la portion moyenne. Il correspond à la fossette inguinale interne, dont nous parlerons plus loin.

Rappelons que, dans les premiers stades du développement, la vessie, l'ouraque et les artères ombilicales sont enveloppées par un diverticule péritonéal, rattaché au reste de la cavité péritonéale par un méso. Ce diverticule présente deux faces, l'une antérieure, l'autre postérieure sur laquelle s'attache le méso.

La face antérieure persiste pour former le fascia prévésical, alors que la postérieure disparaît par coalescence avec la portion du péritoine située immédiatement en arrière (Cunéo et Veau) ou par simple déplissement (Ancel).

VII

PÉRITOINE

Si l'on examine la paroi abdominale de dedans en dehors (voir planche IX), on voit le péritoine lisse, brillant, présentant des saillies qui déterminent la formation de fossettes, qu'on appelle *fossettes inguinales*.

Elles sont au nombre de trois : *interne, moyenne, externe.*

La fossette inguinale interne est limitée : sur la ligne médiane, par l'ouraque, qui, soulevant le péritoine jusqu'à l'ombilic, forme une sorte de faux ; en dehors, par une saillie très nettement visible déterminée par l'artère ombilicale. Cette fossette, plus ou moins profonde, répond, en avant, à l'aponévrose prévésicale et à la face postérieure du muscle droit ; elle n'a aucun rapport direct avec le canal inguinal, restant en dedans même de l'orifice inguinal superficiel. Sa partie inféro-interne est en rapport avec la vessie qui forme une légère convexité.

La fossette inguinale moyenne s'étend de l'artère ombilicale aux vaisseaux épigastriques. Très profonde du côté interne au voisinage de l'artère ombilicale, cette fossette est parfois peu séparée de l'externe par l'épigastrique, qui fait sur le péritoine une très légère saillie, à tel point que Cloquet confond les deux fossettes, moyenne et externe. Nous admet-

PLANCHE IX

Péritoine.

1. — Fossette inguinale externe.
2. — Fossette inguinale moyenne.
3. — Fossette inguinale interne.
4. — Fossette inguinale épigastrique.
5. — Artère ombilicale.
6. — Ouraque.

Péritoine.

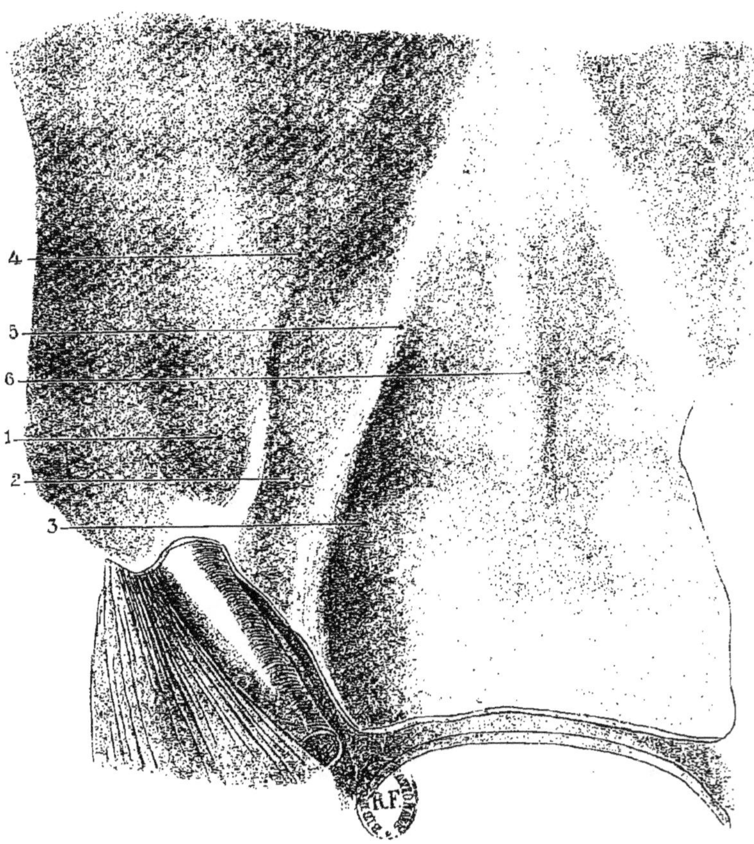

trons trois fossettes inguinales, parce que l'artère épigastrique est importante pour la classification des hernies. La fossette inguinale moyenne correspond à toute la partie du point faible qui se trouve en dedans de l'épigastrique et, plus loin, en avant, à l'orifice inguinal superficiel.

La fossette inguinale externe, limitée en dedans par l'épigastrique, se confond peu à peu, en dehors, avec le reste du péritoine. Le cul de sac péritonéal juxta-épigastrique est habituellement très net. Qu'il nous suffise de rappeler qu'il est dû, soit à l'insertion du crémaster interne de Henle, soit à un reste du canal péritonéo-vaginal. Ce vestige est extrêmement variable : tantôt le cul-de-sac est à peine ébauché, tantôt il descend profondément dans le canal inguinal, et contient le testicule, la vaginale n'étant pas encore séparée de la grande cavité péritonéale.

La fossette externe est en rapport avec l'orifice inguinal profond, le ligament de Hesselbach, et la partie du point faible qui s'étend de ce ligament à l'épigastrique. Rappelons qu'à ce niveau le péritoine adhère fortement à la partie supéro-externe de l'orifice inguinal, et qu'il est libre à la partie inféro-interne.

VIII

ORGANES QUI SONT CONTENUS DANS LE CANAL

Nous étudierons le contenu du canal inguinal successivement chez l'homme et chez la femme. Cependant en dehors de la gaine fibreuse, formée par le fascia transversalis au cordon, il y a des nerfs, qu'on trouve à la fois chez l'homme et chez la femme.

1° *Au-dessus du cordon* et du *ligament rond*, le *grand nerf abdomino-génital,* qui arrive jusqu'à l'orifice inguinal superficiel ;

2° *En dehors,* le *petit nerf abdomino-génital ;*

3° *Au-dessous* de lui, un *filet du génito-crural,* qui, après avoir croisé l'épigastrique et longé toute la paroi inférieure, sort par l'orifice inguinal superficiel.

A. Chez l'homme.

Cordon. — Le cordon est enveloppé par une gaine fibreuse commune, provenant, comme nous l'avons dit, du fascia transversalis. Cette gaine est revêtue, surtout en dehors et en dedans, par les fibres musculo-tendineuses du crémaster externe ; à l'intérieur, la fibreuse est revêtue par quelques fibres musculaires provenant du crémaster interne et qui viennent du cul-de-sac péritonéal de la fossette inguinale externe.

Enfin, enveloppés par la fibreuse revêtue du crémaster, nous trouvons les divers éléments du cordon :

1° *Le canal déférent* ayant une forme cylindrique. Il présente une consistance ferme qui permet de le trouver facilement et de l'épargner dans les manœuvres d'isolement ou de ligature du sac ;

2° *L'artère déférentielle,* qui accompagne toujours le canal ;

3° *Un groupe veineux et lymphatique* (groupe veineux antérieur), qu'on trouve constamment en avant du canal déférent ;

4° *Un autre groupe veineux* composé de veines plus nombreuses et plus grosses toujours accompagnées de lymphatiques, situé en arrière du canal déférent (groupe postérieur);

5° *L'artère spermatique,* assez volumineuse, qui descend jusqu'au testicule ;

6° *L'artère funiculaire,* qui reste accolée à la fibreuse qu'elle irrigue.

Le tout est réuni par du tissu cellulaire assez lâche.

Cette étude du contenu du cordon doit nous faire remarquer que les deux orifices ne se correspondent pas. Sur l'orifice profond s'insère une sorte de cylindre formé par le fascia transversalis et contenant les divers éléments du cordon, qui, après avoir traversé les plans de la paroi abdominale, sort par l'orifice superficiel. Il en résulte qu'un doigt introduit entre ce cylindre et l'anneau superficiel ne peut pas traverser l'anneau profond. Les deux orifices sont donc les extrémités de deux cylindres emboîtés l'un dans l'autre, l'orifice superficiel formant l'extrémité du cylindre contenant, et l'orifice profond celle du cylindre contenu.

B. Chez la femme.

LIGAMENT ROND. — Chez la femme le cordon est remplacé par le ligament rond. Celui-ci est composé en majeure partie de fibres musculaires lisses, assez résistantes. Il pénètre dans le canal par l'orifice inguinal profond, se recouvre de fascia transversalis, et aussi de quelques fibres striées formant une sorte de crémaster. Il traverse le canal, s'attachant à ses parois par de petits tractus fibreux.

Au niveau de l'orifice inguinal superficiel, ses faisceaux divergent pour s'attacher à l'épine et sur la partie antérieure du corps du pubis ; certains se perdent dans le tissu cellulaire sous-cutané du mont de Vénus et des grandes lèvres.

En même temps que le ligament rond, une artère et des veines traversent le canal :

1° *L'artère du ligament rond*, très grêle, provient de l'épigastrique. Elle irrigue le ligament rond dans sa traversée inguinale et se perd au niveau de la grande lèvre du côté correspondant.

2° *Les veines* qui traversent le canal inguinal proviennent de l'utérus ; elles cheminent parallèlement au ligament rond, plutôt à sa surface que dans son intérieur. Traversant l'orifice inguinal superficiel, elles vont s'anastomoser avec les veines cutanées de la région, et se jettent finalement, avec celles-ci, dans la veine fémorale.

IX

RAPPORTS

Le canal inguinal, présentant la forme d'un prisme triangulaire, offre à étudier des rapports sur chacune de ses faces : *en avant, en arrière* et *en bas.*

En avant, nous trouvons les veines et artères sous-cutanées déjà signalées, lorsque nous avons décrit la peau.

En arrière. Derrière le fascia transversalis, s'étend *la couche cellulo-adipeuse sous-péritonéale, le péritoine,* avec ses fossettes externe et moyenne, contenant habituellement des anses grêles ou le gros intestin (anse sigmoïde, cœcum), ou enfin tout autre organe. La fossette inguinale interne n'est pas située tout entière en dedans de la paroi postérieure du canal inguinal, puisque le centre de l'orifice superficiel lui correspond un peu en dedans de l'ombilicale. Nous avons vu que le tissu cellulaire correspond à cette fossette inguinale interne et qu'il est à ce niveau, épais, adhérent au péritoine qu'il suit dans ses mouvements ; il adhère aussi à la vessie qui, quoique située assez loin de l'orifice profond, peut être facilement attirée jusqu'à celui-ci par des tractions exercées sur le péritoine. C'est un rapport très important à connaître, pour la dissection du sac ; on doit se méfier de la masse graisseuse, jaune clair, lisse et homogène, qui doit toujours faire penser à la vessie.

En bas. — Les rapports avec l'artère et la veine iliaques externes, sont très importants. L'artère et la veine passent au-dessous de la paroi inférieure du canal (V. schéma 3). Nous avons dit, à propos du fascia transversalis, que cet organe recouvrait les vaisseaux iliaques et descendait, avec eux, dans le triangle de Scarpa, formant ainsi l'entonnoir femorali-vasculaire. La bandelette ilio-pubienne, s'appliquant contre le fascia transversalis, contribue encore à séparer ces faisceaux du contenu du canal, et enfin, au-dessous de la ban-

delette ilio-pubienne, l'entonnoir femorali-vasculaire est doublé
du fascia cribriformis.

Par conséquent, artère et veine iliaques passent extrêmement près du bord postéro-inférieur du canal, dont elles ne
sont séparées que par les deux feuillets très grêles du fascia
transversalis et de la bandelette, et le paquet vasculaire se
trouve donc loin au moins de 1/2 centimètre en arrière de
l'arcade crurale (bord de réflexion de l'aponévrose du grand
oblique), surtout quand celle-ci est tendue par une pince,
puisqu'elle est séparée du bord postéro-inférieur par toute
l'épaisseur de la gouttière de réflexion. Il en résulte, au point
de vue opératoire, qu'il est commode et sans aucun danger
de placer des sutures sur l'arcade crurale, tendue, résistante
et isolée, tandis qu'on ne peut qu'avec beaucoup de peine
saisir la bandelette ilio-pubienne, difficilement isolable, très
grêle, *très près des vaisseaux.*

Pour préciser les rapports des vaisseaux dans le sens trans-
versal, il suffit de rappeler que l'anneau inguinal profond est
situé au-dessus et un peu en dedans de l'artère. La veine plus
interne et plus mince, est plus exposée que l'artère. Par rapport à l'épine du pubis le centre de l'artère est situé à environ
5 centimètres, 5 et le centre de la veine à 4 centimètres, 5.

X

PROJECTIONS DES ORIFICES INGUINAUX ET DU POINT FAIBLE
SUR LA PAROI

Nos dissections nous ont convaincu que les parties constituant la musculature du canal inguinal étaient extrêmement
variables suivant les sujets examinés. Nous n'avons donc pu
donner dans nos mensurations que des moyennes.

Aussi pour montrer l'extrême variabilité des éléments de la

région inguino-abdominale, nous avons fait les projections des points importants sur la peau de la manière suivante :

La distance qui sépare les deux épines iliaques antéro-supérieures a été mesurée avec soin ainsi que la place de l'épine du pubis par rapport à la symphyse pubienne. Ces points bien précisés nous ont servi de repère pour placer les orifices inguinaux superficiel et profond, l'épigastrique et le contour du bord inférieur des muscles P. oblique et transverse.

Nous avons disséqué l'aponévrose du grand oblique et l'anneau inguinal superficiel, puis mesuré exactement ses dimensions et sa situation par rapport aux points osseux fixes, ce qui nous a permis de la dessiner exactement sur nos schémas.

L'aponévrose du grand oblique incisée et réclinée nous avons pu faire la même chose pour le contour des muscles petit oblique et transverse, l'épigastrique et l'anneau inguinal profond.

Nous donnons dans les planches ci-contre les résultats de ces recherches (V. schéma 2).

Ces résultats nous permettent de faire une remarque à propos du point faible. Dans notre description anatomique, nous l'avons montré occupant seulement la partie externe de la paroi postérieure puisque le tendon conjoint s'attache sur l'arcade crurale. A côté de cette forme qui existe et que nous avons dessinée d'après nature, on voit souvent le point faible s'étendre beaucoup en dedans. C'est alors que les muscles vont s'insérer eux aussi plus en dedans vers l'épine du pubis. Cette disposition ressemble un peu à celle décrite par les anciens classiques pour lesquels le fascia transversalis constituait toute la paroi postérieure.

SCHÉMA 2.

Projection des orifices inguinaux et du point faible sur la paroi.

S.P. — Symphyse pubienne.

E.P. — Epine pubienne.

E.I. — Epine iliaque antéro-supérieure.

A.S. — Anneau inguinal superficiel.

A.P. — Anneau inguinal profond.

A.   — Arcade crurale.

E.   — Épigastrique.

G.D. — Grand droit.

P.O. — Petit oblique.

T.C. — Tendon conjoint.

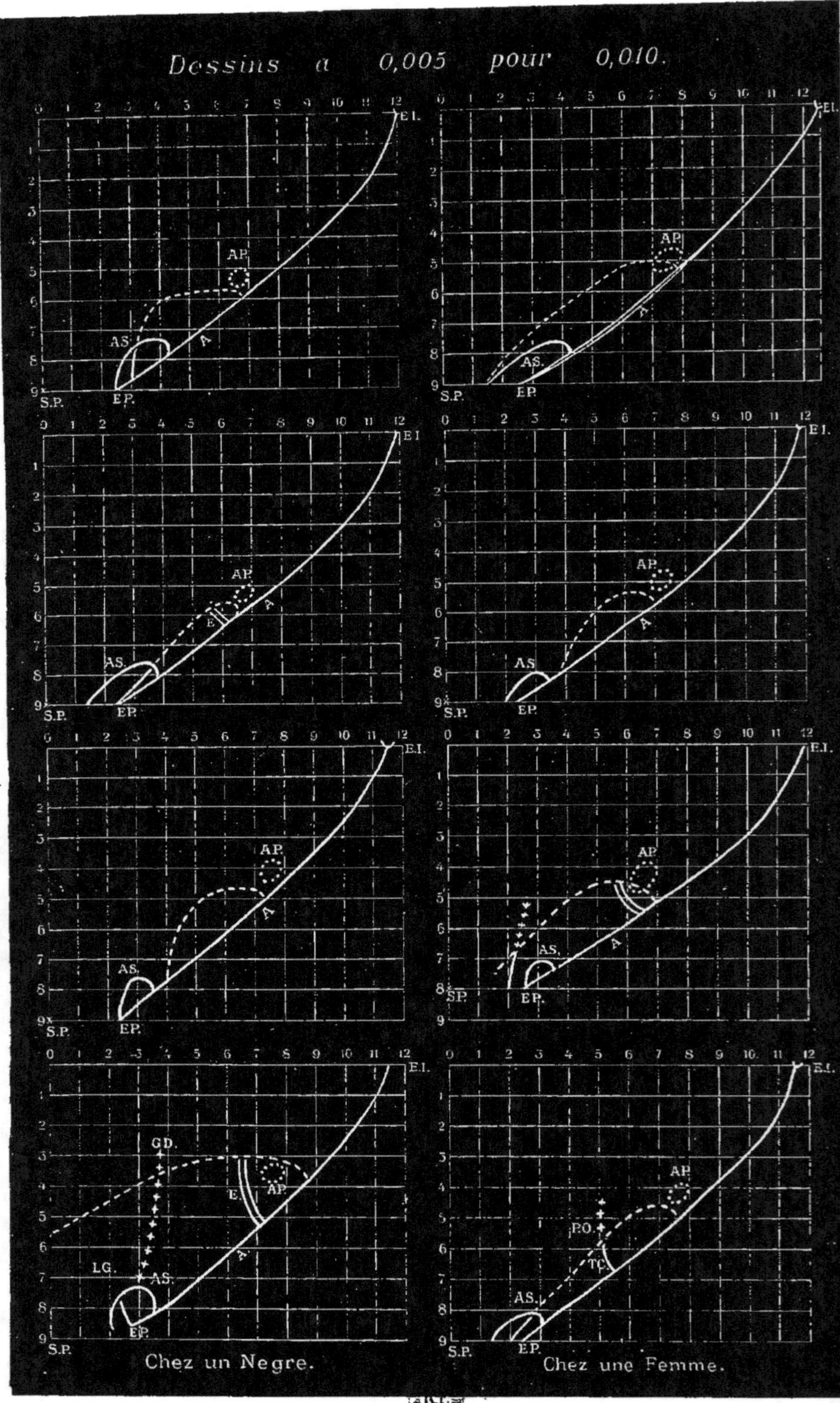

Dessins a 0,005 pour 0,010.
Chez un Negre.
Chez une Femme.

PLANCHE X

Les divers plans de la région inguino-abdominale.

(D'APRÈS GILIS).

1. — Aponévrose du grand oblique incisée et rabattue en haut et en bas.
2. — Muscle petit oblique traité de la même façon ; faisceaux musculaires unissant le petit oblique au transverse.
3. — Muscle transverse incisé parallèlement à l'arcade crurale.
4. — Fascia transversalis incisé.
5. — Tissu cellulo-adipeux sous-péritonéal.
6. — Vaisseaux épigastriques.
7. — Ligament rond coudé sur les vaisseaux épigastriques.
8. — Pilier de Colles.
9. — Aponévrose du petit oblique au niveau du tendon conjoint.
10. — Aponévrose du transverse sectionnée transversalement et verticalement.
11. — Lambeau inférieur résultant de la section transversale.
12. — Bord externe du muscle droit et ligament de Henle, vus par l'incision verticale de l'aponévrose du transverse.
13. — Bandelette ilio-pubienne formant la lèvre postérieure de la gouttière crurale, largement étalée.
14. — Vaisseaux circonflexes iliaques situés derrière la bandelette ilio-pubienne, en avant du fascia transversalis.
15. — Péritoine.

Vue d'ensemble des différents plans dela région inguinale,
d' après Gilis.

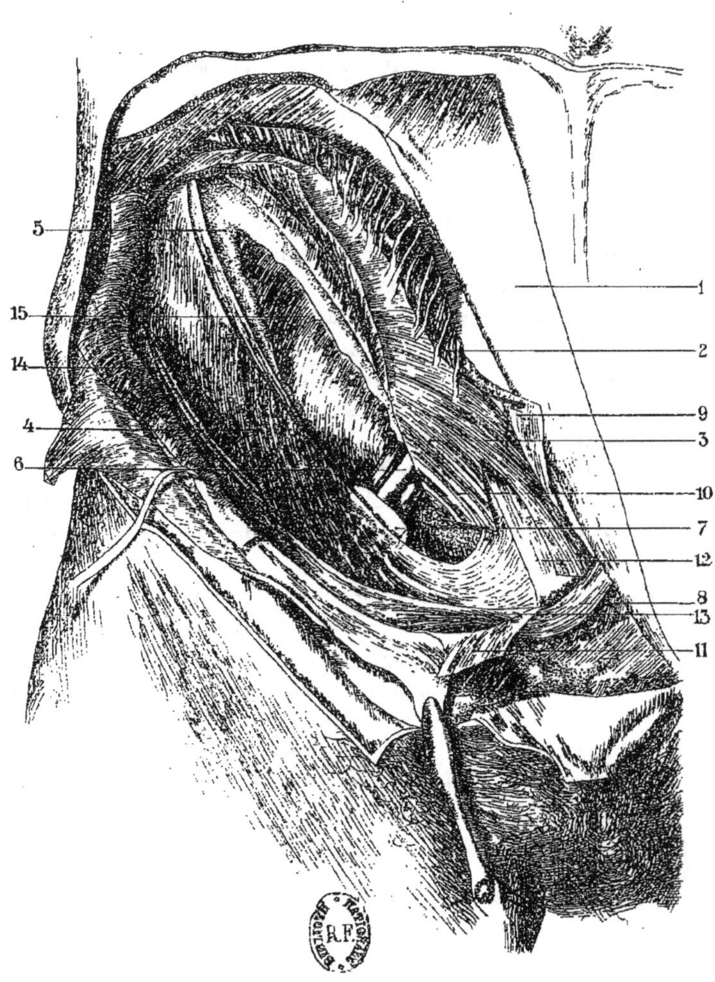

VUE D'ENSEMBLE SUR LE CANAL INGUINAL

Telle est l'anatomie topographique de la région inguino-abdominale. Nous avons étudié en détail toutes les parties constituantes du canal inguinal.

Nous croyons utile de résumer en quelques lignes les principaux détails anatomiques que nous avons longuement étudiés dans les pages qui précèdent. Nous ajouterons à cette vue d'ensemble sur le canal inguinal quelques notions synthétiques sur la forme et les dimensions de ce canal.

Depuis longtemps les classiques ont montré que le canal inguinal n'est pas un canal au sens exact du mot, mais le trajet que se fraie soit le ligament rond, soit le cordon, à travers les plans fibro-musculaires de la paroi abdominale antérieure.

La paroi abdominale antérieure est formée : sur la ligne médiane, par les muscles droits, sur les côtés par les muscles obliques et le transverse (V. planche X).

De chaque côté de la ligne blanche, les muscles droits descendent verticalement et s'insèrent en bas par un tendon aplati et quadrilatère sur cette partie de la lèvre antérieure du bord supérieur du corps du pubis, comprise entre l'épine et l'angle.

Chez la plupart des sujets, ce tendon, dans sa partie externe, est individualisé en un triangle fibreux, dont la base inférieure s'insère sur le pubis, le côté interne se continue avec les faisceaux musculaires du droit, et le côté externe concave et tranchant regarde le canal inguinal. C'est cette expansion fibreuse que nous appellerons : *ligament de Henle*.

Latéralement la paroi abdominale est formée par trois muscles plats, superposés, dont les fibres sont diversement orientées. Superficiellement, le grand oblique descend en bas et en dedans, s'étale, en faisant diverger ses faisceaux, et s'insère par un tendon aplati en aponévrose, de l'épine iliaque antéro-supérieure au pubis, du pubis à l'appendice xiphoïde. De l'épine iliaque au pubis, l'aponévrose du grand oblique, tendue comme une corde, prend le nom d'*arcade crurale*. Elle adhère au fascia iliaca, passe comme un pont au-dessus des vaisseaux et des lymphatiques iliaques, s'attache au corps du pubis par des fibres qui se condensent, s'enroulent en quelque sorte autour d'elles-mêmes, et forment une gouttière qui regarde en haut et en arrière. Certaines fibres ne contribuent pas à la formation de cette dernière et s'étalent dans diverses directions, ce sont les *fibres arciformes*.

Sur le bord postérieur de la gouttière formée par l'arcade crurale se trouve une bandelette, dont les fibres propres, à direction horizontale, vont de l'épine du pubis à l'épine iliaque antéro-supérieure : c'est la *bandelette ilio-pubienne de Thompson*.

Un peu en dehors de l'épine du pubis, les fibres tendineuses du grand oblique divergent, laissant entre elles un interstice angulaire limité par un *pilier fibreux externe* et *un interne;* ce sera l'*orifice superficiel du canal inguinal*.

Sur la ligne médiane les fibres s'entrecroisent avec celles du côté opposé, dont un faisceau passe constamment en arrière du pilier interne pour former le *ligament ou pilier de Colles*.

Perpendiculairement à la direction du grand oblique et derrière lui, s'étend le muscle *petit oblique* qui, de son insertion postérieure, du bord supérieur de l'os coxal et du tiers externe de l'arcade crurale remonte, en haut et en dedans, jusqu'à la ligne blanche. Les faisceaux les plus inférieurs de ce muscle se dirigent en bas et en dedans, décrivant une sorte d'arcade, et se terminent du côté interne par un tendon qui s'insère de l'épine pubienne à la symphyse, et qui, par sa face postérieure, est intimement accolé au tendon semblable du *transverse* pour former le *tendon conjoint*.

PLANCHE XI

Coupe du canal inguinal selon la direction du cordon.

1. — Peau.
2. — Aponévrose du grand oblique.
3. — Arcade crurale.
4. — Arcade crurale attirée en bas pour montrer la gouttière et la bandelette ilio-pubienne.
5. — Muscles petit oblique et transverse.
6. — Tendon conjoint.
7. — Fascia transversalis.
8. — Cordon.
9. — Muscle droit.
10. — Péritoine.
11. — Artère épigastrique et veines satellites.
12. — Artère fémorale.
13. — Veine fémorale.
14. — Pilier de Colles.
15. — Psoas iliaque.
16. — Bandelette ilio-pectinée.
17. — Muscle pectiné.

Coupe du canal inguinal selon la direction du cordon.

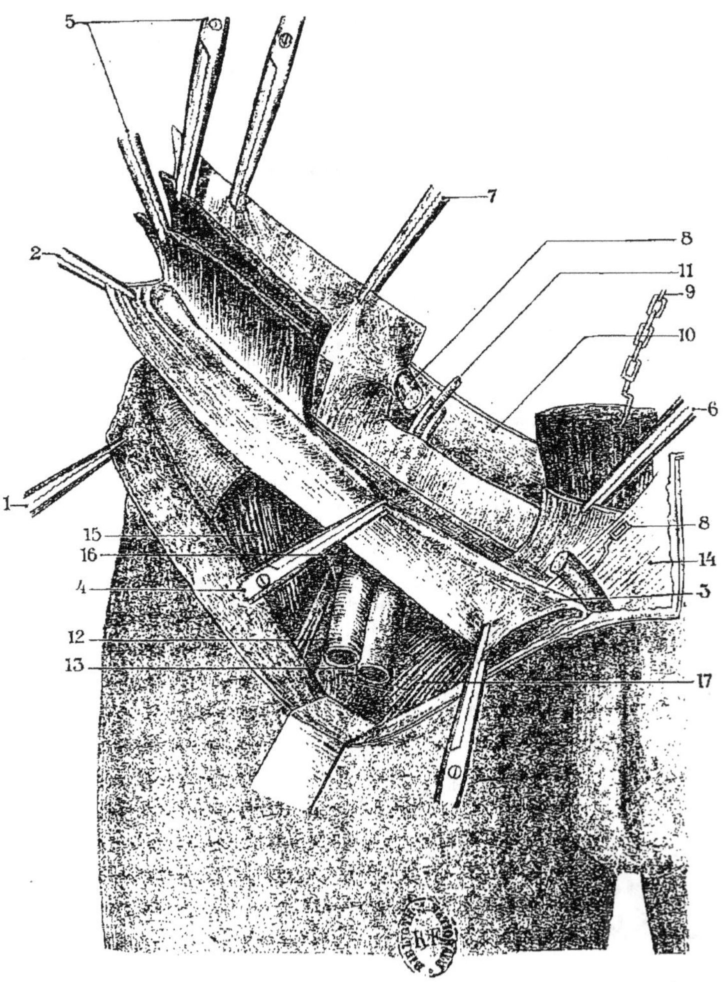

Derrière ces deux muscles (G. O. et P. O.), dont les fibres sont croisées en X, se trouve le *transverse* qui, lui, a une direction horizontale, et dont le bord inférieur, situé derrière le petit oblique, s'insère ainsi qu'il a été décrit plus haut.

Au niveau des trois quarts supérieurs de la ligne blanche, les aponévroses d'insertion de ces trois muscles forment une *gaîne* au muscle droit. Au niveau de son quart inférieur, celui-ci passe derrière l'aponévrose du transverse par une boutonnière dont la lèvre postérieure, seule visible, forme *l'arcade de Douglas*, de sorte que, à ce niveau, toutes les aponévroses des muscles larges passent en avant *du droit*, et en particulier dans sa partie inférieure, en avant du ligament de Henle.

C'est à partir de l'arcade de Douglas que le *fascia transversalis* ou aponévrose postérieure d'enveloppe du transverse, prend une consistance fibreuse et contribue derrière les mus-cles à renforcer la paroi. En bas, il s'attache à la lèvre postérieure du bord supérieur de la branche horizontale du pubis, passant derrière la *bandelette ilio-pubienne de Thompson*.

Quelques fibres de renforcement du fascia transversalis, au niveau de l'arcade de Douglas, arrivées au bord externe du droit, se recourbent et descendent verticalement, puis se recourbent encore à angle droit, formant une sorte de Z, qui est le *ligament de Hesselbach*.

Derrière le fascia transversalis se trouve le *tissu cellulaire sous-péritonéal*, dans lequel rampent l'épigastrique, le canal déférent et l'artère spermatique ou le ligament rond.

Voilà la paroi abdominale antérieure telle qu'elle serait si le cordon ne la traversait pas, mais celui-ci, gagnant les bourses, doit s'insinuer, à travers les divers plans de la paroi, par le chemin le plus facile. Nous allons le suivre de la profondeur à la superficie.

D'abord, dans le tissu cellulaire sous-péritonéal, canal déférent, artère spermatique et veines s'unissent pour former le cordon. Celui-ci prend contact avec le fascia transversalis au niveau de l'angle inférieur du Z, formé par le ligament de

Hesselbach. Il déprime ce fascia, formant ainsi l'*orifice in-guinal profond*, s'en coiffe et l'entraîne avec lui dans toute la traversée du canal. Le fascia transversalis franchi, le cordon passe par-dessus la bandelette ilio-pubienne, et en même temps, très obliquement, chemine sous une sorte d'arche formée par le petit oblique et le transverse. Le pilier externe de cette arcade, situé au devant du cordon, est formé par les faisceaux musculaires qui, cessant de s'insérer à l'arcade crurale, ont une direction un peu ascendante.

Situés tout d'abord au-devant du cordon, ces faisceaux passent au-dessus, puis derrière, entre le fascia transversalis et lui, pour former le pilier interne de l'arche, mais, à ce niveau, ils ne sont souvent plus musculaires et constituent le *tendon conjoint*.

Le cordon n'occupe pas toute l'arche, il y a un espace vide entre lui et le pilier interne. Derrière cet espace s'étend, seul, le fascia transversalis : c'est le *point faible*. Dès qu'il a passé sous le bord inférieur musculaire du petit oblique et du transverse, le cordon prend une direction presque transversale de dehors en dedans, s'insinuant entre le petit oblique et l'aponévrose du grand oblique, les décollant, en quelque sorte, couché dans la gouttière formée par les fibres enroulées du grand oblique. Arrivé au niveau de l'épine du pubis, il passe en dedans et au-devant du pilier de Colles et sort par l'orifice superficiel.

Forme, situation et dimensions.

Nous pouvons maintenant envisager le canal inguinal dans son ensemble. Il a la forme d'un prisme triangulaire présentant une paroi inférieure, une antérieure et une postérieure.

La planche XI nous montre la *paroi inférieure*, formée par les fibres réfléchies du muscle grand oblique, et limitée en son bord postérieur par la bandelette ilio-pubienne.

La paroi antérieure est constituée, dans presque toute son étendue, seulement par l'aponévrose du grand oblique, mais, dans sa partie tout à fait externe (à partir de l'orifice inguinal profond jusqu'à quelques millimètres en dedans), elle comprend, en plus, le pilier externe de l'arcade formée par le bord inférieur musculaire du petit oblique et du transverse (v. schéma 2). Du pilier externe de cette arcade, se détache le *crémaster* externe, comme si le cordon détachait une partie du bord inférieur du petit oblique et s'en coiffait.

La paroi postérieure, très faible en sa moitié externe, est renforcée, à mesure qu'on se dirige vers la ligne médiane, par de nouveaux organes. Elle est constituée par le fascia transversalis depuis l'orifice inguinal profond jusqu'au bord externe du tendon conjoint. Ce fascia présente cependant deux points de renforcement au niveau du ligament de Hesselbach et de l'épigastrique. Plus en dedans, au fascia transversalis s'ajoute le tendon conjoint qui, jusqu'à la ligne médiane, forme la partie la plus résistante de la paroi. On rencontre ensuite, en arrière de ce tendon, l'expansion tendineuse externe du muscle droit, le ligament de Henle, et, en avant du tendon, le pilier de Colles et le pilier interne de l'orifice inguinal superficiel.

Le bord supérieur, qu'on considère à tort comme une face, est l'angle très aigu que le grand et le petit oblique, dissociés un moment par le passage du cordon, forment en se réunissant. On peut le suivre exactement sur les coupes parasagittales (Voir schémas 3, 4 et 5).

Dans sa partie toute externe, le cordon étant situé pendant quelques millimètres entre le fascia transversalis et le transverse, le bord supérieur du canal est formé par l'accolement de ces deux formations. Ensuite, quand le petit oblique et le transverse passent sur le cordon, il est constitué par le bord inférieur de ces deux muscles. C'est à ce niveau qu'il est le plus épais, sans jamais mériter le nom de face ou de paroi. Plus en dedans, dans les 2/3 de son trajet, le bord supérieur est formé, comme nous l'avons dit, par l'accolement du petit oblique et de l'aponévrose du grand oblique.

Le canal inguinal se dirige presque horizontalement de dehors en dedans ; il est un peu oblique en avant et en bas.

Il est situé un peu au-dessus de l'arcade crurale, suivant une direction un peu plus verticale que celle-ci. Alors que l'anneau inguinal superficiel s'ouvre au niveau de l'arcade crurale, l'anneau profond est situé 2 centimètres au-dessus d'elle (0 m. 015 d'après Tillaux, 0 m. 018 d'après Blaise).

La longueur du canal est variable suivant les sujets et suivant les auteurs. Blaise l'estime de 0 m. 040 à 0 m. 044, Gilis de 0 m. 05 à 0 m. 06 ; ce dernier chiffre nous paraît plus exact. Sa largeur varie aussi avec les organes qu'il contient. Chez la femme il est plus réduit à cause des dimensions du ligament rond, tandis que chez l'homme il est souvent agrandi par la dilatation variqueuse des veines qui le traversent. Certains chirurgiens vont même jusqu'à réséquer ces veines, pour pouvoir rétrécir le canal.

PHYSIOLOGIE

Dans le mécanisme de l'effort, les contractions des divers muscles abdomino-pelviens compriment le contenu abdominal, qui est poussé contre la paroi et tend à forcer les points faibles. A l'état normal, le canal inguinal résiste à la poussée abdominale : 1° Parce que : *Il est composé de plans résistants et solidaires* ; 2° *Parce qu'il a une direction oblique par rapport à cette poussée.*

En étudiant les divers plans de la région abdominale, nous avons montré que tous s'entrecroisaient sur la ligne médiane, rendaient les deux canaux solidaires, et se prêtaient un mutuel appui. Les fibres du grand oblique d'un côté forment le pilier postérieur, le pilier interne de l'autre, et vont par des fibres arciformes s'attacher très loin sur l'arcade crurale voisine.

Dans l'effort, les deux parois se tendent et résistent.

Les deux parois postérieures ne sont pas moins associées que les antérieures ; et les fibres musculaires ou tendineuses des petits obliques et transverses s'entrecroisent, sur la ligne médiane, par de véritables fibres arciformes, comme nous l'avons nettement montré.

Le fascia transversalis lui-même est intimement uni au ligament de Hesselbach, et, comme M. Gilis l'a démontré, ce ligament est composé de fibres tendineuses d'insertion du transverse du côté opposé. Quand les deux muscles transverses se contractent, ils tendent les deux ligaments de Hesselbach, et par conséquent le fascia transversalis, qui, ainsi, résiste mieux à la pression des viscères.

Cependant, nous avons déjà expliqué que la paroi postérieure se compose de divers segments, bien inégaux en résistance. « La paroi postérieure, comme le dit M. Gilis, n'a pas une structure homogène. Si on l'examine au point de vue des plans fibreux qui la composent, on peut distinguer en elle quatre segments, se succédant l'un à l'autre.

« Le *premier segment*, le plus interne et le plus résistant, est formé, d'avant en arrière, par le ligament de Colles, le tendon conjoint, le muscle droit, le ligament de Henle (ces deux derniers situés sur le même plan) et le fascia transversalis.

« Le *deuxième segment* est formé par le tendon conjoint et le fascia transversalis.

« Le *troisième segment*, le moins résistant, est réduit au seul fascia transversalis.

« Le *quatrième segment*, étroit, est formé par le fascia transversalis, renforcé par le ligament de Hesselbach. »

Enfin, tout le long et au bas de la paroi postérieure, court la bandelette ilio-pubienne.

Une autre cause qui contribue beaucoup à la résistance du canal inguinal vis-à-vis de la poussée abdominale, c'est l'obliquité de la direction. Pendant les efforts, les deux parois du canal inguinal s'appliquent fortement l'une contre l'autre. Il en résulte qu'il n'y a aucun espace libre, par lequel puisse s'insinuer une hernie, et que non seulement la paroi postérieure, mais encore la paroi antérieure contribue à résister à la pression. L'aponévrose du grand oblique, en effet, fortement tendue devant le point faible, l'empêche de se laisser déprimer.

DIVISION ETIOLOGIQUE DES HERNIES

Si habituellement le canal inguinal renferme seulement son contenu normal, assez souvent, des causes diverses de faiblesse y laissent pénétrer un diverticule péritonéal, contenant un organe abdominal: *C'est une hernie.*

Beaucoup de causes, en effet, peuvent mettre le canal inguinal en état de moindre résistance :

1° *L'évolution du conduit vagino-péritonéal.* — Puisque, normalement, jusqu'au premier mois après la naissance, il existe un diverticule péritonéal traversant le canal inguinal, il est facile de comprendre que la persistance de ce conduit plus ou moins complet sera une cause de *hernie dite congénitale* quelle que soit son époque d'apparition, puisqu'elle sera toujours due à un trouble de développement.

De plus, le conduit péritonéo-vaginal étant oblitéré, il peut toujours rester un léger infundibulum péritonéal, qui est l'amorce d'une hernie acquise.

2° *La faiblesse musculaire de la paroi.* — Il existe des sujets chez lesquels aponévrose et muscles sont extrêmement faibles et grêles. Le tendon du grand oblique est mince et fragile, et les faisceaux du petit oblique et transverse sont pâles et dissociés, prenant une minime partie à la constitution de la paroi postérieure, qui est tout entière un point faible. La moindre pression peut produire une *hernie acquise* dite *de faiblesse.*

3° *Des efforts trop violents.* — Les contractions musculaires brusques et violentes peuvent enfin, chez un sujet à bonne

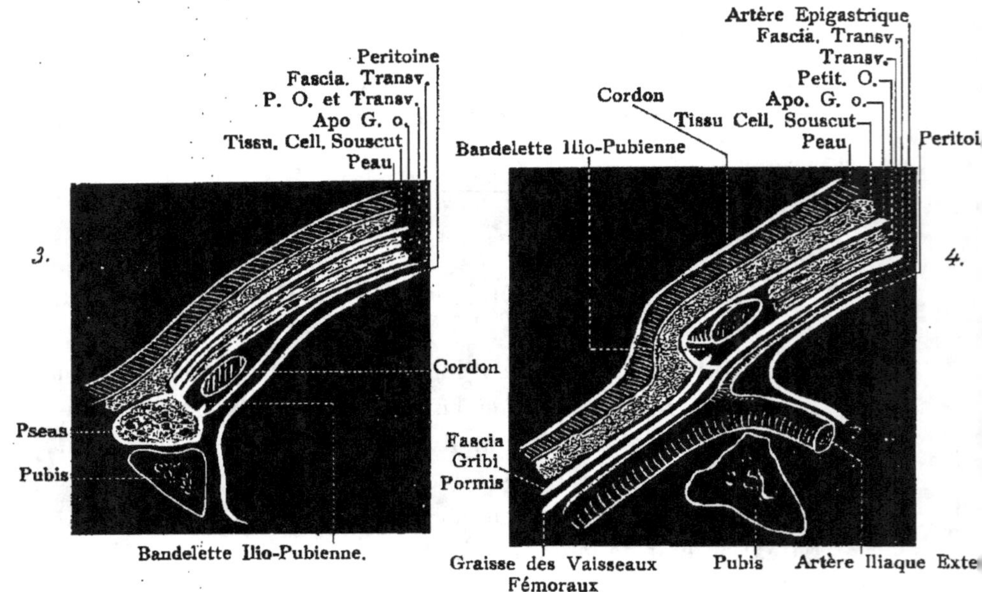

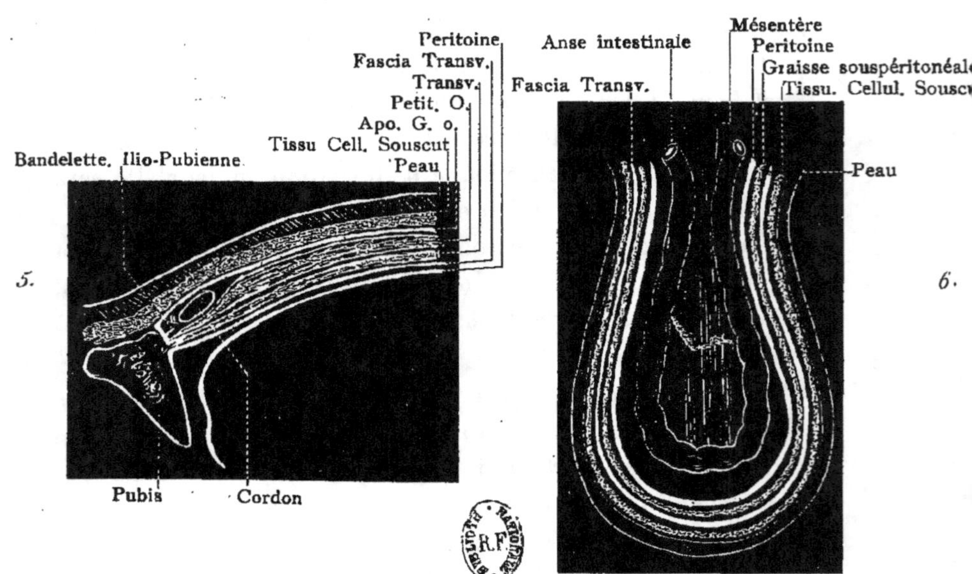

3. 4. 5. Coupes du canal inguinal.
6. Coupe du sac herniaire.

Paroi avec hernie.

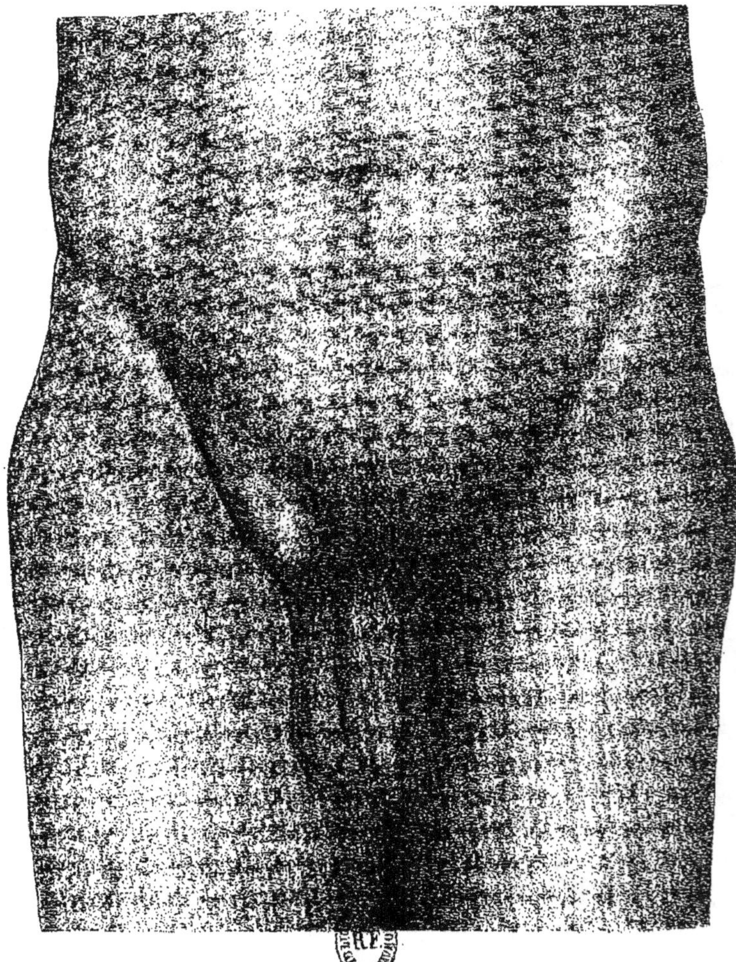

musculature, produire une hernie qui apparaît brusquement et s'appelle : *hernie de force.*

Inutile d'ajouter que ces deux dernières catégories de hernies peuvent se combiner, une hernie apparaissant très facilement chez un individu faiblement musclé, à la suite d'un effort.

DIVISION ANATOMIQUE ET ANATOMIE PATHOLOGIQUE DES HERNIES

Nous avons montré, à propos du péritoine, que celui-ci peut être divisé en trois fossettes : 1° Une externe ; 2° une moyenne ; 3° une interne.

Chacune de ces fossettes peut fournir un diverticule péritonéal qui ira faire hernie dans le canal inguinal. D'où, trois variétés de hernies :

1° Celles qui correspondent à la fossette externe, et qu'on appelle : *obliques externes*, parce qu'elles ont un trajet oblique de dehors en dedans ;

2° Celles qui correspondent à la fossette moyenne, ou *hernies directes*, parce qu'elles suivent une direction antéro-postérieure, et sortent directement par l'orifice inguinal superficiel ;

3° Celles de la fossette interne ou *obliques internes*, parce qu'elles se dirigent obliquement de dedans en dehors.

A. Hernies obliques externes
(Voir Planche XII et schéma 6).

Ce sont de beaucoup les plus nombreuses, et la proportion de Blaise, 4 sur 7, paraît bien faible, quand on a observé bon nombre de cures radicales. Elles doivent être étudiées en détail, au point de vue anatomo-pathologique ; il faut bien connaître les rapports du sac herniaire avec le cordon pour le trouver facilement et le lier.

Le diverticule péritonéal ou sac

Le sac herniaire peut avoir deux origines. Dans la hernie congénitale, il est constitué par le conduit vagino-péritonéal anormalement persistant. Ce conduit plus ou moins complet, communiquant ou non avec la vaginale, présente des rétrécissements, des kystes, etc., ce qui permet de distinguer de très nombreuses variétés de hernies, sur lesquelles nous ne voulons pas insister.

Dans la hernie acquise (et souvent la hernie est acquise, parce qu'il persistait une amorce de sac) le sac herniaire est fourni par le péritoine pariétal. Celui-ci, nous l'avons vu, est lâchement uni au fascia transversalis sur la partie inféro-interne de l'anneau inguinal profond, et on peut admettre que le sac se constitue par le glissement de ce péritoine lâchement uni à la paroi, situé tout entier en dedans de l'anneau profond. Quand on exerce des tractions sur lui, le péritoine en glissant attire tous les tissus qui lui sont accolés, et souvent la graisse prévésicale.

Le sac a la même constitution que le péritoine. La surface extérieure est blanchâtre et tranche sur les tissus voisins par son opacité; elle leur est plus ou moins adhérente. Quand le sac est ouvert, sa surface intérieure est lisse et brillante, comme celle de la cavité péritonéale; c'est un caractère infaillible pour le reconnaître.

Rapports du sac avec le cordon.

On dit que le sac est intra-funiculaire dans l'immense majorité des cas, et quelquefois extra-funiculaire. A notre avis la hernie oblique externe est toujours intra-funiculaire.

En effet: 1° Quand elle est congénitale, elle est par définition intrafuniculaire, puisque le canal vagino-péritonéal est situé à l'intérieur du cordon.

2° Le fascia transversalis poussé par les éléments du cordon se déprime pour former la fibreuse commune. Il en résulte un infundibulum, où se logent ces éléments. Il est facile de comprendre que la hernie acquise passera par cet infundibulum, et se trouvera contenue dans la fibreuse, puisque le sac, formé toujours aux dépens du péritoine situé en dedans de l'anneau profond, ne peut pas en dedans de l'infundibulum perforer le fascia transversalis, renforcé par le ligament de Hesselbach et l'épigastrique. Nous ne concluons donc pas comme la plupart des auteurs, que, puisqu'une hernie est enveloppée par le crémaster et la fibreuse commune, elle est congénitale.

Il est difficile de préciser les rapports du sac herniaire avec les éléments constitutifs du cordon ; le seul rapport important est le canal déférent. Celui-ci, comme nous l'avons vu, est logé à l'angle inféro-interne de l'anneau profond, et le sac se développe par conséquent, au dessus et en dehors de lui. Il faudra donc, dans la dissection du sac, chercher le canal déférent en dessous et en dedans.

Rapports du sac avec les parois du canal.

L'anneau profond est habituellement très agrandi, sa lèvre externe étant maintenue par les muscles petit oblique et transverse c'est la lèvre interne qui se distend, et le canal se dilate en dedans, jusqu'à l'épigastrique qui est elle-même repoussée.

La hernie oblique externe est donc toujours en dehors de l'épigastrique.

Les muscles de la paroi postérieure sont soulevés par le sac ou bien s'éparpillent quelquefois sur la face supérieure. Le tendon conjoint est quelquefois tassé contre le muscle droit. L'orifice superficiel est toujours très distendu et c'est le pilier externe qui cède à la pression. On voit qu'une hernie, qui a forcé la paroi abdominale, distend les orifices en deux sens opposés : l'orifice profond en dedans et en bas, l'orifice superficiel, en dehors et en haut, de sorte que, finalement, ces deux orifices se trouvent à peu près vis-à-vis l'un de l'autre.

Mais les deux orifices ne sont ainsi superposés que dans les grosses hernies.

La plupart du temps la longueur du canal inguinal est assez considérable, et même quand les deux orifices sont vis-à-vis ; la lèvre interne de l'orifice superficiel est située assez loin de la lèvre externe du profond. Il faut en tenir compte dans la cure radicale, et ne pas se contenter d'obturer l'orifice superficiel, sans refaire la paroi.

B. Hernie directe

Quand le diverticule péritonéal de la fossette inguinale moyenne repousse le fascia transversalis et fait hernie dans le canal, la variété est directe. Dans ce cas, le sac est toujours extra-funiculaire. On est en présence de deux sacs ; le plus superficiel fourni par le fascia transversalis repoussé qui adhère aux divers éléments de la paroi postérieure, le profond formé par le diverticule du péritoine et séparé du premier par les lamelles du fascia propria, véritable plan de clivage. La hernie directe est habituellement de petit volume et ne descend pas dans les bourses.

C. Hernie oblique interne

C'est une rareté dont nous ne parlerons pas.

TRAITEMENT OPÉRATOIRE DES HERNIES INGUINALES

Nous venons de montrer, dans le chapitre précédent, que, dans toute hernie, il faut considérer deux éléments :

1° *Un sac péritonéal*, congénital ou acquis, constituant la hernie proprement dite ;

2° *Une transformation du canal inguinal*, dont la paroi s'affaiblit de plus en plus, et ne résiste pas à l'accroissement du diverticule péritonéal.

Le traitement opératoire, par conséquent, doit atteindre ce double but :

1° *Supprimer la hernie en excisant le sac péritonéal*, temps habituellement peu compliqué ;

2° *Traiter les parois* de la région inguino-abdominale de façon à ce qu'elles résistent aux récidives.

Si, en effet, on laisse un point faible très étendu, un anneau inguinal élargi, la poussée abdominale s'exerçant contre une paroi trop peu résistante, reproduira facilement un nouveau diverticule péritonéal, d'autant plus que, dans cette région, le péritoine glisse et se distend avec facilité.

Les procédés de cure opératoire de la hernie inguinale sont innombrables ; aussi devons-nous procéder avec beaucoup de méthode, à leur classification. Voici celle que nous suivrons parce qu'elle nous semble la plus logique.

I. — DIVERS PRO-CÉDÉS DE TRAITEMENT DU SAC OU DE SON MOIGNON

Transposition ;
Suspension ;
Pelotonnement.

<table>
<tr><td rowspan="8">II. — PROCÉDÉS
QUI
RENFORCENT
LE
CANAL INGUINAL</td><td>1. Procédés qui, n'incisant pas l'aponévrose du grand oblique, laissent le canal inguinal intact ;</td></tr>
<tr><td>2. Procédés qui, incisant l'aponévrose du grand oblique, ne s'occupent que de la reconstitution de la paroi antérieure ;</td></tr>
<tr><td>3. Procédés de reconstitution d'un canal inguinal ;</td></tr>
<tr><td>4. Procédés qui suppriment le canal, laissant seulement un orifice pour le cordon ;</td></tr>
<tr><td>5. Procédés qui prennent dans le voisinage des éléments pour renforcer le canal.</td></tr>
<tr><td>6. Procédés qui prennent ces éléments à l'extérieur ;</td></tr>
<tr><td>7. Procédés qui détournent le cordon de son trajet normal pour le faire passer dans le voisinage ;</td></tr>
<tr><td>8. Procédés sans fils perdus.</td></tr>
</table>

I

DIVERS PROCÉDÉS DONT L'ESSENTIEL
EST LE TRAITEMENT DU SAC

Sauf quelques rares chirurgiens (Kendal Franks), qui dans les hernies récentes réduisent simplement le sac et son contenu, sans le lier, tout le monde admet que la libération et l'occlusion du sac herniaire après réduction de son contenu à ciel ouvert doivent être le premier temps de toute cure radicale.

Les moyens employés pour réaliser cette occlusion sont très variés, mais actuellement, où on attache une grande importance à la reconstitution de la paroi, la ligature du sac se fait toujours par un procédé simple, c'est pourquoi nous passerons rapidement, sur ce chapitre, dans lequel nous voulons exposer les procédés qui s'occupent surtout du traitement du sac.

Le sac trouvé ouvert et disséqué (1) est excisé après ligature. On traverse, avec une anse de fil, le collet du sac, en son milieu, de façon à pouvoir en serrer séparément les deux moitiés, qui, isolément, n'offrent pas un trop grand volume. On peut le faire au moyen du nœud de Banckok, de Lawson Tait, ou de la ligature entrecroisée.

Le nœud de Banckok (v. schéma 7) consiste à faire passer l'un des chefs de l'anse, dans la boucle de cette anse et à serrer les deux chefs ; on ferme ainsi la moitié du sac, et en les nouant l'autre moitié se trouve obstruée. On peut ensuite faire un nœud embrassant la totalité du sac.

Le nœud de Lawson Tait (v. schéma 8) s'exécute de la façon suivante : la boucle du fil est passée par dessus le moignon du sac, puis saisie entre les deux chefs de l'anse ; on produit ainsi deux anses secondaires qui prennent chacune une moitié du sac. Ce nœud n'est pas d'une exécution très commode, car habituellement le sac est saisi par une pince, et il faut une anse de fil très longue pour passer au-dessus du sac et de la pince.

Pour faire une *ligature entrecroisée* (v. schéma 9), il suffit de sectionner la boucle de l'anse qui traverse le sac ; on a ainsi deux fils qu'on entrecroise pour les rendre solidaires, et qui lient chacun une moitié du sac.

Quelquefois, quand le collet est trop grand pour être ainsi lié, on peut le suturer par un surjet de catgut ou de fil d'argent, comme on fait du péritoine dans toutes les laparotomies. L'opération, en effet, est une véritable laparotomie, et pourquoi, dès lors, ne pas faire subir au péritoine le traitement habituel ?

On peut aussi procéder comme Bloch de Copenhague : « Le sac péritonéal, tiré en bas, est suturé au niveau de son col par des sutures à la Lembert, qui prennent des parties assez larges du côté interne du péritoine (Serosa a Serosa). Alors le sac herniaire est séparé des parties extérieures par des frictions

____

(1) On ne se sert plus aujourd'hui du ballon de Felizet, qui, introduit vide dans le sac par un petit orifice, était ensuite distendu, étalant le sac et permettant ainsi de le libérer facilement.

avec un tampon stérile. Ainsi tout le sac est « cxviscéré », et on l'excise par une incision au-dessous de la partie suturée. »

Quel que soit le procédé d'obturation employé, on abandonne habituellement le moignon du sac ; le péritoine sur lequel on a tiré pour le disséquer revient sur lui-même et le fait disparaître ainsi du champ opératoire. Si on examine de dedans en dehors ce péritoine, on le voit former des plis variés au point où le sac a été lié, sans qu'on puisse trouver le moindre infundibulum, amorce d'une récidive (v. planche XIII).

Beaucoup de chirurgiens, toutefois, n'abandonnent pas ainsi le sac, et ils essayent, par une fixation spéciale du moignon ou du sac entier, d'éviter sa reproduction, et souvent de renforcer les points faibles du canal.

Les uns se bornent à placer le sac ailleurs que dans le canal inguinal sur l'aponévrose du grand oblique ou devant le péritoine ; d'autres le suspendent à la paroi abdominale, d'autres enfin essayent d'en faire un tampon au-devant des anneaux du trajet.

A. *Le déplacement du sac est utilisé par Kocher et Baxter.*

PROCÉDÉ DE KOCHER

Kocher emploie depuis 1892 une méthode de transposition du sac (Verlagerung) qu'il exécute de la façon suivante :

Incision cutanée habituelle, l'aponévrose du grand oblique n'est pas incisée, dissection soignée de l'orifice inguinal superficiel, recherche du sac. Quand le sac a été isolé, l'opérateur fait à la hauteur de l'orifice inguinal profond une petite incision de 2 centimètres, dans l'aponévrose du grand oblique, perpendiculaire à la direction de ses fibres (voir planche XIV). Par cet orifice, il est introduit une pince à mors longs, de haut en bas, dans le trajet inguinal (voir planche XV). Après avoir saisi le sac celle-ci est retirée, de sorte que l'opérateur peut le faire ressortir, par la petite incision faite à l'aponévrose du grand oblique (voir planche XVI). Là il est tordu et fixé au

SCHÉMA 10

Nous croyons bon de donner ici un schéma indiquant dans quel sens et
à quel endroit ont été faites les coupes qui représentent les différents plans
de sutures dans les divers procédés.

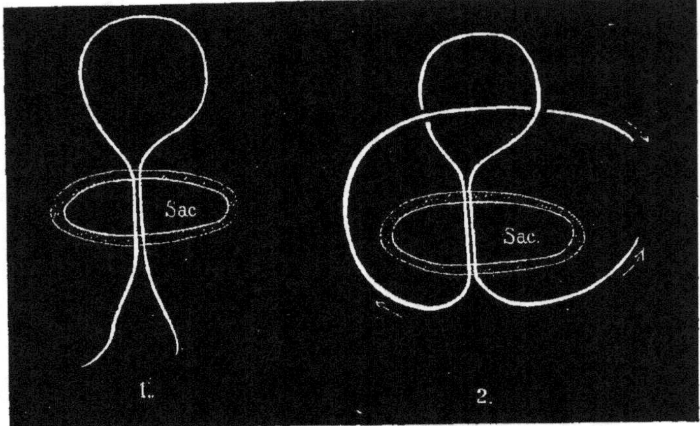

Nœud de Banckok.

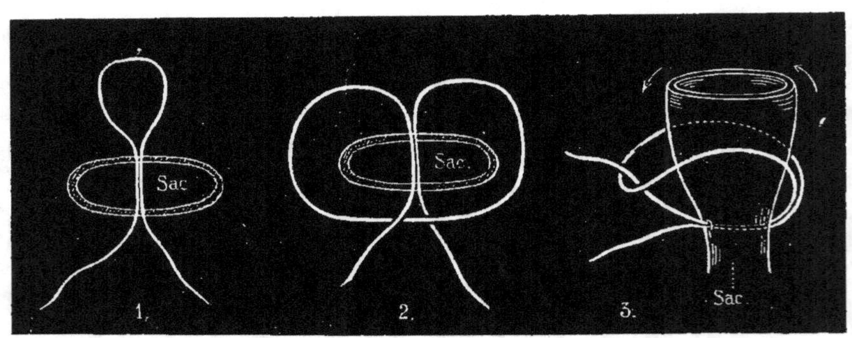

Nœud de Lawson-Teit.

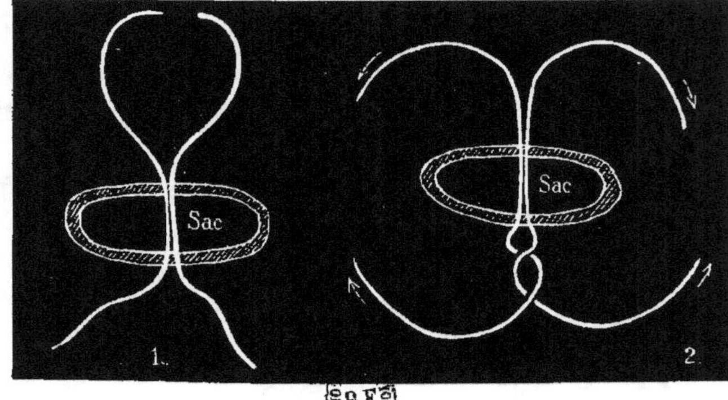

Ligature entrecroisée.

Péritoine vue postérieure après ligature du Sac herniaire.

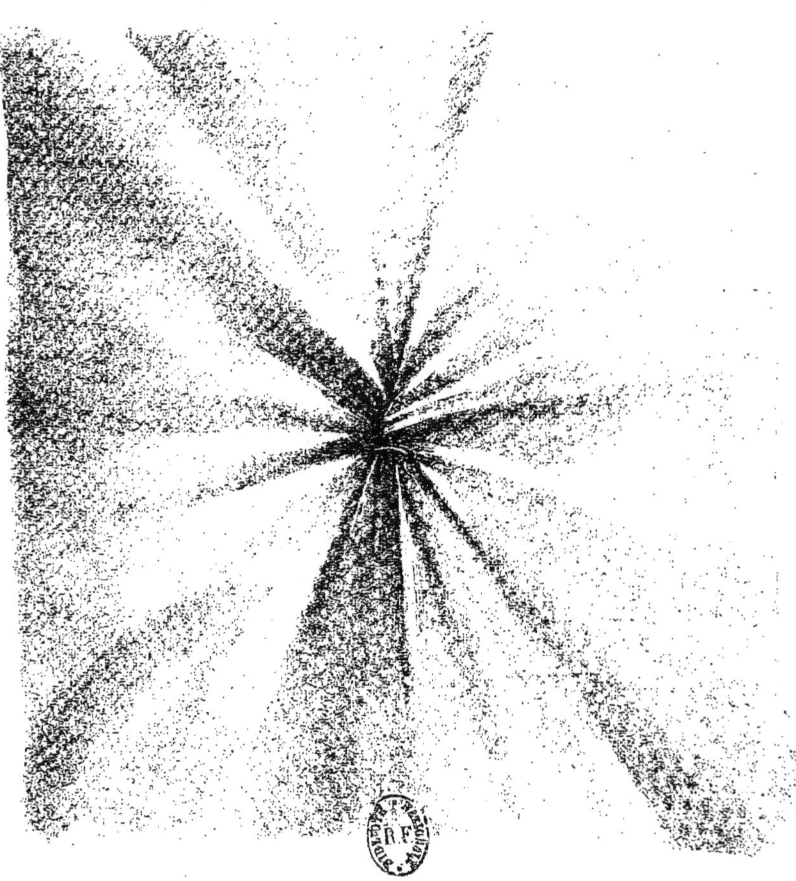

Procédé de Kocher.   1º,   Temps

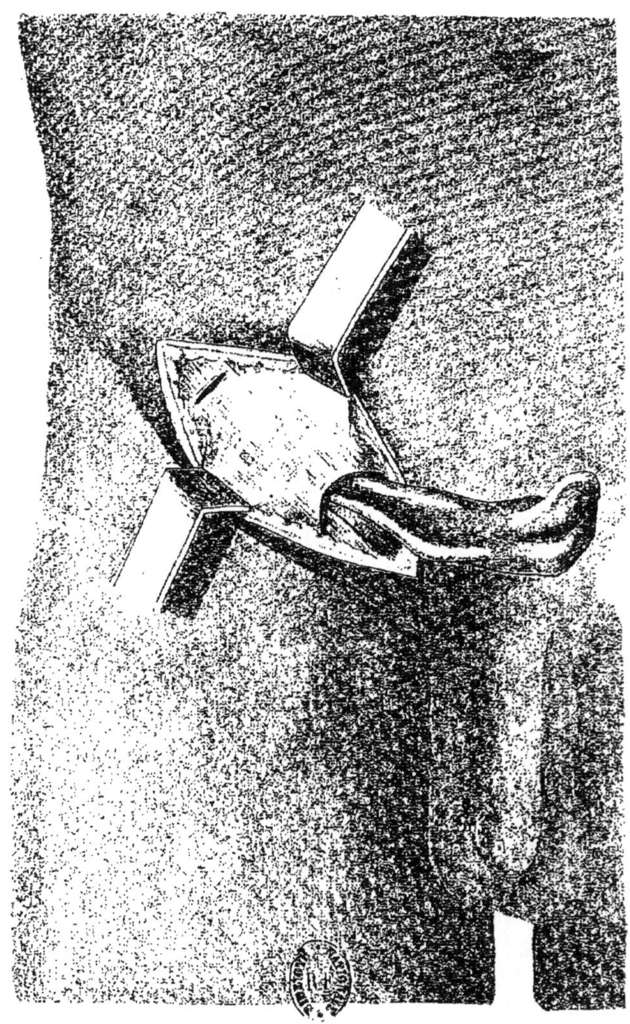

Procédé de Kocher.   2°, Temps

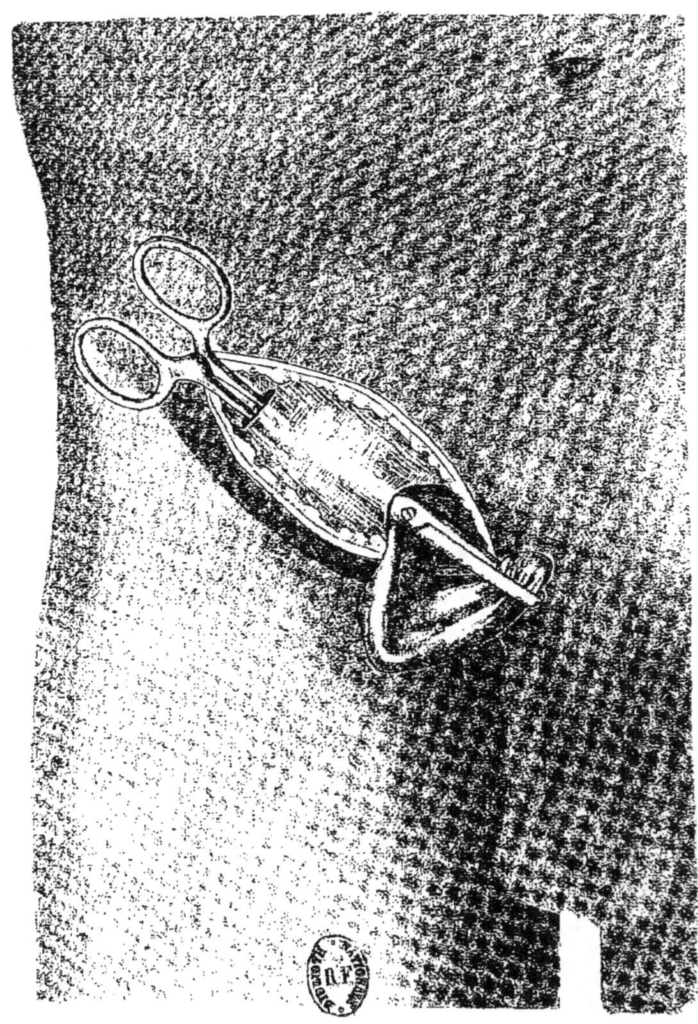

Procédé de Kocher.   3º, Temps

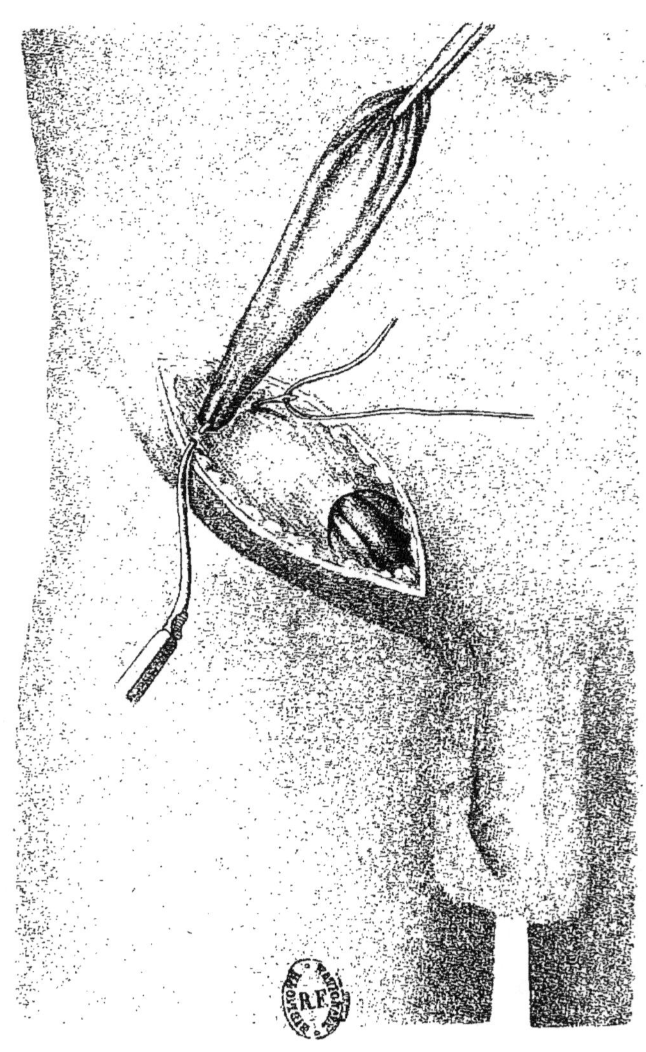

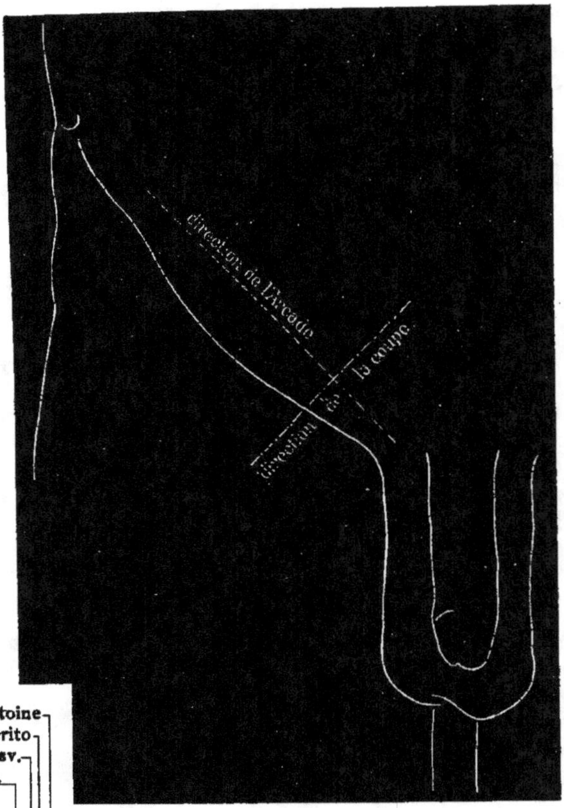

10.

Direction des coupes.

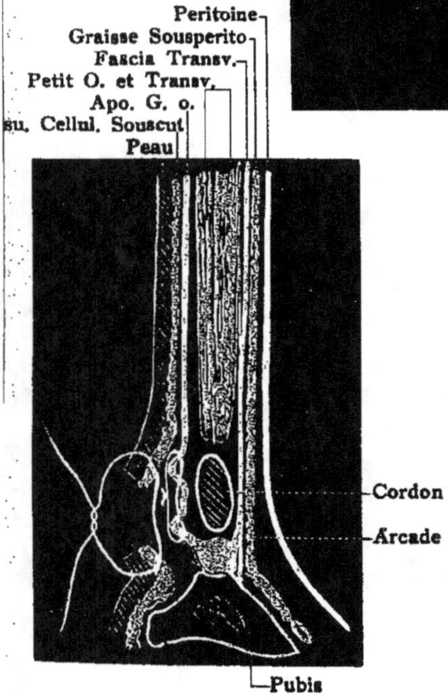

Procédé de Kocher.

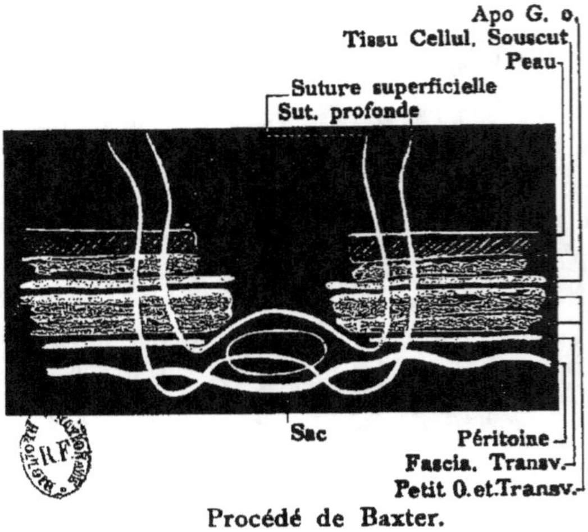

12

Procédé de Baxter.

Procédé de Kocher.   4º Temps

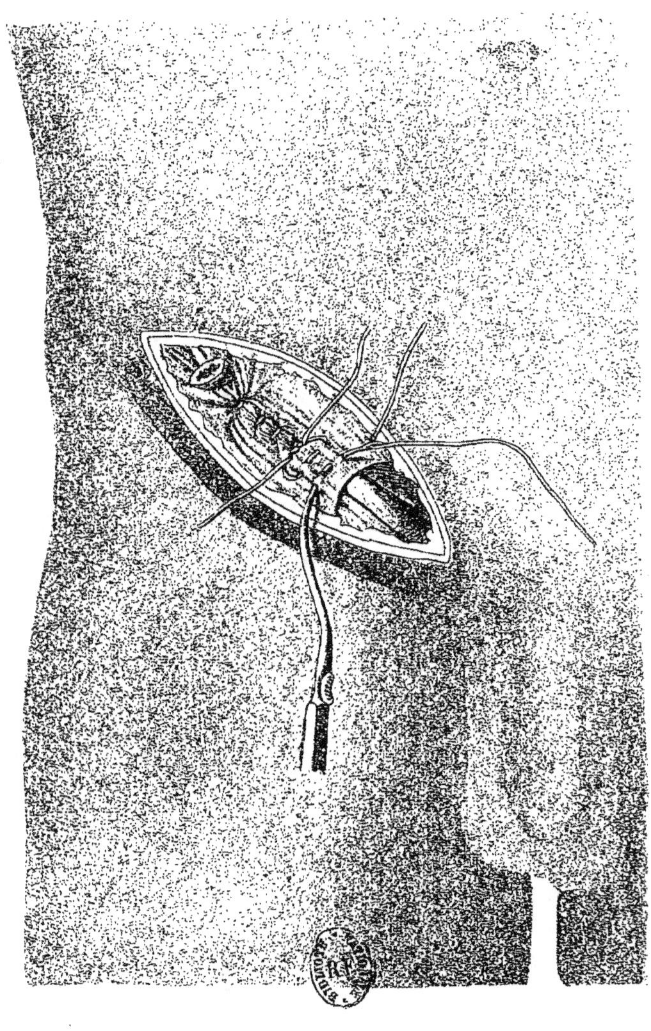

niveau de son collet par une suture qui ferme en même temps l'incision du grand oblique. Le sac non excisé est ensuite appliqué contre l'aponévrose du grand oblique, qui est froncée par de nouvelles sutures. Trois ou quatre fils perpendiculaires à la direction du canal prennent l'aponévrose et le sac et les accolent.

Ce procédé a beaucoup varié : une modification consiste à lier le pédicule du sac avec un fil comprenant toute l'épaisseur de la paroi abdominale et à exciser le sac au-dessous de la ligature. On continue toujours à froncer l'aponévrose du grand oblique (V. planche XVII).

Une transformation plus importante, a été récemment introduite par Kocher dans son procédé : à la transposition latérale il a ajouté ce qu'il appelle l'invagination du sac (Invagination Verlagerung). Il prolonge en profondeur la petite incision du grand oblique à travers toute la paroi abdominale, jusqu'au péritoine, qu'il traverse aussi. Par là, il fait passer une pince qu'il pousse (toujours à l'intérieur du péritoine) jusqu'à l'extrémité inférieure du sac. Retirant la pince, qui a saisi le sac par sa face séreuse il l'invagine, le retourne comme un doigt de gant qu'on mettrait à l'envers. Ce sac invaginé est fixé à la paroi inguinale toute entière au niveau de l'orifice profond, puis excisé.

On peut faire à ce procédé le même reproche qu'à tous ceux qui n'incisent pas l'aponévrose du grand oblique (nous y reviendrons) et, de plus, quand le sac est *conservé*, sa torsion et sa transposition pourraient peut-être provoquer des troubles de la nutrition, et du sphacèle. Quoi qu'il en soit, les soigneuses statistiques de Kocher ne donnent que 2,6 pour cent de récidives par l'ancien procédé (sur 153 cas opérés) et 1,2 pour le nouveau (83 cas opérés).

PROCÉDÉ DE BAXTER

Baxter engage le sac dans le tissu cellulaire sous-péritonéal. L'incision ordinaire de la peau et de l'aponévrose du grand oblique, prolongée un peu en haut, comme pour une hernio-laparotomie, permet de trouver et de disséquer facilement le sac. Celui-ci, après avoir été lié, est engagé entre le péritoine et la paroi abdominale au-dessus de l'anneau profond (V. planche XVIII).

Il faut alors, par deux plans de sutures : 1° Fixer le sac contre le péritoine ;

2° Suturer au-devant de lui la paroi abdominale.

Pour cela, des fils profonds traversent la paroi abdominale, prennent, un peu de péritoine, perforent le sac de part en part, et prennent en sens inverse du côté opposé, le péritoine et la paroi (Voir schéma 12). Les fils superficiels sont placés sur les plans de la paroi abdominale situés au devant du sac.

Avant de lier ces fils, on ferme l'anneau profond, en ayant soin de rejeter le cordon en dehors. Pour cela deux sutures courbes ou cruciales (quelquefois les deux modes sont nécessaires) sont passées au niveau de l'anneau profond. On les fait pénétrer et traverser l'épaisseur des tissus, de la même façon qu'on agit généralement dans le cas d'une déchirure du périnée ; on assure ainsi l'occlusion absolue de l'anneau profond. Il ne reste plus qu'à nouer les deux plans de sutures placées au delà de cet anneau en commençant par le plan profond qui applique le sac au péritoine (V. planche XVIII) et on termine en affrontant, au devant, tous les éléments de la paroi abdominale.

B) *Les procédés de Barker, O. Hora et Bennet,*
tendent tous à suspendre le sac à la paroi.

PROCÉDÉ DE BARKER

L'incision habituelle permet de rechercher, d'isoler et de lier le sac au niveau de l'orifice inguinal superficiel. Le sac est excisé un peu au-dessous de la ligature, mais on conserve les deux chefs du fil qui ont servi à le lier. On enfile un de ces fils à une aiguille de Cooper. On introduit l'index dans la partie su-

Procédé de Baxter.

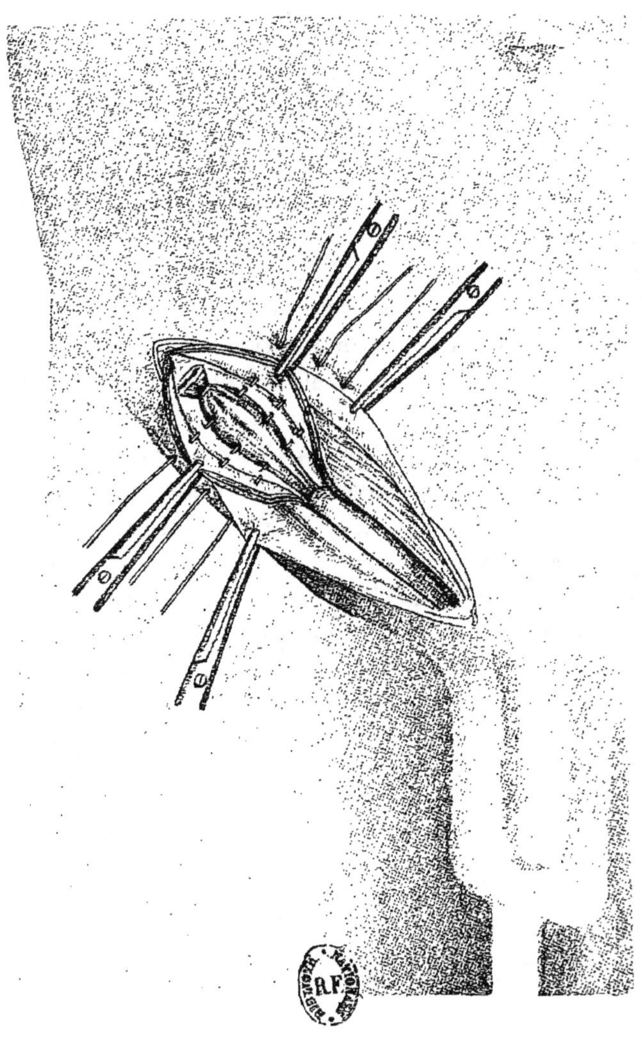

Procédé de Barker.

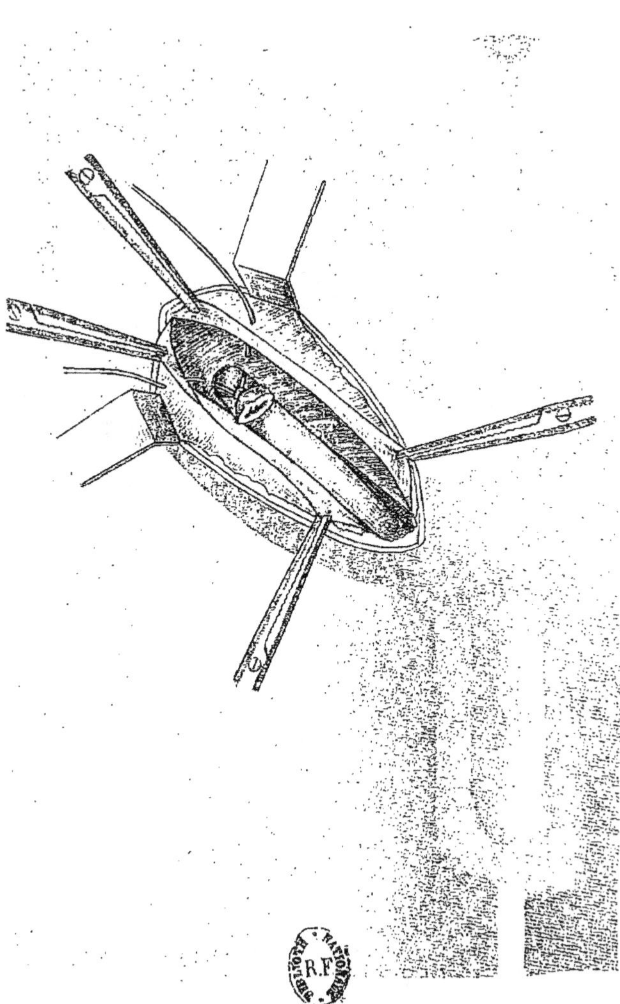

périeure du trajet inguinal, et sur celui-ci comme guide et pro·
tecteur on pousse de bas en haut l'aiguille chargée du fil et on
la fait cheminer entre le tissu cellulaire sous-péritonéal, et les
muscles, jusqu'à ce qu'elle arrive à l'anneau profond. Là, d'arrière en avant, elle traverse le bord externe de cet anneau, puis
le *grand oblique*, et vient sortir dans la plaie, entraînant
avec elle le fil. On fait subir la même manœuvre à l'autre chef
du fil, qui vient traverser le bord interne de l'anneau profond,
et le grand oblique (V. planche XIX). Quand on noue ces deux
chefs, on remonte jusqu'à l'anneau profond, le moignon du
sac, et, en rapprochant l'un de l'autre les deux bords de cet
anneau, on le ferme dans une certaine mesure. C'est là le
temps spécial du procédé de Barker, mais l'auteur le fait suivre
d'un accolement des deux parois du trajet, qu'il exécute ainsi :

On introduit, toujours sur le doigt protégeant le cordon,
dans le tissu cellulaire sous-péritonéal, une aiguille chargée
d'un fil. Cette aiguille fait traverser à un chef du fil, d'arrière
en avant, la paroi postérieure, puis la paroi antérieure du
canal inguinal ; elle fait décrire à l'autre chef le même trajet
dans un point symétrique. On place ainsi de 4 à 7 fils, en vérifiant, s'ils n'enserrent pas le cordon.

PROCÉDÉ DE O. HORA

O. Hora agit à peu près de même, seulement il se borne à
inciser la peau un peu au-dessus de l'anneau inguinal profond.
C'est par là qu'il fait passer les deux chefs du fil qui ont fermé
le sac. Ils sont montés successivement sur une aiguille, munie
d'une canule protectrice, qui chemine de bas en haut dans le
canal, et va sortir par l'incision cutanée. Les deux fils sont liés
et le sac est ainsi fixé.

PROCÉDÉ DE BENNET

Bennet ajoute l'invagination du sac au rebroussement de
Barker. Son procédé varie suivant que le sac contient à la fois

de l'épiploon et une anse intestinale, ou seulement un seul de ces organes.

1° Dans le cas où il y a intestin ou épiploon, seuls.

Après incision de la peau, le sac est soigneusement isolé au niveau de l'anneau superficiel. La partie du sac qui se prolonge vers le scrotum est excisée, quand elle existe, et la partie intra-inguinale est libérée délicatement, jusqu'à l'anneau profond, si possible. On introduit un doigt dans le sac, jusqu'au collet, pour repousser l'intestin dans la cavité abdominale, puis une aiguille, sans fil, perfore l'aponévrose du grand oblique, 1 ou 2 centimètres au-dessus et en dehors du sommet de l'anneau superficiel. Elle est poussée à travers l'aponévrose et le sac, jusqu'à ce que le doigt la touche, à l'intérieur de celui-ci. Le doigt la guide dans le sac et la fait ressortir un peu au-dessus de l'extrémité sectionnée. On la charge alors d'un fil dont elle ramène un des chefs, par un trajet inverse de celui qu'elle vient de parcourir. Avec l'aiguille, on répète la même manœuvre à 1 ou 2 centimètres en dedans, de façon à saisir le chef qui est resté libre et à lui faire suivre le même trajet que le premier. On a ainsi les deux chefs du fil ressortant dans l'aponévrose du grand oblique, un peu au-dessus de l'anneau superficiel, et l'anse à l'extrémité du sac (V. schéma 13). Celui-ci est alors fermé par un procédé quelconque. Il ne reste plus qu'à l'invaginer en le poussant avec les doigts et en tirant sur les fils ; on le noue, et le sac retourné est ainsi fixé contre le péritoine et la paroi abdominale (V. schéma 14). Des fils de soie unissent entre elles les parois du canal, des crins de florence suturent la peau.

2° Dans le cas où la hernie contient à la fois de l'intestin
et de l'épiploon.

Dans ce cas-là, quand les orifices sont larges, Bennett utilise

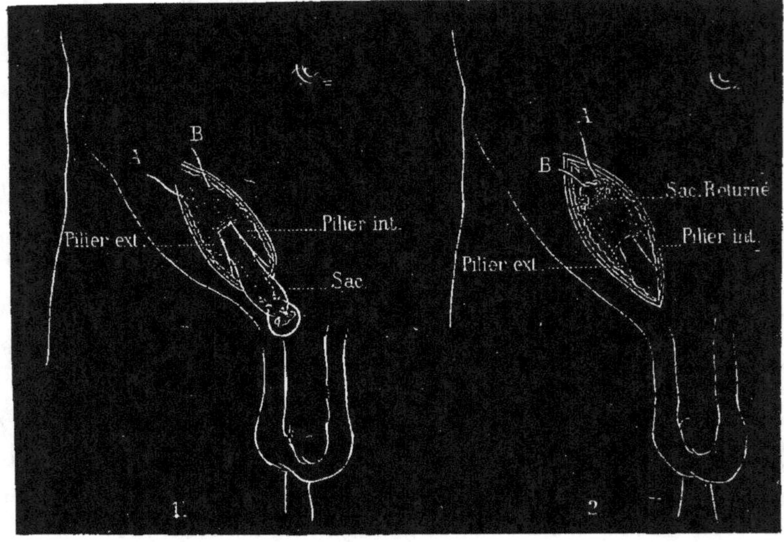

1. 2. Procédé de Bennet.

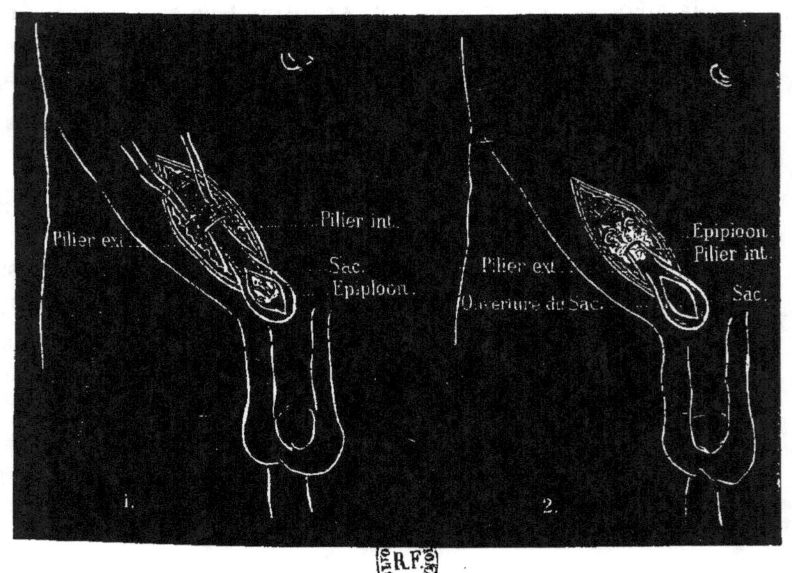

1. 2. Procédé de Bennet, hernie avec épiploon.

une partie de l'épiploon pour augmenter la barrière formée au niveau de l'anneau profond par le sac invaginé.

Pour cela on traverse les extrémités interne et externe de l'épiploon par une anse de fil (V. schéma 15). Selon le mode que nous venons de décrire plus haut, une aiguille est introduite dans le sac, et porte successivement les deux chefs de l'anse externe à travers les plans aponévrotiques du canal inguinal, un peu au-dessus de l'anneau superficiel. On fait de même pour les deux chefs de l'autre, puis on lie ces fils deux à deux de façon à fixer l'épiploon par ses deux extrémités au-dessus et en arrière de l'anneau profond (V. schéma 16).

Le sac peut être traité de façon variable. On peut l'invaginer de manière à ce qu'il repose entre le paquet d'épiploon et la surface péritonéale. Pour cela il faut que la suture du sac soit située en avant de celles de l'épiploon. On ne liera celles-ci qu'après avoir fixé le sac.

C) *Ball, Bryant, Read, Kingsote, Mac Ewen, Phelps,* *renforcent les anneaux avec le sac.*

PROCÉDÉ DE BALL

Voici comment Ball obture l'anneau superficiel : il incise la peau pour découvrir le sac, celui-ci est isolé, disséqué le plus loin possible, ouvert, pour qu'on soit sûr qu'il est vide. L'opérateur en saisit le collet avec une pince à longs mors, et faisant tourner cette pince selon son grand axe, il tord peu à peu le sac. A mesure que la torsion s'effectue, il faut avec l'index gauche compléter la libération du collet, et il faut continuer celle-ci, jusqu'à ce que le sac soit sur le point de se déchirer. Pendant qu'un aide maintient la pince pour l'empêcher de se détordre, l'opérateur place un catgut le plus haut possible sur le collet, le lie solidement et coupe court les chefs. Il ne reste plus qu'à fixer le sac à l'orifice superficiel : un fil de soie traverse la lèvre externe de l'incision cutanée, le pilier externe et l'orifice du sac, le pilier interne et la peau du côté interne.

7

On place un second fil suivant un trajet analogue. On serre les fils et on suture la peau.

La torsion du sac, a d'après Ball, l'avantage de déterminer une forte tension du péritoine et de faire disparaître ainsi l'infundibulum au voisinage de l'orifice herniaire, et même un sac du côté opposé.

PROCÉDÉ DE BRYANT

Bryant, après avoir libéré et lié le sac, se sert de celui-ci pour renforcer l'anneau inguinal superficiel et pour cela il l'entrelace avec les piliers.

Mais, fermer l'orifice superficiel ne suffit pas, puisqu'une récidive peut toujours se produire au niveau de l'anneau profond, aussi a-t-on multiplié les procédés pour renforcer celui-ci au moyen des fils ayant servi à lier le sac, ou au moyen du sac lui-même.

PROCÉDÉ DE KINGSCOTE

Kingscote cherche à obtenir au niveau de l'anneau inguinal profond une saillie lisse et unie, qu'il réalise de la manière suivante :

Il fait une incision cutanée haute, incise l'aponévrose du grand oblique, et se donne le plus de jour possible en prenant les bords de l'incision dans des écarteurs. Le sac est trouvé et disséqué jusqu'au delà de l'anneau profond. Deux fils de fort catgut disposés en croix traversent les bords de l'anneau profond et le collet du sac, le plus près possible du péritoine, ils ne seront serrés que plus tard (V. schéma 17). Il obture ensuite le collet par une suture linéaire au catgut fin, et cherche à pousser en dedans cette suture pour laisser au devant de l'anneau un péritoine lisse. Cet anneau est fermé par 3 forts catguts qui, cependant, laissent en bas une place pour le cordon (V. schéma 18). Le moment est alors venu de serrer par dessus cette suture les fils en diagonale qui

17.

18.

19.

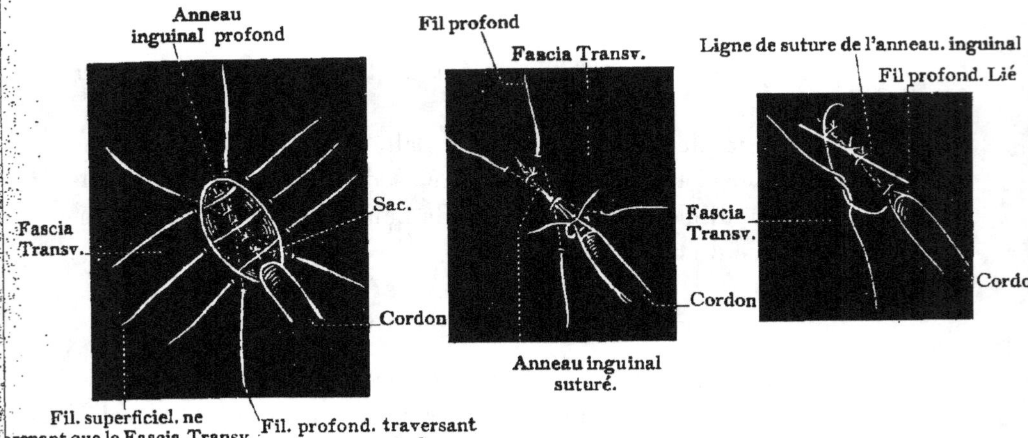

1. 2. 3. Procédé de Kingscote.

20.

21.

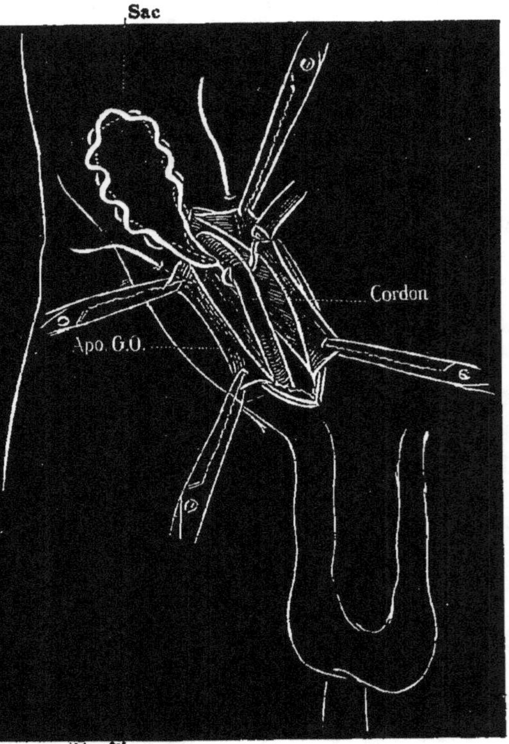

Procédé de Mac Ewen. Procédé de Bishop.

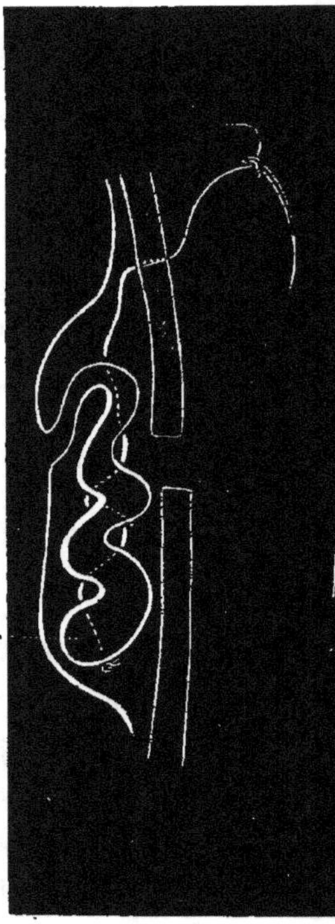

Procédé de Mac Ewen. 1º, Temps.

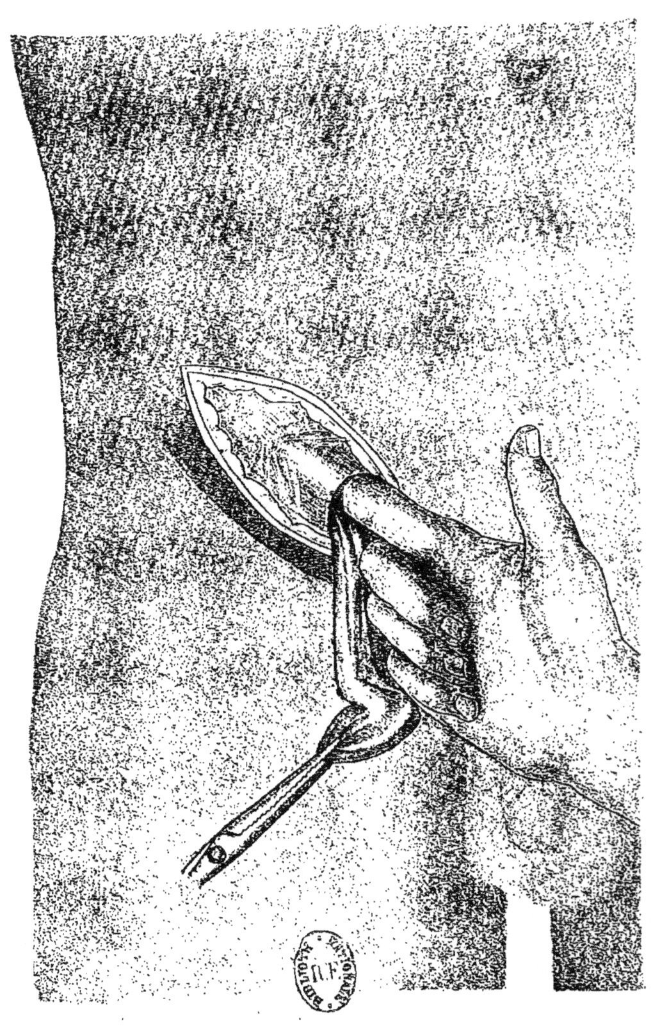

Procédé de Mac Ewen. 2º Temps.

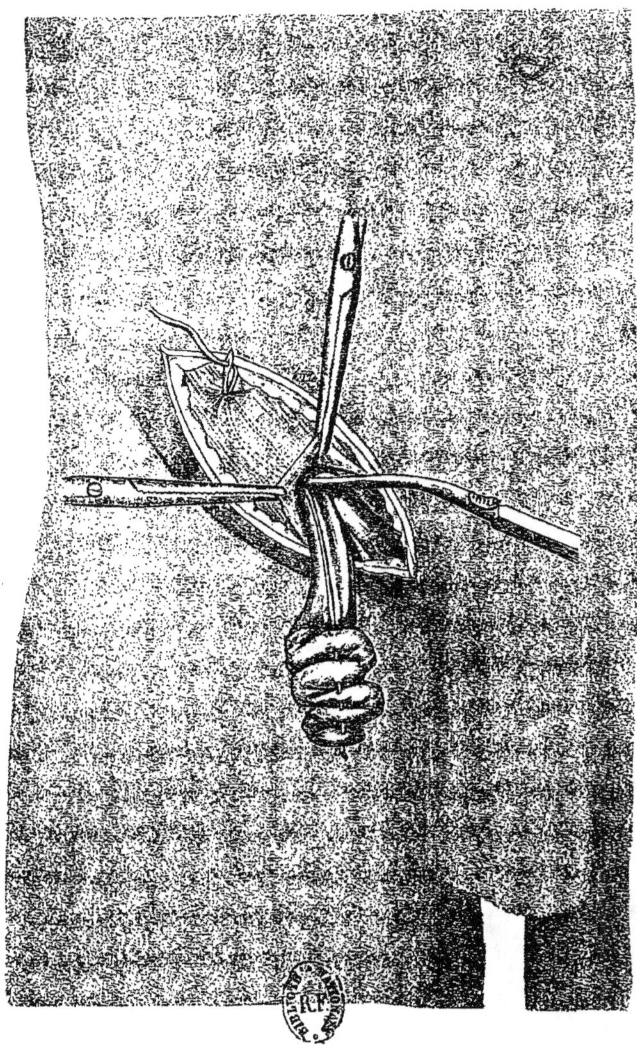

solidarisent le péritoine et l'anneau profond (V. schéma 19).

D'autres auteurs conservent le sac pour en faire un tampon plissé, au-devant de l'anneau profond. Nous décrirons les procédés de Mac-Ewen et de Bishop.

PROCÉDÉ DE MAC-EWEN

Mac-Ewen par l'incision habituelle découvre le sac au niveau de l'orifice inguinal superficiel, il le dissèque aussi haut et aussi bien que possible (V. planche XX). Il fixe alors un fil au fond du sac qu'il traverse plusieurs fois de part en part jusqu'au niveau de son collet (V. schéma 20). Une aiguille chargée de ce fil perfore d'arrière en avant la paroi abdominale antérieure à deux centimètres au-dessus de l'anneau profond (v. planche XXI). Le fil est maintenu tendu par un aide, tandis qu'on pratique la suture des parois du canal que nous allons décrire plus loin.

Celle-ci effectuée, on fixe le bout du fil en lui faisant traverser à plusieurs reprises les parois abdominales, ou en le nouant à un morceau d'os décalcifié.

Quelque temps après le bouchon formé par le sac pelotonné sera encore renforcé par des adhérences que celui-ci contractera avec les tissus voisins avivés pendant l'opération.

Quelquefois Mac-Ewen s'est borné à remonter le sac au-devant de l'anneau profond avec le fil qu'il avait seulement fixé au fond de celui-ci sans le traverser, plusieurs fois, de part en part.

D'autres fois, au lieu de faire passer le fil en dehors du sac, il l'a fait passer à l'intérieur de celui-ci au niveau du collet, puis d'arrière en avant à travers le péritoine et la paroi abdominale ; en tirant le sac s'invagine comme dans le procédé de Kocher (invagination).

Dans le cas de hernie congénitale, il sectionne le sac en travers : la partie inférieure servira de vaginale. Dans la partie supérieure par deux incisions longitudinales, il libère la ban-

delette du sac adhérente au cordon, pour n'avoir pas à la disséquer, il suture les deux lèvres des incisions, formant ainsi
un nouveau sac qu'il traite comme d'habitude.

A ce traitement du sac, Mac-Ewen ajoute une reconstitution de la paroi qui est déjà l'ébauche du Bassini. Il réunit en
effet le tendon conjoint à l'arcade crurale par un point en U,
quelquefois par deux. Pour cela, une aiguille enfilée d'un
catgut traverse le bord inférieur du tendon conjoint, la pointe
allant de dehors en dedans, puis on lui fait décrire un demi-
tour (manœuvre analogue à un tour de vis), de façon à ce que
sa pointe traverse le tendon conjoint aussi haut que possible,
et de dedans en dehors. On retire l'aiguille ayant ainsi placé
l'anse du fil. On fixe les deux chefs à l'arcade crurale en des
points symétriques et ils viennent ainsi sortir à la surface
externe de la paroi abdominale. Il ne reste plus qu'à tirer sur
eux et à les lier.

PROCÉDÉ DE BISHOP. — (V. schéma 21).

Bishop procède d'une autre manière pour former un tampon.
Il incise la peau, de l'anneau profond jusqu'à 2 centimètres
au-dessous de l'anneau superficiel, puis il ouvre l'aponévrose
du grand oblique. Il peut ainsi disséquer le sac jusqu'au niveau
de l'orifice profond, qu'il ne dépasse pas. Le sac est ouvert,
débarrassé de son contenu, et l'ouverture est soigneusement
suturée. Un long fil est passé de bas en haut dans la paroi du
sac, comme pour une suture en bourse (on peut en employer
plusieurs si le sac est trop volumineux); les extrémités de ce
fil, chargées sur des aiguilles, traversent d'arrière en avant
toute l'épaisseur des parois abdominales, et, pendant qu'on les
noue, le doigt invagine le sac dans la cavité abdominale. La
traction des fils produit un froncement dont les plis adhèrent
les uns aux autres. On obtient ainsi une sorte de calotte ondulée
dont la convexité regarde l'intérieur de la cavité abdominale,
et la concavité vers l'extérieur, formant, selon l'expression de
Bishop, « une clef de voûte, ou plutôt un cintre romain dont

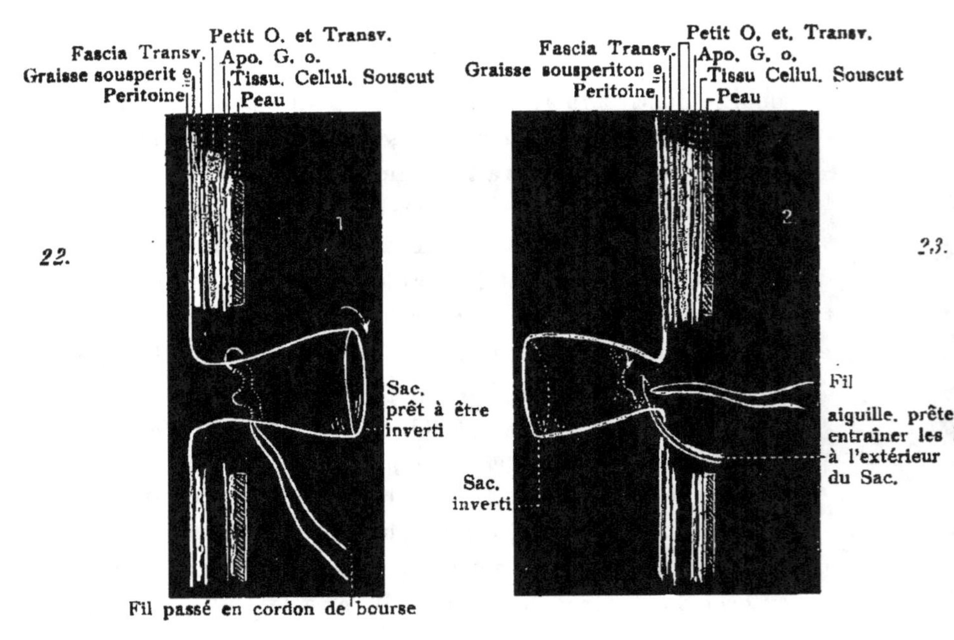

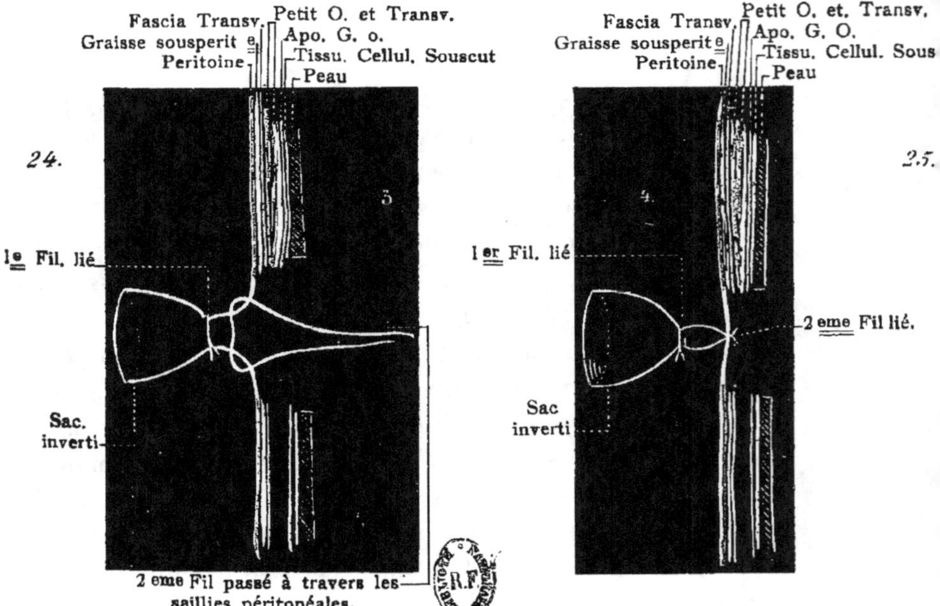

Procédé de Phelps, pour hernie moyenne.

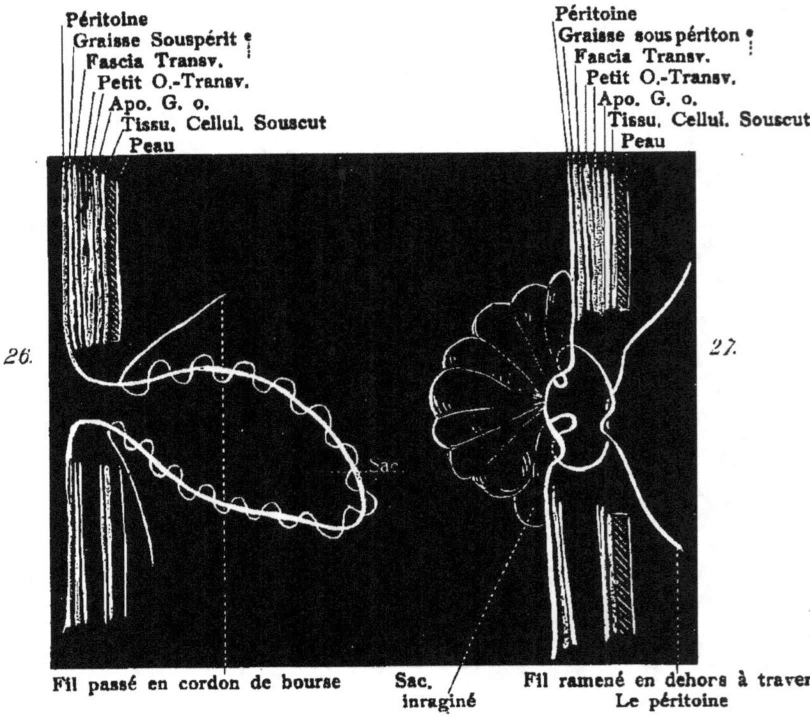

1. 2. Procéde de Phelps pour hernie moyenne.

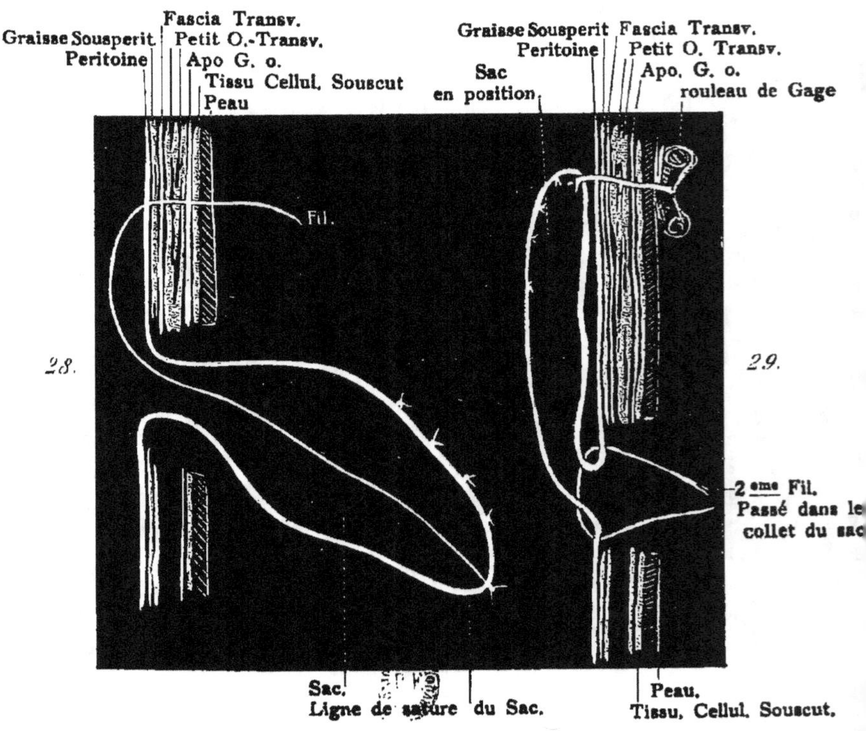

1. 2. Procédé de Phelps, pour hernie très volumineuse.

les replis s'affrontent mutuellement ». Les parois du canal sont ensuite suturées au catgut, de façon à faire chevaucher la partie supéro-interne et le pilier interne au-devant et en avant de la lèvre inféro-externe et du pilier externe.

PROCÉDÉ DE PHELPS

La peau et la paroi abdominale antérieure incisées, et le sac disséqué, il traite celui-ci de trois façons différentes selon son volume. L'essentiel dans sa méthode consiste à invaginer dans la cavité péritonéale le sac ou son moignon, et à les y cacher en affrontant au-devant de lui le péritoine pariétal.

Dans le cas de *hernie moyenne* (V. schéma 22) les 2/3 du sac sont réséqués. Il passe un fil en cordon de bourse sur le collet, et, sans le serrer, on retourne ce collet en l'invaginant dans l'abdomen. Le fil qui se trouvait à l'extérieur se trouve par conséquent à l'intérieur du collet. Les chefs en sont enfilés à des aiguilles et traversent la paroi du collet, puis le péritoine pariétal (V. schéma 23), on le serre et on le noue. De cette façon le moignon suturé se trouve faire saillie à l'intérieur de la cavité abdominale. Enfin, un fil, passant au-devant du moignon, prend les bords du péritoine pariétal au-dessus et au-dessous de lui, et les réunit quand il est serré (V. schémas 24 et 25).

Si la *hernie* est *volumineuse* et le sac épais, il emploie le procédé de Bishop. Le sac est ouvert, examiné et suturé. On passe ensuite sur sa paroi un fil en cordon de bourse qui l'invagine et le pelotonne (V. schémas 26 et 27). On affronte au-devant de lui le péritoine pariétal, comme plus haut.

Pour les *hernies très volumineuses*, Phelps se sert du même procédé d'invagination du sac que Mac Ewen, en affrontant toujours au-devant du sac le péritoine pariétal (V. schémas 28 et 29).

Phelps fait suivre le traitement du sac d'une originale reconstitution de la paroi que nous étudierons dans un autre chapitre.

Les procédés que nous venons de décrire, pour la plupart anglais ou américains, ne sont pas très employés en France. Dans notre enquête, à part les procédés de Kocher et de Barker, qui sont bien connus, à peine trouvons-nous cité une ou deux fois celui de Mac Ewen. Il est naturel, en effet, qu'on n'use pas de ces traitements compliqués du sac, qui sont difficiles, inutiles et dangereux pour sa vitalité. Après une dissection même très soignée, le sac n'apparaît souvent que comme une pellicule très mince se déchirant sous le doigt, difficilement isolable des tissus voisins. Comment placer ces fils en bourse, le plisser comme un rideau, le transformer en cintre romain?

D'ailleurs, pourquoi compliquer et allonger l'opération, puisqu'il suffit de disséquer très haut le sac jusqu'à la graisse sous-péritonéale, et de le réséquer après en avoir solidement lié le pédicule. Nous avons vu en traitant ainsi le sac, sur un cadavre, qu'après une ligature bien faite, le péritoine ne présentait à son niveau que quelques plis radiés sans aucun infundibulum (Voir planche XIII).

Ces procédés ne constituent donc pas, contre la récidive, une sauvegarde plus sûre qu'une ligature simple, quand on la fait suivre d'une reconstitution de la paroi postérieure.

Non seulement ces procédés sont inutiles, mais ils ne sont pas sans inconvénients. Comme le dit fort bien le Pr Jaboulay, tous ces procédés sont fort beaux, mais il nous semble que ces sacs qui sont liés, plissés, ridés, ne peuvent vivre que difficilement et, par suite, peuvent produire de l'infection. Il est prudent de laisser de côté dans la pratique habituelle ces techniques compliquées.

Nous ferons cependant une exception pour le procédé de Barker, qui est simple, facile, ne conserve pas le sac, et peut être ajouté à n'importe quel autre procédé de cure radicale. On doit à notre avis l'employer dans les cas où le sac herniaire, volumineux, adhérent aux tissus voisins, n'a pu être disséqué très haut, et où par conséquent on peut craindre la persistance d'un infundibulum péritonéal.

II

PROCÉDÉS QUI RENFORCENT LE CANAL INGUINAL

A. — PROCÉDÉS QUI RESPECTENT L'APONÉVROSE DU GRAND OBLIQUE

Un certain nombre de chirurgiens effectuent la cure radicale sans inciser l'aponévrose du grand oblique. D'après eux, toutes les manœuvres de libération du sac sont possibles au niveau de l'orifice inguinal superficiel :

1° Le sac peut être disséqué aussi loin et aussi bien que dans le canal ouvert ;

2° L'incision de l'aponévrose du grand oblique affaiblit une paroi déjà faible.

A l'appui de la première affirmation, ils prétendent que le péritoine est assez élastique pour qu'on puisse attirer le sac jusqu'à son collet et au delà, et le lier par l'anneau inguinal superficiel.

« Le tissu cellulaire sous-péritonéal permet au péritoine de glisser sous l'influence de la traction exercée sur le sac, et son élasticité parfaite le fait remonter à son niveau normal dès que la traction a cessé. Il n'est donc pas étonnant que le péritoine situé au niveau de l'orifice profond puisse être attiré à travers le trajet inguinal, de la longueur de ce trajet, qui n'est que de 3 centimètres environ, arriver à l'orifice superficiel où le chirurgien pourra poser sa ligature, et revenir à son point de départ, de par l'élasticité du tissu cellulaire sous-péritonéal. » (Pouchet, Thèse de Lyon.) Le même auteur a cherché à montrer cette élasticité par deux expériences sur le chien vivant : il incise au niveau de la région hypogastrique tous les plans de la paroi, y compris le péritoine, sur une étendue de 3 centimètres, puis après avoir lié le péritoine de façon à avoir un solide point de traction, il le décolle tout autour de l'incision et exerce sur lui une traction très forte, l'attirant au dehors de la plaie abdominale comme un véritable sac. On peut ainsi observer que, chez le chien vivant, le péritoine présente une grande résistance, qu'on peut le faire glisser facilement de haut en bas sur les plans de la paroi abdominale.

Une forte traction exercée pendant assez longtemps (4 minutes) sur ce nouveau sac, n'empêche pas le péritoine, lorsqu'elle cesse, de reprendre, grâce à son élasticité, sa situation primitive. Si au lieu d'abandonner ce nouveau sac artificiel, on le lie à son collet, et on le résèque, le moignon remonte brusquement dans la cavité abdominale, et on sent, avec le doigt, le péritoine fortement tendu, ce qui écarte la possibilité d'un infundibulum à ce niveau. La clinique, d'ailleurs, confirme ces affirmations expérimentales, puisque, sans inciser l'aponévrose du grand oblique, on voit toujours, quand le sac est bien isolé, les premiers pelotons de la graisse sous-péritonéale apparaître autour de lui, indice certain que le péritoine attiré était au delà de l'anneau profond.

Ces raisons ne nous paraissent pas absolument convaincantes. On doit trouver bien des cas dans lesquels le sac, à l'inverse du péritoine du chien, est mince et friable, et ne peut pas supporter une traction forte ni une dissection minutieuse. Bien souvent le sac herniaire, quoique constitué par le péritoine, n'offre pas la même résistance et la même épaisseur que celui-ci. Dans les hernies anciennes longtemps comprimées par des bandages, le sac par sa face externe adhère aux tissus voisins et ne peut en être séparé que difficilement et quelquefois artificiellement par une dissection à ciel ouvert. Quelquefois l'épiploon adhère très profondément à la face interne du sac, et il faut le décoller de celle-ci jusque dans la cavité abdominale ; manœuvre impossible à travers l'anneau inguinal superficiel. Enfin, contrairement à l'opinion de Pouchet, la longueur du trajet inguinal chez l'adulte dépasse de beaucoup 3 entimètres, nos projections le prouvent bien clairement.

Quoi qu'il en soit, il est incontestablement plus facile de disséquer le sac quand on a incisé l'aponévrose puisqu'on arrive d'emblée sur l'anneau profond ; il suffit alors de tractions même minimes pour isoler complètement le sac, et on ne peut être arrêté ni par les adhérences, ni par la friabilité de celui-ci. Pourquoi donc ne pas utiliser l'incision du grand oblique si elle ne présente pas d'inconvénients ?

C'est qu'en effet, la seconde affirmation des chirurgiens nous paraît encore plus contestable que la première. « En incisant l'aponévrose du grand oblique, disent-ils (Pouchet), on affaiblit une paroi déjà faible par elle-même, quoique suturée par adossement de surface, on n'obtient jamais une résistance aussi forte qu'avant l'incision. La coalescence des deux surfaces est souvent imparfaite de par la nature même du tissu fibreux qui constitue la paroi à ce niveau, surtout lorsqu'on opère sur un sujet adulte. »

L'observation clinique de chaque jour permet de soutenir le contraire, puisque des hernieux, opérés d'après le procédé de Lucas-Championnière (qui sectionne et suture l'aponévrose du grand oblique) présentent une paroi très solide.

Delbet à l'autopsie d'un sujet ayant subi depuis longtemps l'opération de la cure radicale d'après le procédé de Championnière, a trouvé les deux piliers réunis l'un à l'autre par un tissu fibreux solide, d'apparence cicatricielle, comprenant toute l'étendue de la suture.

D'ailleurs les auteurs qui trouvent une suture avec accolement de surface insuffisante, essayent presque tous de froncer ou de rétrécir l'aponévrose du grand oblique (Kocher, Le Dentu, Estor). Cette manœuvre ne nous semble pas tout à fait logique ; voici pourquoi : pour froncer l'aponévrose, on peut employer des fils métalliques ou des fils résorbables ; un fil métallique restant à demeure maintiendra aussi bien une aponévrose incisée qu'intacte, et quant au catgut s'il se résorbe avant que les surfaces adossées ne soient réunies, il laissera aussi bien déplisser une aponévrose non incisée qu'une aponévrose incisée.

Froncer l'aponévrose, c'est donc bien admettre que ses fibres maintenues accolées par des fils s'unissent les unes aux autres par un fort tissu de cicatrice et que ce tissu est plus résistant que l'aponévrose normale.

Le Dentu dit « qu'il vaut mieux procéder par rapprochement, par coaptation que par suture d'un côté à l'autre d'une section. Je m'explique : il est plus aisé d'obtenir l'adhérence de larges plans que de bords étroits. Je crains moins l'étalement graduel des surfaces opposées que l'éraillement d'une cicatrice intermédiaire aux deux lèvres d'une aponévrose incisée. » Sans doute, mais qui aujourd'hui suture seulement les deux bords de l'incision de l'aponévrose du grand oblique? On cherche toujours à obtenir un accolement de surface et les procédés pour le réaliser sont multiples comme nous le montrerons. L'incision n'est donc pas un obstacle à l'intégrité physiologique et même au renforcement de l'aponévrose du grand oblique. Le Dentu lui-même, dans les cas où des adhérences le forcent à inciser l'aponévrose, n'a aucune difficulté pour réunir ses lèvres par le même fil en U, dont il se sert lorsque le canal est intact. Pourquoi aurait il une cicatrice moins solide dans le second cas que dans le premier?

Après avoir répondu aux arguments de ceux qui laissent le canal intact, nous devons à notre tour leur formuler quelques objections.

Beaucoup de sujets porteurs de pointes de hernie souffrent et demandent à être opérés ; si l'on respecte l'aponévrose du grand oblique, il est impossible de trouver le sac contenu tout entier dans le canal inguinal.

D'autres se font opérer pour de petites hernies dont le sac se montre à travers l'orifice superficiel quand ils sont debout, mais rentre dans le trajet et devient inaccessible quand ils sont couchés et en résolution musculaire par anesthésie. Comment alors le trouver, le disséquer, l'ouvrir et l'exciser ? En définitive la cure radicale par l'anneau superficiel semblerait surtout commode chez les sujets à grosses hernies scrotales et à orifice dilaté, mais, dans ce cas, la paroi postérieure elle aussi est effondrée et doit être reconstituée, ce qui ne peut être bien fait qu'en incisant l'aponévrose du grand oblique.

La méthode de cure radicale à canal intact comprend de nombreux procédés que nous diviserons ainsi :

1° Procédés qui se bornent, après avoir excisé le sac, à suturer les piliers ;

2° Procédés qui plissent l'aponévrose du grand oblique ;

3° Procédés qui découvrent le sac à l'aide d'une boutonnière faite à l'aponévrose du grand oblique ;

4° Procédés qui, tout en laissant le canal intact, essayent de reconstituer la paroi postérieure.

1° PROCÉDÉS QUI SE BORNENT, APRÈS AVOIR EXCISÉ LE SAC,
A SUTURER LES PILIERS

Felizet, à l'exemple de Ball, effectue la suture simple
des piliers du canal. Après avoir disséqué le sac, au moyen
d'un ballon en caoutchouc dont nous avons déjà parlé, cet
auteur l'excise ; ensuite il place un fil horizontal qui traverse
le pilier interne puis le pilier externe ; en le liant, il réunit
l'un à l'autre les deux piliers. Trois ou quatre fils sont placés
de la même façon, en ayant soin de conserver un passage
suffisant pour le cordon.

Küster réunit aussi les piliers par des fils profonds de soie ou
d'argent. Au-dessus d'eux, il affronte par une suture continue
au catgut les parties molles superficielles, de façon à ne pas
laisser d'espace vide.

Quelques chirurgiens emploient actuellement un procédé
analogue, surtout chez l'enfant. *Martin* (de Genève) pratique
la suture des piliers après excision du sac. *Croisier* (de Blois)
effectue « la suture simple des deux piliers superficiels, quand
la hernie est très faible et que le malade paraît assez fortement
musclé » (1). *Rémy* préfère les fils métalliques au catgut qu'emploient les auteurs précédents. « A l'aide d'une aiguille très
courbe, dit-il, je charge le pilier interne, le muscle grand droit,
le bord de l'arcade, et le pilier opposé et je les rapproche avec
une ou deux anses de fil de fer n° 8. Je cache le tortillon qui
ferme l'anse dans les chairs en le recourbant, et le laisse à demeure ; quelquefois le fil est mal supporté parce qu'il blesse,
et dans ce cas il a fallu l'enlever et j'ai vu des récidives (2). »

Toutes les techniques précédentes sont faciles, simples et
rapides. Elles sont employées presque exclusivement chez

(1 2) Voir Referendum.

l'enfant et les sujets très bien musclés. Cela se comprend, car à notre avis elles ne répondent pas parfaitement aux deux indications de la cure radicale : 1° Extirper complètement le sac (manœuvre difficile, nous l'avons montré, quand on laisse intacte l'aponévrose du grand oblique). 2° Renforcer le canal inguinal. Malgré la suture des piliers, un nouveau sac péritonéal pourra toujours traverser la paroi postérieure si elle est faible, ou même la paroi antérieure, à travers une éraillure de l'aponévrose du grand oblique. Cependant, pour les enfants chez lesquels la tendance à la récidive ne semble pas très grande, une fois le canal vagino-péritonéal extirpé, cette technique abrégée peut donner de bons résultats.

PROCÉDÉ DE GRATSCHOFF.

Gratschoff procède aussi à la suture des piliers, d'une façon spéciale. Il a expliqué les raisons de sa conduite dans la *Revue de Chirurgie* d'octobre 1905.

Pour lui, les hernies peuvent se faire à travers la paroi abdominale par deux sortes de canaux : des canaux perpendiculaires et des canaux obliques. Quand le canal est perpendiculaire, la pression pousse directement hors de la cavité abdominale, l'organe le plus proche de la paroi. Dans un canal oblique au contraire « la pression abdominale presse les parois de ce canal l'une contre l'autre, et le ferme plus fortement. Il ne se produit pas de hernie si la paroi externe ne cède pas. Si la paroi postérieure résiste, et qu'au contraire l'externe se laisse forcer, il se produit aussi une hernie, tandis que si les deux parois cèdent en même temps, tout en gardant un contact intime, la hernie ne se produira pas. Aussi, faut-il s'attacher surtout à avoir une solide paroi antérieure. »

Pour mettre en pratique ces théories, voici comment procède Gratschoff, se servant dans sa technique d'un instrument spécial.

« Cet instrument est un arc en fil d'acier long de 13 centimètres environ. Aux deux bouts, il y a deux boules percées d'un trou.

Deux petits crochets sont soudés au côté convexe de l'arc pour y attacher le fil de soie. »

L'opération se fait de la manière suivante :

« Le long de la partie intérieure du ligament de Fallope, on fait une incision d'environ 6 centimètres.... On met à nu le ligament de Fallope, ainsi que l'orifice inférieur du canal inguinal. S'il y a quelque organe dans le sac, on le repousse. Puis on saisit les 2 piliers qui entourent l'orifice chacun avec une pince, tandis qu'un fil de soie fort, muni d'une aiguille courbe, a été attaché au bout de l'arc qu'il faut maintenant mettre en place. On passe d'abord l'aiguille à travers la peau à une distance d'un ou de deux centimètres de l'angle interne de la plaie, ensuite dans le pilier interne et puis le pilier externe, de nouveau par le pilier interne, et ainsi de suite jusqu'à ce qu'on ait fait assez de points. L'aiguille sort par la peau à 1 centimètre de l'angle externe de la plaie. Il ne reste plus qu'à tendre et à attacher le fil à l'autre bout de l'arc, et à fermer la plaie. Au bout de huit jours, on ôte l'arc et les sutures. »

Nous nous réservons de discuter les théories de Gratschoff sur la dynamique du canal inguinal, à propos de l'opération de Bassini. Pour le moment, il nous suffit d'établir que l'orifice profond restant béant, et la paroi postérieure faible, la voie à la récidive est toujours ouverte. La preuve est que sur 44 opérés, dont 12 ont été perdus de vue, les 32 restants ont présenté 10 récidives ! Il est vrai que d'après Gratschoff « les récidives ne sont pas d'une grande importance, même si elles étaient fréquentes, » puisqu'on peut toujours refaire l'opération, en employant un autre procédé (!). De plus, l'arc d'acier ne nous paraît pas absolument nécessaire pour suturer les piliers.

Poullet (de Lyon) emploie même chez les personnes très âgées un procédé qui se rapproche un peu des précédents et qui a pour résultat de fixer le sac à la paroi abdominale et d'obturer l'orifice superficiel par des fils métalliques entrecroisés. Voici comment il opère :

D'un seul coup de bistouri, il incise par transfixion un pli de la peau au niveau de l'orifice herniaire. Les lèvres de cette incision, qui mesurent de 4 à 6 cent., sont maintenues par un écarteur spécial à vis. Le sac est isolé avec les doigts, ouvert, et débarrassé de son contenu. Une pince longuette placée sur le collet empêche les anses intestinales de sortir de nouveau. Poullet passe alors une aiguille tubulaire 5 ou 6 fois à travers le collet du sac ; il introduit dans cette aiguille un fil dont l'anse serrée laisse au dehors les éléments du cordon. Au delà du fil, on ouvre le sac, ou même on le sectionne complètement pour vérifier que la cavité péritonéale est close, et que les organes auparavant herniés ne peuvent ressortir. Il s'agit maintenant de fixer le sac à la paroi abdominale. « L'index gauche est profondément introduit dans le trajet herniaire, et l'aiguille est glissée entre ce doigt et la paroi abdominale qu'elle va perforer de dedans en dehors, implantant ainsi les deux chefs du fil à deux centimètres de distance l'un de l'autre. Ils viennent ressortir sur l'aponévrose du grand oblique à 1 cent. 5 du bord supérieur de l'anneau externe, et quand ils sont tirés, appliquent le sac contre la paroi abdominale au-dessus du trajet herniaire. » On se sert ensuite des deux mêmes chefs pour obturer ce trajet. Le doigt reste dans le canal et conduit l'aiguille qui passe successivement chaque chef du fil à travers les deux piliers de dedans en dehors. « Ils s'entrecroisent donc au travers de l'orifice, en faisant une sorte de toile métallique implantée dans les lèvres fibro-musculaires du trajet à obturer. Chaque lèvre est traversée 3 ou 4 fois, de sorte que les derniers points sont placés dans le tissu fibro-périostique près de l'épine du pubis. On ne serre les fils à fond que lorsque toutes les sutures sont terminées, pour que jusqu'à la dernière le doigt puisse rester dans le canal et guider l'aiguille. Il ne faut pas trop les tendre cependant, ni chercher à réunir les deux piliers, « je répète qu'on ne cherche pas à faire adhérer les tissus, ils se rapprochent sans arriver au contact, c'est le fil métallique lui-même qui fait la barrière utile ». Comme d'habitude, on tord les fils ensemble pour les lier, et on écrase un plomb perforé sur l'extrémité libre, pour qu'elle ne pique pas les tissus.

M. Poullet opère seul, et se sert de fils d'acier de 0,3 de millim.

Les suites de cette opération sont extrêmement bénignes. Le malade n'est pas obligé de garder le lit « on peut le laisser sur un fauteuil dès le premier jour, ce qui est précieux chez les cardiaques et les vieillards ; ceux des opérés qui le désirent sont reconduits chez eux le jour même de l'opération ».

Cette opération si facile et si bénigne ne peut guère être considérée comme une cure tout à fait radicale. Le traitement n'intéresse en rien la cavité péritonéale « que je n'ouvre pas, dit Poullet ; il est inutile de faire l'ablation du sac herniaire. La suture métallique est une sorte de bandage sous-cutané et définitif ».

Ce traitement peut être indiqué chez les vieillards porteurs de hernies volumineuses et irréductibles. Mais, puisque le sac n'est pas entièrement excisé, il est possible que les viscères ne tardent pas à le remplir de nouveau, à le distendre et à faire hernie un peu au-dessus du point protégé par le fil d'acier, ou bien entre les deux parois du canal. En tout cas il ne faut, comme Poullet, opérer les vieillards de 80 ans que sur leur demande expresse.

2° PROCÉDÉS DE PLISSEMENT DE L'APONÉVROSE
DU GRAND OBLIQUE

Après la suture des piliers, il était logique de penser à froncer l'aponévrose du grand oblique pour la rendre plus résistante. L'occlusion de l'anneau superficiel ne suffit pas toujours, car si l'aponévrose du grand oblique est toujours faible, une hernie pourra se produire par une éraillure des fibres de l'aponévrose, et surtout, la paroi antérieure s'appliquant moins fortement contre la paroi postérieure, une récidive interstitielle sera toujours possible.

Parmi les procédés qui consistent uniquement à froncer l'aponévrose du grand oblique, nous étudierons ceux de Le Dentu, Delorme, Cahier, et le procédé esthétique de Morestin.

PROCÉDÉ DE LE DENTU

Le procédé que Le Dentu mettait en pratique déjà en 1888 « représente la première forme de la méthode de plissement des tissus, la seconde ayant été le plissement de la capsule articulaire de l'épaule, et la troisième celui de la capsule du genou ». Le procédé a été beaucoup modifié avec le temps. Le voici tel que Le Dentu l'emploie pour les hernies petites, moyennes ou déjà volumineuses dans lesquelles l'épiploon et l'intestin adhèrent peu au collet du sac.

L'opération peut être divisée en *quatre temps* :

1° Dans le premier temps on incise comme d'habitude les parties molles jusqu'au grand oblique. La section va de la naissance des bourses jusqu'à 7 ou 8 cent. au-dessus de l'anneau inguinal superficiel. Elle mesure de 10 à 14 cent. selon les cas.

2° Le deuxième temps consiste dans l'isolement du sac. On

sépare celui-ci des éléments du cordon, au moyen d'une compresse sèche : la main gauche ou des pinces tendant le fond du sac, l'index droit exerce des pressions sur les adhérences et sépare le sac du tissu cellulaire environnant. On est quelquefois obligé de se servir de pinces et de ciseaux. On continue la dissection du sac au delà du collet, jusqu'à ce qu'on ait fait sortir et isolé la partie du péritoine qui se trouve au delà de l'anneau inguinal profond. Le sac est alors exploré et débarrassé de son contenu. Si les adhérences étaient trop fortes, on emploierait un procédé que nous décrirons plus loin ; pour le moment nous supposons que le contenu de la hernie est facilement réductible.

3° Dans le 3ᵉ temps, on fait la transposition latérale du sac, selon le procédé de Kocher (V. planche XXII). Autrefois, Le Dentu étreignait le sac par deux ligatures enchaînées, actuellement, il traite le sac comme nous l'avons décrit pour le procédé de Kocher: La seule variante c'est que la petite incision de l'aponévrose du grand oblique au-dessus de l'anneau profond est faite selon la direction du cordon, au lieu de lui être perpendiculaire, ce qui permet une fixation et une obturation plus sûre du sac par les points de suture qui y sont placés.

Par cette incision on introduit une pince courbe de Kocher, qui, après avoir saisi le sac, le fait passer à travers la boutonnière du grand oblique. Le sac est légèrement tordu pour attirer le collet, et fixé par deux ou trois points séparés aux lèvres de l'incision aponévrotique. La partie exubérante est excisée.

4° Dans le 4ᵉ temps on procède à la reconstitution d'une paroi abdominale, solide et tendue.

« C'est ici que le procédé se caractérise.

Le sac ayant été traité de l'une des deux façons dont il vient d'être question, le chirurgien a sous la main un canal inguinal ne renfermant plus que les éléments du cordon...

...L'opérateur introduit l'index d'une main, la face palmaire tournée en haut, dans le trajet inguinal, entre la paroi antérieure de ce dernier et le cordon spermatique, que sa face

Procédé de Le Dentu. 1º, Temps.

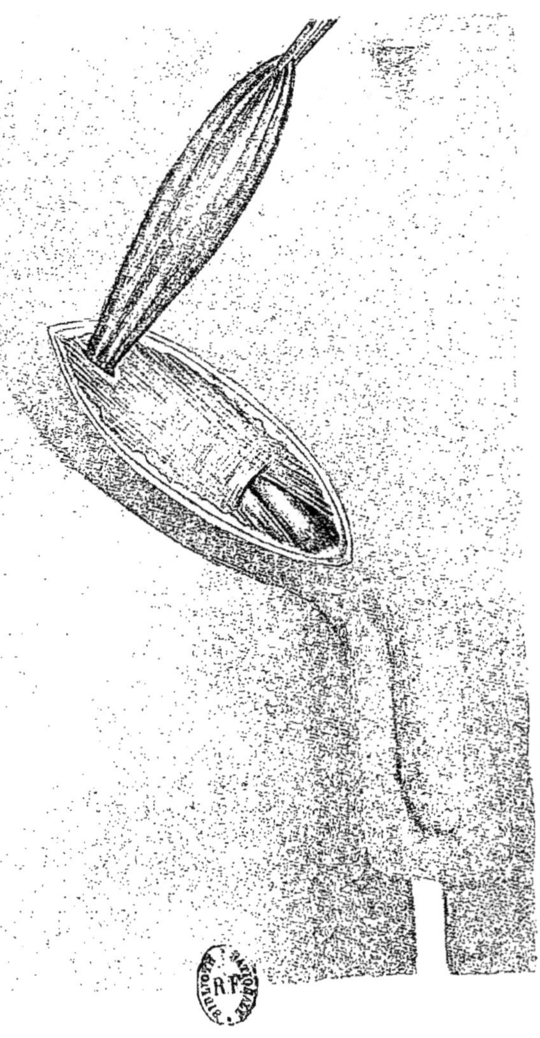

Procédé de Le Dentu. 2º. Temps.

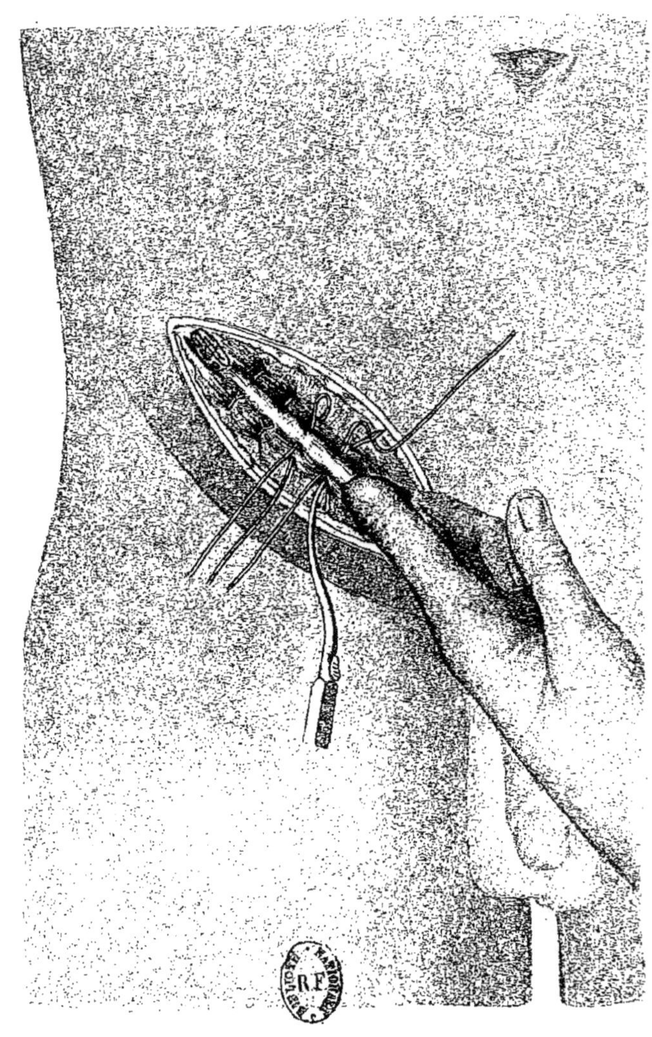

dorsale maintient en bas, vers le plan du lit (V. planche XXIII). En soulevant énergiquement cette paroi antérieure, il tend des deux côtés le muscle grand oblique et son aponévrose. Alors avec une aiguille courbe de J. Reverdin, il perfore le côté externe de la paroi antérieure du canal, à la base du soulèvement opéré par l'index, immédiatement au-dessous du point où le collet du sac a été fixé ; ou bien si le sac a été traité par la double ligature ordinaire, dans le point où s'arrête en haut le soulèvement opéré par l'index. En faisant cheminer l'aiguille entre son index et le muscle grand oblique, le chirurgien se garde de toute blessure du cordon. Il perfore ensuite la paroi antérieure du canal de la profondeur vers la surface, dans un point diamétralement opposé et absolument symétrique par rapport à la première transfixion, ouvre le chas de l'aiguille et accroche une des extrémités d'une anse de fil qu'il ramène en dehors par l'orifice d'entrée. Il s'agit maintenant d'aller chercher l'autre extrémité du fil de manière à exécuter un point de suture en U, dont l'anse sera en dedans par rapport au canal, et dont les deux bouts émergeront par son côté externe... Je place de cette manière, à 1/2 centimètre l'un de l'autre, autant de fils qu'il en faut pour constituer un pli épais formant bourrelet, jusqu'à l'orifice inguinal superficiel et je continue de même sur les bords fibreux de l'anneau (1). »

L'auteur qui plaçait autrefois les fils en U dans un plan horizontal comme Lucas-Championnière a abandonné cette manœuvre, parce que l'intervalle qui séparait les points ainsi placés était trop restreint pour une circulation normale. Actuellement Le Dentu place tous les fils dans des plans perpendiculaires à l'axe longitudinal du pli de soulèvement de l'aponévrose du grand oblique. L'anneau est fermé par deux ou trois points ordinaires, ne laissant pour le passage du cordon que la place strictement nécessaire. Il ne reste plus qu'à suturer la peau en embrochant avec les fils cutanés le som-

____

(1) Le Dentu, in *Revue de Chirurgie*, 1900, un peu modifié.

met du pli de l'aponévrose du grand oblique (V. schéma 29 et planche XXIV).

S'il y a des adhérences étendues entre l'épiploon et le sac, il ne faut pas hésiter à fendre l'aponévrose du grand oblique, et à exciser le sac, selon les procédés habituels. On réunira ensuite les deux lèvres de l'aponévrose du grand oblique par des fils en U verticaux, analogues à ceux que l'on place quand on respecte l'aponévrose du grand oblique.

D'après Le Dentu « le placement des fils suivant des plans verticaux offre l'avantage d'affronter largement l'une à l'autre les deux parties opposées de la couche fibro-musculaire, et comme les anses de fil étreignent les bandelettes de l'aponévrose du grand oblique perpendiculairement à leur direction, elles ne peuvent absolument pas les dissocier ».

Placer le fil en U dans un plan vertical nous paraît une heureuse modification au point de vue de la nutrition des tissus. Si l'intervalle qui sépare les deux points est trop étroit, il pourrait se nécroser par défaut d'irrigation sanguine. Or, sur le plan de l'aponévrose du grand oblique des anses de fil placées horizontalement occuperont chacune 1 ou 2 centimètres, tandis que placées verticalement, elles n'occuperont que l'épaisseur du fil, laissant entre elles beaucoup d'espace bien nourri. On peut ainsi faire un plus grand nombre de points, et augmenter la résistance du froncement.

Mais est-il toujours possible de pratiquer ce froncement de l'aponévrose, quand elle est faible et mince, alors surtout qu'elle aurait besoin d'être renforcée? N'est-il pas à craindre que la traction des fils dissocie les fibres aponévrotiques? Sans doute les fils étreignent les bandelettes de l'aponévrose du grand oblique perpendiculairement à leur direction, ce qui augmentera la résistance de ces dernières à la traction, mais comme dans les autres procédés la paroi antérieure seule aura été renforcée.

D'autres chirurgiens ont essayé de renforcer aussi la paroi antérieure en plissant l'aponévrose, mais en superposant les divers plis les uns aux autres.

Procédé de Le Dentu.   3º   Temps.

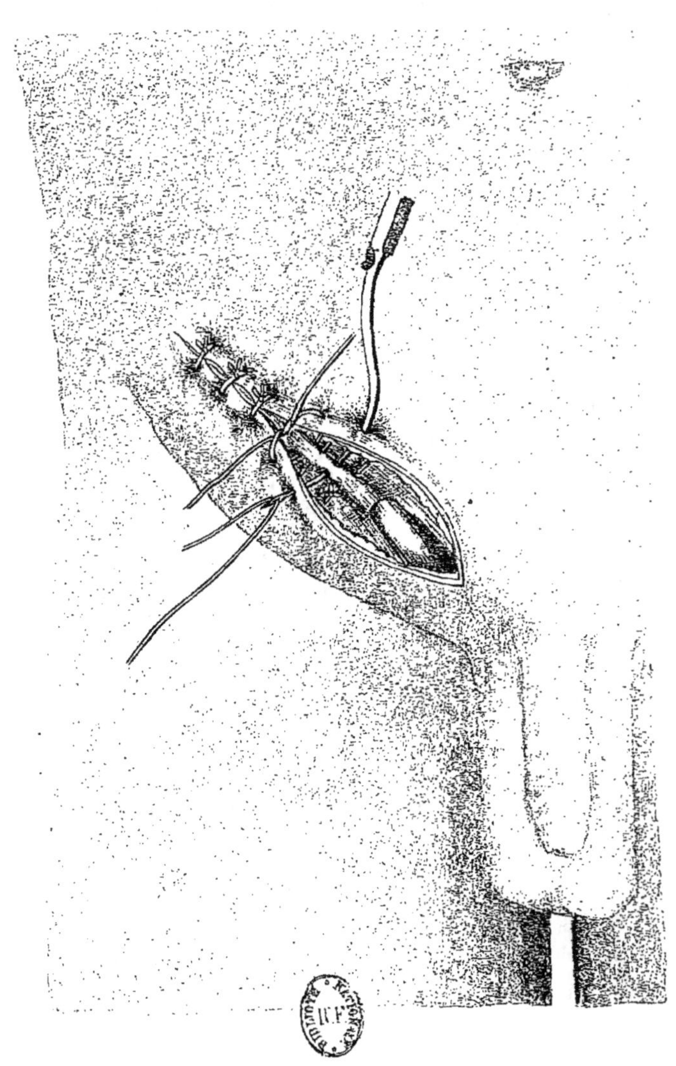

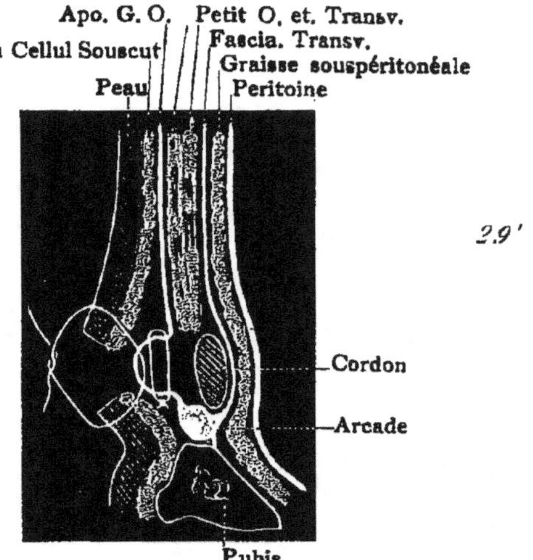

Procédé de Le Dentu (coupe).

29'

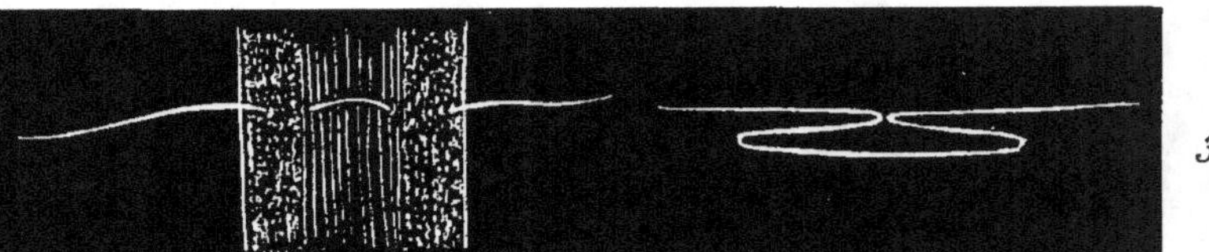

Procédé de Cahier.

30.

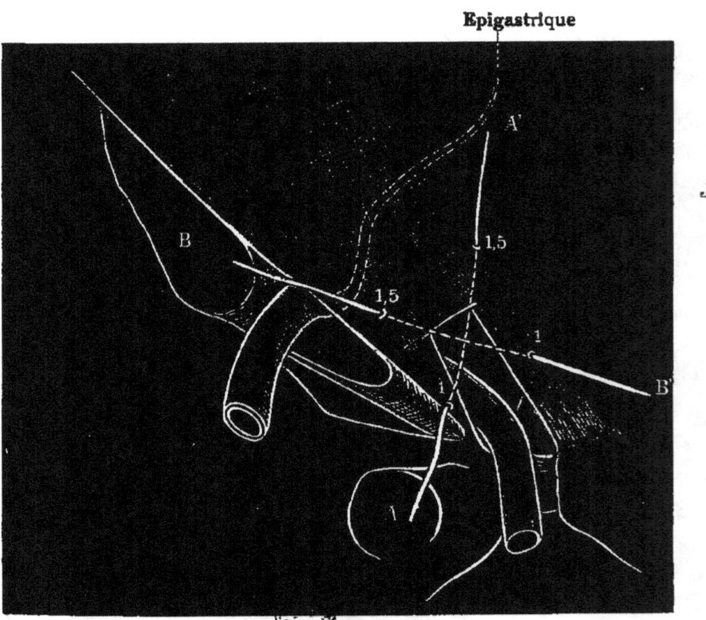

Procédé d' Estor.

31

Cahier (V. schéma 30), par exemple, ne sectionne pas la paroi antérieure, sauf quand il y a des parois franchement mauvaises ou des complications comme des adhérences épiploïques, etc...

Sa manière de froncer l'aponévrose du grand oblique est originale, les fils sont perpendiculaires à la direction des fibres aponévrotiques. Avec une aiguille il passe d'abord le fil à travers l'arcade crurale, ressort immédiatement après, puis va prendre quelques centimètres en dedans l'aponévrose du grand oblique et les muscles sous-jacents, pour ressortir aussi quelques centimètres plus loin. En tirant fortement sur le fil, il rapproche les deux points extrêmes où il a traversé l'aponévrose du grand oblique, tandis que la portion moyenne sur laquelle le fil ne fait que passer est pour ainsi dire enfouie à mesure que les deux points où le fil est fixé se rapprochent l'un de l'autre. Quand le fil est noué on a une triple couche aponévrotique formant la paroi antérieure du canal. Quatre ou cinq fils passés ainsi doivent suffire à froncer solidement l'aponévrose.

D'autres auteurs comme Delorme et Wahl, au lieu de doubler l'aponévrose transversalement, la doublent en hauteur, de façon à obtenir un plissement non plus parallèle, mais perpendiculaire à la direction des fibres aponévrotiques.

Delorme, « introduisant ou non l'index dans le trajet inguinal avec des aiguilles armées de fil de soie n° 4, ponctionne l'aponévrose de dehors en dedans, de la surface vers la profondeur, à 3 ou 5 centimètres au-dessus de l'axe du canal, en commençant par le plan supérieur, il ressort de dedans en dehors à 2 centimètres en dessous ; 2 centimètres plus bas il ponctionne comme pour le premier et ressort de dedans en dehors, 2 centimètres au-dessous, comme pour le premier point, et quand il a ainsi glissé sous l'aponévrose, deux, trois, quatre fois pour chaque fil, et placé de quatre à huit ou dix fils, séparés de 1 à 2 centimètres, il les serre. L'aponévrose s'adosse et forme une rhagade épaisse, dure, solide ; elle s'étend aux limites de la rhagade, et, malgré les efforts continus, la paroi ainsi renforcée tient bien ».

Si M. Delorme n'avait pas, par l'observation prolongée de ses opérés, la preuve indiscutable que son froncement est très solide, on pourrait penser que des fils placés parallèlement à la direction des fibres aponévrotiques, peuvent, quand ils sont serrés, les dissocier beaucoup plus facilement que s'ils leur étaient perpendiculaires.

Jules Gros, médecin principal de l'armée, plisse l'aponévrose du grand oblique par le procédé de Delorme, en utilisant la cocaïne pour toutes ses cures radicales.

La manœuvre de froncement de l'aponévrose du grand oblique sans l'inciser est assez simple pour être exécutée au moyen d'une incision cutanée minime.

Morestin dans les hernies inguinales congénitales observées chez les jeunes filles et chez les femmes nullipares, emploie un procédé esthétique. Il essaye de faire une cicatrice minime et de la dissimuler dans le territoire pileux prépubien. Voici comment il décrit son procédé dans la *Presse Médicale* :

« J'ai pu faire la cure radicale en me contentant d'une simple petite incision verticale de 3 centimètres pratiquée dans l'axe du mont de Vénus sur la ligne médiane, et aboutissant à la commissure antérieure des grandes lèvres. Ayant traversé la graisse du mont de Vénus et décollé vers la gauche le pannicule adipeux, faisant soulever par un écarteur de Farabeuf et fortement récliner la lèvre correspondante de l'incision, je pus reconnaître les piliers de l'anneau inguinal superficiel, et dans leur écartement chercher et trouver le sac, l'isoler, le disséquer, l'attirer peu à peu, et par des tractions graduelles amener dans la plaie sa partie la plus élevée, si bien qu'une ligature pût être appliquée d'une façon satisfaisante au delà du collet, sur le péritoine. Puis à l'aide d'une aiguille courbe, je plaçai quatre points de suture fronçant l'aponévrose du grand oblique et fermant l'orifice externe. Ce fut tout pour la profondeur. La réunion de la plaie fut faite à l'aide de deux plans de sutures, l'un sous-cutané formé de fins catguts, rapprochant les masses cellulo-graisseuses, l'autre dermo-épidermique, à la soie très fine, assurant l'affrontement superficiel. »

A condition d'être employé exceptionnellement et pour de très petites hernies, ce procédé nous paraît simple et peut être indiqué dans certains cas. On pourrait peut-être le perfectionner, en remplaçant la suture des piliers, telle que la fait Morestin par le procédé des fils en croix d'Estor, dont nous parlerons plus loin. On obtiendrait ainsi, non seulement le plissement de la paroi antérieure du grand oblique, mais l'abaissement des muscles petit oblique et transverse dans leur partie interne.

3° PROCÉDÉS QUI DÉCOUVRENT LE SAC A L'AIDE D'UNE BOUTONNIÈRE FAITE A L'APONÉVROSE DU GRAND OBLIQUE

L'orifice profond est assez facile à découvrir par une incision de l'aponévrose du grand oblique, à 3 ou 4 centimètres au-dessus de l'anneau superficiel. Beaucoup de chirurgiens ont été amenés à penser qu'en faisant une petite boutonnière à l'aponévrose du grand oblique à ce niveau, ils pourraient traiter le sac et reconstituer la paroi postérieure au niveau du point faible, aussi bien que dans un canal ouvert, et sans diminuer en rien l'intégrité physiologique du grand oblique.

Ces procédés sont ingénieux, mais leur exécution est-elle toujours commode? Pourquoi rechercher le sac, les muscles, par une petite boutonnière aponévrotique, alors qu'il est si simple d'opérer à ciel ouvert. L'intervention n'est pas plus longue, au contraire, et la paroi n'en est pas affaiblie comme nous l'avons montré dans la discussion générale de ce chapitre. De plus il nous semble qu'un renforcement de l'anneau inguinal profond est moins sûr et moins complet à travers la boutonnière ; on peut seulement suturer les muscles à la partie de l'aponévrose du grand oblique immédiatement voisine, sans les abaisser jamais jusqu'à l'arcade crurale. On ferme à peine un orifice, laissant les parties avoisinantes (point faible) aussi faibles qu'elles l'étaient auparavant.

Le plus connu de ces procédés est celui de Kocher. Nous l'avons exposé dans le chapitre précédent, à cause de la manœuvre de transposition latérale du sac ; nous aurions tout aussi bien pu le faire ici.

Nous avons vu que Le Dentu employait pour la découverte du sac la technique de Kocher. Ces auteurs fixent le sac ou plutôt son moignon sur l'aponévrose du grand oblique. On peut au contraire abandonner le moignon du sac dans la cavité abdominale comme dans les procédés habituels.

Loison emploie couramment le procédé suivant :

Après avoir incisé la peau comme d'habitude, il pratique sur le grand oblique une petite boutonnière parallèle à ses faisceaux aponévrotiques. A travers celle-ci repérée avec des pinces, on peut voir le bord inférieur des muscles petit oblique et transverse et le cordon recouvert du crémaster. « Il suffit d'écarter les deux faisceaux du crémaster, pour tomber sur la fibreuse commune du cordon que l'on tire avec une pince. On dissocie légèrement ses éléments, et presque immédiatement on tombe sur le sac, que l'on amène progressivement en dehors, à travers la boutonnière. Le sac isolé, ouvert, débarrassé de son contenu, est lié au moyen d'un crin de Florence fin, enfilé avec une aiguille ordinaire. Il faut s'occuper ensuite de reconstituer la paroi. Pour cela un aide tire sur le testicule pour faire rentrer la partie du cordon prolabée à travers l'aponévrose du grand oblique. La boutonnière aponévrotique est fermée au moyen de deux ou trois crins de Florence fins, comprenant dans leur anse la peau, le tissu cellulaire sous-cutané, l'aponévrose du grand oblique, sur chaque lèvre de la plaie, et dans le fond le bord inférieur du petit oblique et du transverse. »

La technique de Moty est à peu près analogue mais il anesthésie à la cocaïne. Il pratique une incision par transfixion un doigt au-dessus du tiers moyen du ligament de Poupart. Il fend l'aponévrose aux ciseaux, sépare les muscles du cordon, fait pousser le malade, ouvre le sac, résèque l'épiploon, isole et résèque le sac. Il place ensuite deux ou trois points en X, comprenant le petit oblique et l'aponévrose du grand oblique. Réunion totale sans drainage.

Si l'on emploie ces procédés (Loison, Moty), l'anesthésie locale à la cocaïne nous paraît une pratique très heureuse, puisqu'en faisant pousser le malade on est presque sûr de trouver immédiatement le sac, avantage peu négligeable, quand on opère à travers une ouverture étroite.

PROCÉDÉ DE GAUDIER

Gaudier emploie un procédé spécial à l'enfant qui se rapproche de ceux que nous venons de discuter. Le voici tel qu'il le décrit lui-même.

« Essentiellement, par une incision parallèle à l'arcade crurale externe, j'aborde l'anneau inguinal profond.. Par cette voie, *sans ouvrir le canal inguinal*, je traite le sac, en attirant par cet anneau, sac, cordon, testicule. Repérage exact des lèvres de l'anneau interne, résection du sac, traitement de la vaginale s'il y a lieu. Fermeture de l'anneau interne après reposition du testicule dans les bourses. Reconstitution soignée de la paroi en engageant sous l'anneau et en l'y fixant une bande musculaire du grand oblique. Sutures à points séparés et par plans, muscle à l'arcade, aponévrose » (voir referendum).

PROCÉDÉ DE POSTEMPSKI (n° 2, 1896)

Depuis 1896 Postempski se borne dans les cas simples à pratiquer aussi une boutonnière dans l'aponévrose du grand oblique et à suspendre le moignon du sac au-dessus de l'anneau inguinal profond.

Par l'incision cutanée habituelle, on peut découvrir et isoler le sac au niveau de l'anneau inguinal superficiel. On isole celui-ci avec le plus grand soin, de façon à ne conserver que de la séreuse, ensuite on le décolle jusqu'à l'anneau profond, on le tord, puis on lie le pédicule. Le sac est sectionné, mais on conserve les deux chefs du fil qui ont servi à le lier. On érigne en haut la lèvre supérieure de l'incision cutanée de façon à mettre à nu l'aponévrose du grand oblique. A 3 centimètres au-dessus de l'anneau superficiel on pratique sur cette aponévrose une boutonnière de 1 centimètre. L'ouverture dilatée par des crochets mousses montre le bord inférieur des muscles petit oblique et transverse qui sont disséqués et réclinés en haut. Le fascia transversalis qui apparaît est incisé sur une petite étendue et on repère les bords de cette incision ; à travers ces bords, l'auriculaire est introduit dans le tissu cellulaire sous-péritonéal et décolle en haut le fascia transversalis du péritoine, sur une étendue de 4 ou 5 centimètres. Le même décollement se pratique en bas, mais avec une petite pince qui vient ressortir par l'anneau superficiel. Il suffit de se reporter à notre chapitre anatomique sur le contenu du cordon, pour comprendre que la pince poussée de haut en bas derrière le fascia transversalis sera contenue dans la fibreuse commune. Celle-ci n'est en effet qu'une partie du fascia transversalis dont se sont coiffés les éléments du cordon pour traverser la paroi abdominale. Or, dans le premier temps de la recherche du sac, on aura incisé cette fibreuse commune (le sac étant intra-funiculaire). La pince qui sera donc introduite dans le fascia transversalis par son incision supérieure ressortira par cette incision inférieure au milieu des éléments du cordon, sac et canal déférent. Avec la pince, on saisit les extrémités du fil qui a servi à lier le sac, on retire la pince de façon à faire ressortir les chefs du fil à travers la boutonnière aponévrotique du grand oblique. On arme l'un des chefs du fil d'une aiguille, le doigt est introduit dans la plaie et poussé de bas en haut derrière le fascia transversalis, dans l'espace qui a déjà été décollé. On peut ainsi soulever toute l'épaisseur de la paroi abdominale : le fascia transversalis, le transverse, le petit oblique et le grand oblique ; en guidant alors l'aiguille sur le doigt, on peut traverser tous ces plans d'arrière en avant. On exécute exactement la même manœuvre pour l'autre chef du fil, en ayant soin de le faire ressortir à 1 ou 2 centimètres à côté du premier. Il ne reste plus qu'à nouer les 2 bouts du fil en tirant avec force, et à pratiquer la suture de l'incision du grand oblique et celle des piliers.

Il faut ajouter que Postempski n'emploie pas toujours ce procédé. Pour les grosses hernies, il emploie une autre technique personnelle que nous décrirons plus loin, et qui se rapproche de celle de Bassini. Enfin quand les fibres arciformes sont trop lâches et trop peu solides, il n'hésite pas à inciser l'aponévrose du grand oblique.

Ce procédé permet avec le minimum d'incisions de lier le sac très haut, et d'en suspendre le moignon. Un chirurgien peu exercé trouverait peut-être quelques difficultés pour disséquer à travers une étroite boutonnière aponévrotique, les muscles de la paroi postérieure et le fascia transversalis.

4° PROCÉDÉS DE RECONSTITUTION DE LA PAROI POSTÉRIEURE A CANAL INTACT

Tout en laissant intacte la paroi antérieure, il est possible d'essayer une reconstitution de la paroi postérieure du canal ; Roux et Estor le font depuis longtemps déjà.

PROCÉDÉ DE ROUX

Roux (de Lausanne) « a abandonné le Bassini à l'époque où des éliminations tardives de fils donnaient dans la suite de vraies éventrations. Il laisse le cordon sous la suture profonde et passe les fils par la base du ligament de Poupart et dans les muscles profonds, puis une autre série entre le bord du ligament de Poupart et le fascia du grand oblique sans fendre celui-ci (sur le doigt) ». Ce procédé en somme consiste à faire ce que nous appellerons la reconstitution antéfuniculaire de la paroi postérieure puisque dans la série profonde de sutures, il prend les muscles, et les abaisse jusqu'à la base du ligament de Poupart (probablement notre bord de réflexion de l'aponévrose du grand oblique). Il en résulte que le canal inguinal est complètement supprimé et que le cordon est repoussé avec le fascia transversalis dans le tissu cellulaire sous-péritonéal. Nous nous demandons si on peut aisément protéger le cordon avec le doigt et trouver facilement la base du Poupart et les muscles derrière la solide barrière formée par la paroi antérieure. Quoi qu'il en soit, Roux a opéré ainsi un très grand nombre de hernies (plus de 3000), avec le plus grand succès.

PROCÉDÉ D'ESTOR

M. Estor, professeur à la Faculté de Montpellier, emploie un procédé ingénieux, sur lequel nous devons insister :

L'aponévrose du grand oblique n'est pas incisée. Le sac est disséqué aussi haut que possible, traité par le procédé de Kocher et réséqué. Cela fait, au moyen de gros fils de catgut qui pénètrent dans les piliers inguinaux d'avant en arrière, s'entre-croisent dans le canal et traversent ensuite la paroi de l'abdomen d'arrière en avant, de façon à sortir bien au-dessus et en dehors de l'orifice inguinal externe, on abaisse une portion de la paroi abdominale, comprenant toute l'épaisseur de cette paroi et on la fixe à la place même du trajet inguinal, de manière à fermer ce dernier par une solide trappe musculo-aponévrotique glissant de haut en bas. Cette trappe s'arrête à quelques millimètres au-dessus du pubis de façon à ne laisser au-dessus de cet os que la place strictement nécessaire pour le passage du cordon.

Le manuel opératoire de cette intervention comprend six temps.

Premier temps : On trace une incision parallèle à la direction du trajet inguinal commençant sur une ligne transversale qui passe par les épines iliaques antérieures et supérieures, à un travers de doigt en dedans de l'épine, et se prolongeant jusqu'à l'orifice inguinal externe ; on ouvre alors le sac que l'on dissèque et que l'on traite par le procédé de Kocher.

Deuxième temps : Il faut bien disséquer l'aponévrose du grand oblique sur une étendue de 2 centimètres environ tout autour de l'orifice inguinal, enlever soigneusement la graisse et préparer cet orifice et son voisinage, comme si on voulait montrer la disposition des fibres aponévrotiques, isoler le cordon, le confier à un aide qui le tend sans violence et l'applique sur le pubis, repérer enfin avec des pinces à forcipressure les piliers inguinaux.

Le troisième temps est le plus important, il consiste à placer les deux fils de catgut. Dans ce but, il faut se munir d'une aiguille d'Emmet à périnéorraphie.

On enfonce l'aiguille d'Emmet dans le pilier inguinal externe, à 1 centimètre environ du bord libre de ce pilier et à 6 ou 7 millimètres au-dessus du pubis. Après que l'aiguille a tra-

Procédé d' Estor. 1$\underline{\underline{o}}$, Temps.

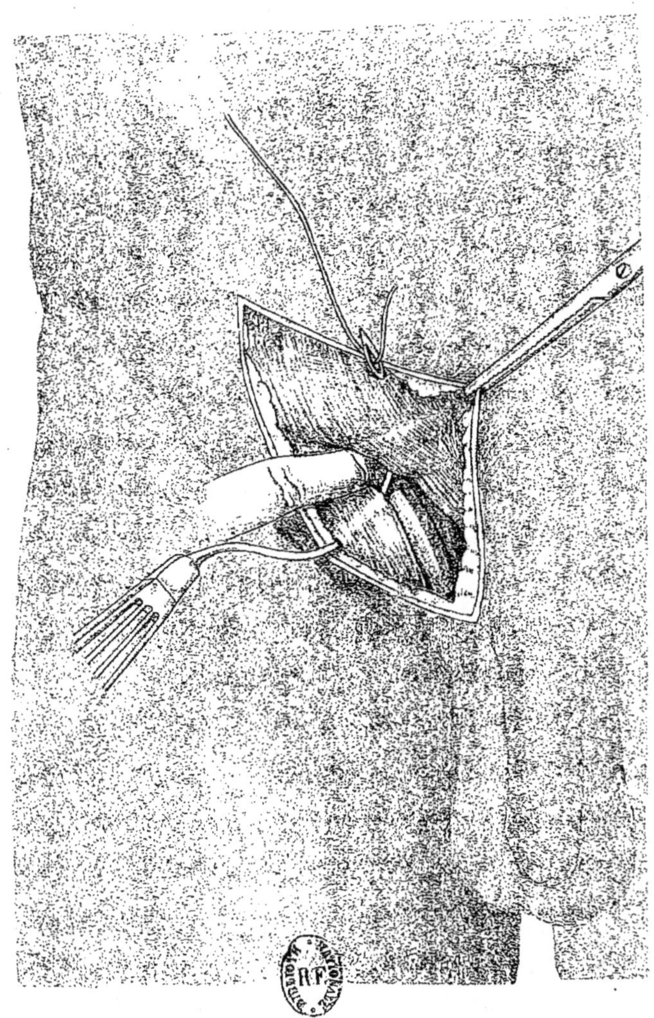

Procédé d' Estor. 2º, Temps.

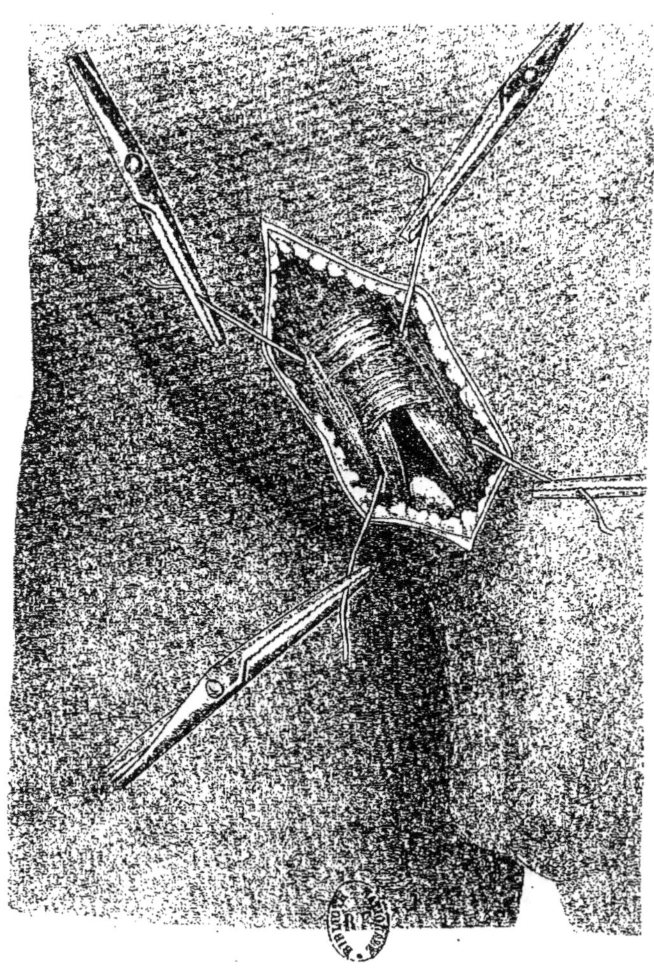

versé le pilier externe, on incline vers l'ombilic sa pointe (qui apparaît dans l'orifice inguinal externe), on introduit l'index de la main gauche dans le trajet inguinal et on le dirige en haut, en dedans et vers la profondeur, de manière à charger sur le doigt — qui déprime le *fascia transversalis*, le plisse et cherche à s'engager dans le tissu cellulaire sous-péritonéal — toute l'épaisseur de la paroi abdominale, le péritoine excepté. Puis on conduit l'aiguille sur la face palmaire du doigt (planche XXV) et on lui fait traverser la paroi de l'abdomen d'arrière en avant, de manière à ce que la pointe apparaisse à 1 centimètre et demi au-dessus et en dedans de l'orifice inguinal externe. Il ne reste plus qu'à passer le fil dans le chas de l'aiguille et à le mettre en place en retirant cette dernière. On repère chaque extrémité du fil par une pince à forcipressure.

Pour placer le second fil, on exécute une manœuvre à peu près semblable. L'aiguille pénètre à 1 centimètre en dedans du bord libre du pilier interne. Elle doit traverser non seulement le pilier, mais aussi, au-dessous de lui, un plan musculaire qui lui est parallèle et qui est formé par les muscles pyramidal et droit. L'aiguille, guidée par l'index, pénètre ensuite dans le trajet et ressort à 1 centimètre et demi au-dessus et en dehors de l'orifice inguinal externe après avoir traversé toute l'épaisseur de la paroi abdominale d'arrière en avant. On repère aussi les extrémités du fil avec deux pinces (planche XXVI).

L'aiguille d'Emmet, en traversant les tissus, ne saurait produire aucune hémorragie. La seule artère qui pourrait être intéressée est l'artère épigastrique ; or, les deux fils sont placés dans une zone située au-dessous et en dedans de cette dernière. Ils ne s'en rapprocheraient que si l'orifice inguinal externe était largement dilaté. En effet, les fils, émergeant en haut en deux points situés à 1 cm. 50 au-dessus de cet orifice, remontent d'autant plus haut que cet orifice est plus grand. Mais si l'on arrivait trop près de l'artère, ce qui nous paraît devoir être tout à fait exceptionnel, le doigt préalablement introduit dans le canal et déprimant le *fascia transversalis* percevrait des battements et permettrait de l'éviter.

Le *quatrième temps* consiste à serrer assez vigoureusement chaque fil pendant qu'un aide applique exactement le cordon sur le pubis.

L'aponévrose du grand oblique et les muscles sous-jacents s'abaissent sans qu'il soit nécessaire de déployer une grande force et supportent sans se déchirer la traction et la constriction exercée par les fils. Au cours de nos opérations sur le vivant, nous n'avons jamais constaté de déchirure aponévrotique. Il n'en est pas de même sur le cadavre ; les tissus ayant, dans ce cas, perdu de leur souplesse et de leur résistance, nous avons vu quelquefois une déchirure se produire au point d'émergence supéro-externe de l'un des fils.

Par le *cinquième temps*, on remplit deux indications :

1° On répare les déchirures aponévrotiques, au cas tout à fait exceptionnel où la traction des catguts aurait déterminé ce petit accident ;

2° On renforce l'aponévrose du grand oblique en la plissant sur elle-même.

Pour atteindre ce but, au niveau de l'extrémité supérieure de la plaie, tout près de la peau, mais en dedans de cette dernière et sans l'intéresser, on enfonce l'aiguille de Reverdin, dirigée perpendiculairement au grand axe de la plaie. On la fait pénétrer dans le tissu cellulaire et dans l'aponévrose du grand oblique ; puis, lorsqu'elle a parcouru 1 centimètre, on la fait ressortir pour l'enfoncer 1 centimètre plus loin dans cette même aponévrose ; on la fait émerger et pénétrer de nouveau jusqu'à ce qu'elle apparaisse sur l'autre bord de la plaie. En retirant l'aiguille, on place ensuite un fil qui passe tantôt au-dessus, tantôt au-dessous de l'aponévrose. On met successivement plusieurs fils distants l'un de l'autre de 1 centimètre environ, jusqu'à ce que l'on soit arrivé à l'extrémité inférieure de la plaie (planche XXVII). En serrant ces fils, on répare les brèches aponévrotiques, on renforce l'aponévrose en la plissant.

Procédé d' Estor. 3º Temps.

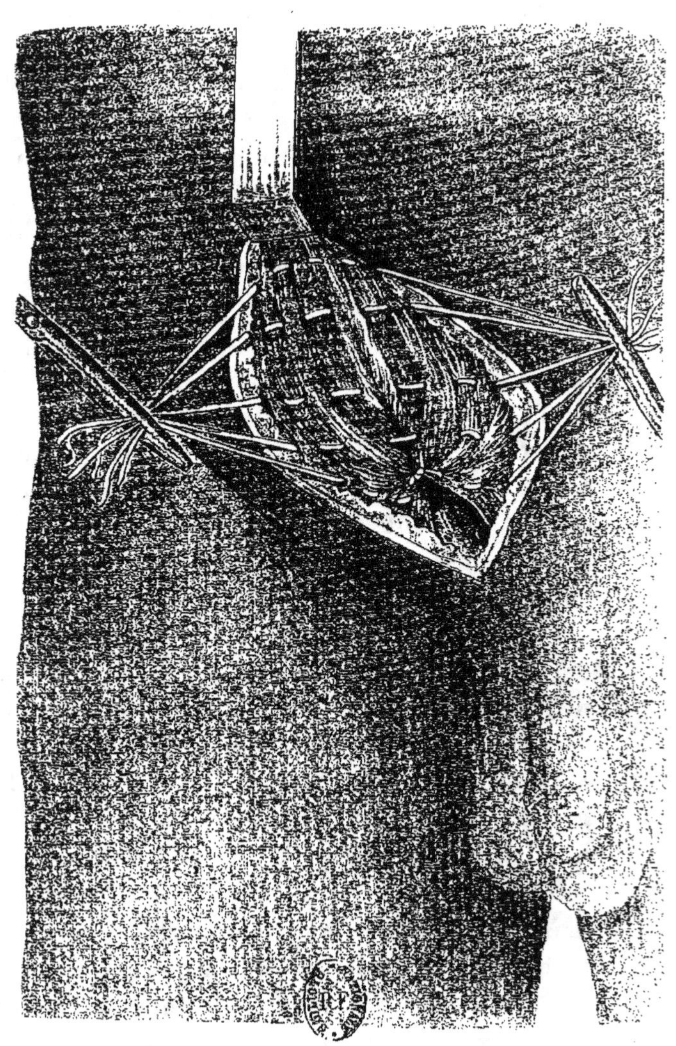

On peut employer, pour cette suture, soit du catgut, soit du crin de Florence. Si l'on se sert de crin, il faut avoir soin de couper les fils exactement au ras du nœud ; sinon les bouts, piquant la peau par sa face postérieure, pourraient causer ultérieurement une certaine gêne.

Dans le *sixième temps*, enfin, on suture la peau au crin de Florence (1).

La description de ce procédé montre qu'il ne ressemble à aucun autre. La ressemblance qu'il paraît avoir avec le procédé de Felizet n'est qu'apparente. Dans l'opération de Felizet, la suture ne comprend que les piliers avec le tissu lamineux préaponévrotique et le tissu cellulaire du trajet inguinal. Les fils dirigés perpendiculairement à la direction des piliers ne saisissent que les piliers et n'intéressent en rien le petit oblique, le transverse et le fascia transversalis. Il en est, on le verra, tout autrement du procédé d'Estor.

La comparaison avec d'autres procédés, le Bassini en particulier, montre qu'il en diffère profondément, et par son but et par ses moyens. Bassini restaure la disposition normale du trajet inguinal que lui avait fait perdre le passage de la hernie ; il rétrécit l'anneau inguinal interne, reconstitue la paroi postérieure et la paroi antérieure, laissant au cordon une situation analogue à celle qu'il occupe normalement.

La caractéristique du procédé du Pr Estor est de comprendre, dans la suture profonde tous les plans de la paroi, sauf le péritoine, de les abaisser et de les fixer à la place même du trajet inguinal qui se trouve ainsi, en grande partie, comblé par une trappe musculo-aponévrotique épaisse et solide, constituée par toute l'épaisseur de la paroi abdominale.

Le procédé d'Estor présente de grands avantages. D'abord il est *facile* et *rapide*. Avec une instrumentation simple, en beaucoup moins de temps qu'il n'en faut pour exécuter un

---

(1) Ce procédé a été décrit pour la première fois dans la *Semaine médicale* du 4 mars 1903. Depuis cette époque Estor l'a modifié. Nous le décrivons tel qu'il l'emploie aujourd'hui.

Bassini, un chirurgien même peu expérimenté arrive facilement, en s'aidant du doigt, à traverser avec son aiguille à suture des tissus résistants et faciles à isoler comme l'aponévrose du grand oblique, les piliers de l'orifice externe et le tendon conjoint. Il ne faut pas, comme dans le Bassini ou tant d'autres procédés, faire des délabrements parfois considérables, ainsi qu'une dissection soignée de toutes les parties constituantes du canal inguinal et de son contenu.

Ce procédé facile et rapide est surtout *inoffensif*, car on ne saurait raisonnablement traiter cette technique d'*aveugle*. En effet si l'on introduit l'aiguille d'Emmet dans le canal inguinal, il est à remarquer que la courbure de l'aiguille dirige sa pointe vers les plans superficiels et ne menaçant pas les plans profonds, la seule artère qui peut être lésée est l'épigastrique, du reste facile à reconnaître. Sa blessure serait, d'ailleurs, aisément réparée par une ligature.

A notre avis l'un des grands avantages de ce procédé, c'est qu'on éloigne le champ opératoire des organes dangereux, artère et veine iliaques, dont la blessure est si grave et plus fréquente qu'on ne le pense. Nous verrons que dans les procédés courants l'aiguille passe tout près de ces vaisseaux. Il faut tenir compte de ce danger qu'on fait courir au malade pour le délivrer d'une infirmité gênante sans doute, mais préférable encore à une opération tant soit peu périlleuse.

De plus, comme la région opératoire est très restreinte, et qu'on peut éviter la dissociation d'organes importants (aponévroses, muscles), si la plaie vient à suppurer (ce qui malgré toutes les précautions se produit quelquefois), le canal inguinal restera au moins ce qu'il était avant l'opération, tandis que si les muscles ont été disséqués, les aponévroses incisées, la suppuration faisant disparaître les sutures, le résultat final sera une éventration.

On a fait à ce procédé des objections que nous allons examiner.

Beaucoup d'auteurs ne le distinguent pas assez des procédés habituels de renforcement de la paroi antérieure. Ils pensent que les fils en croix placés sur l'anneau superficiel constituent un simple rapprochement des piliers et que les plans profonds restent complètement en dehors de la suture. C'est là une conception inexacte. M. Estor dans sa technique précise bien que l'aiguille d'Emmet doit charger tous les tissus *jusqu'au fascia transversalis.* Il a d'ailleurs plusieurs fois répété l'opération sur le cadavre et la dissection pratiquée ensuite par M. Gilis, professeur d'anatomie à Montpellier, et M. Léon Imbert, professeur de clinique chirurgicale à Marseille, a montré que les fils profonds prenaient dans leur anse, non seulement les piliers de l'anneau superficiel, mais encore le bord inférieur des muscles petit oblique et transverse, le tendon conjoint, le ligament de Henle et la partie externe du droit, le fascia transversalis. (V. schéma 32.)

Tous ces tissus sont réunis les uns aux autres et abaissés jusqu'à l'arcade crurale à la façon d'une solide trappe musculo-aponévrotique, qui passant au-devant du cordon vient obturer le trajet inguinal.

Il est donc incontestable que les fils en croix une fois serrés, on a au-devant du cordon une masse épaisse formée par tous les plans de la paroi abdominale réunis et solidarisés par la suture.

Mais nous ne pensons pas que cette solide trappe musculo-aponévrotique obture le trajet inguinal en entier. Elle n'occupe que les 2 centimètres les plus internes du trajet, puisque les fils sont placés seulement à 1 centimètre 5 du pilier externe. (En effet, comme le montre le schéma de M. Estor (V. schéma 31), ils n'arrivent jamais jusqu'à l'épigastrique.)

Si nous essayons de nous représenter la paroi postérieure du canal inguinal chez un malade opéré par ce procédé, nous verrons que le tendon conjoint et peut-être la partie la plus interne des muscles petit oblique et transverse ont été abaissés jusqu'à l'arcade crurale et suturés à elle. L'extrémité externe du petit oblique et du transverse aura été très légèrement abaissée mais restera libre (non suturée à l'arcade). Dans l'étude anatomique, nous avons appelé « *Point Faible* » toute la partie de la paroi postérieure située sous l'arcade que forme le bord inférieur du petit oblique et du transverse constituée uniquement par le fascia transversalis. Dans le procédé d'Estor, ce sera seulement la partie du point faible située en dedans de l'épigastrique qui sera renforcée par l'abaissement du tendon conjoint, mais la partie située en dehors de l'épigastrique n'aura pas été modifiée ou très peu, et à plus forte raison l'orifice inguinal profond qui est situé en dehors du point faible n'aura subi aucune transformation. Nous nous sommes rendu compte de ce fait de la manière suivante : un cadavre a été opéré d'un côté par le procédé de Bassini et de l'autre par le procédé d'Estor. L'un de nos amis qui n'avait pas assisté à l'opération, après avoir incisé transversalement toute la paroi abdominale au niveau de l'ombilic, a passé la main dans la cavité péritonéale, et son index, imitant les anses intestinales au moment de l'effort, a pressé contre les orifices profonds des canaux inguinaux du sujet ; il a pu ainsi deviner de quel côté on avait pratiqué le procédé d'Estor et celui de Bassini.

L'orifice profond du canal opéré par le premier était normal, tandis que celui sur lequel on avait pratiqué le Bassini était légèrement rétréci par un fil qu'on sentait très bien avec le doigt.

Lorsqu'on connaît la technique de Bassini, on comprend que du côté où ce procédé a été employé l'orifice profond ait été très rétréci, tandis qu'avec le procédé d'Estor l'orifice profond dilaté ne peut avoir été modifié, le fil le plus externe exerçant son action seulement en dedans de l'épigastrique. Or, si l'on a affaire à une hernie tant soit peu volumineuse et ancienne, pour effectuer une cure radicale complète, il faut non seulement exciser le sac, mais encore fermer l'orifice profond dilaté, manœuvre difficile par le procédé d'Estor (1).

---

(1) On pourrait, il nous semble, par la boutonnière faite à l'aponévrose du grand oblique selon la technique de Kocher, arriver à passer un fil de catgut, à l'aide d'une aiguille très courbe, lequel prenant le 1/3 externe de l'arcade formée par les muscles petit oblique et transverse le suturerait à la partie voisine de l'arcade crurale. On aurait ainsi reconstitué dans toute son étendue une paroi postérieure en laissant intacte la paroi antérieure.

En somme, on pourrait objecter à ce procédé qu'il renforce bien la paroi postérieure mais trop en dedans du point par lequel se fait la récidive. Il y a cependant toute une catégorie de malades chez lesquels le procédé d'Estor est indiqué chez l'adulte dans les cas de paroi résistante (soldats) (1) et chez l'enfant. Chez celui-ci, on observe moins de tendance à la récidive puisque : 1° le sac est d'origine congénitale, et, qu'une fois extirpé il ne tendra plus à se reformer ; 2° que la hernie étant de date relativement récente n'aura pas eu le temps de délabrer la paroi postérieure et de dilater l'orifice profond du canal.

Enfin chez les enfants, l'objection de reconstitution incomplète de la paroi postérieure est inacceptable ; chez eux le trajet est réduit à 3 centimètres ou 3 centimètres 5, et les fils en croix le ferment à peu près complètement, l'épigastrique, chez eux, étant tout près de l'orifice profond. Appliqué aux enfants, le procédé d'Estor nous paraît être suffisant, et nous entendons par là qu'il remplit toutes les indications : dissection complète du sac (le trajet inguinal est court chez l'enfant, le sac n'adhère ni avec l'extérieur, ni avec son contenu), renforcement de la paroi peu affaiblie. Par conséquent tout ce qu'on fera en plus sera superflu. Et puisque chez les enfants le procédé remplit toutes les indications, on doit le choisir de préférence à tous les autres, à cause de ses trois grands caractères spéciaux : *Simplicité, Facilité, Innocuité.*

(1) M. Pouchet, médecin principal de l'armée, en a obtenu de très bons résultats.

B. — PROCÉDÉS QUI INCISANT DE L'APONÉVROSE DU GRAND OBLIQUE RECONSTITUENT SEULEMENT LA PAROI ANTÉRIEURE

Si, comme nous l'avons vu dans le chapitre précédent, un assez grand nombre de chirurgiens n'incisent pas l'aponévrose du grand oblique, l'immense majorité pense au contraire que cette incision est la condition nécessaire de toute bonne opération. Le principal avantage de cette manœuvre est qu'on peut lier très haut le sac avec la plus grande facilité et cette ligature haute du sac sur laquelle nous revenons est une question capitale. J. Lucas-Championnière, qui, le premier, a fait de la cure radicale une opération de pratique courante et qui, durant sa longue carrière chirurgicale, a continué cette vulgarisation avec tant d'habileté, de persistance et de succès, a eu le mérite de mettre dès le début en pratique l'excision complète du sac. Pour la réaliser, il a été amené peu à peu à fendre l'aponévrose du grand oblique et à régler ainsi sa technique d'une façon définitive. Le procédé de Lucas-Championnière est un progrès très notable ; on l'a sans doute perfectionné et on lui a ajouté beaucoup ; mais ce qu'il y a de caractéristique est définitivement acquis. Tous les procédés que nous décrivons après lui comprennent l'excision du sac et la réfection de la paroi antérieure du canal.

Beaucoup d'auteurs trouvent que ces deux manœuvres sont suffisantes pour une bonne opération et sont restés fidèles à la méthode de Lucas-Championnière. Ils se préoccupent peu de la paroi postérieure du canal, pensant que dans les cas ordinaires, lorsque l'infundibulum péritonéal est complètement

Procédé de Lucas Championnière.

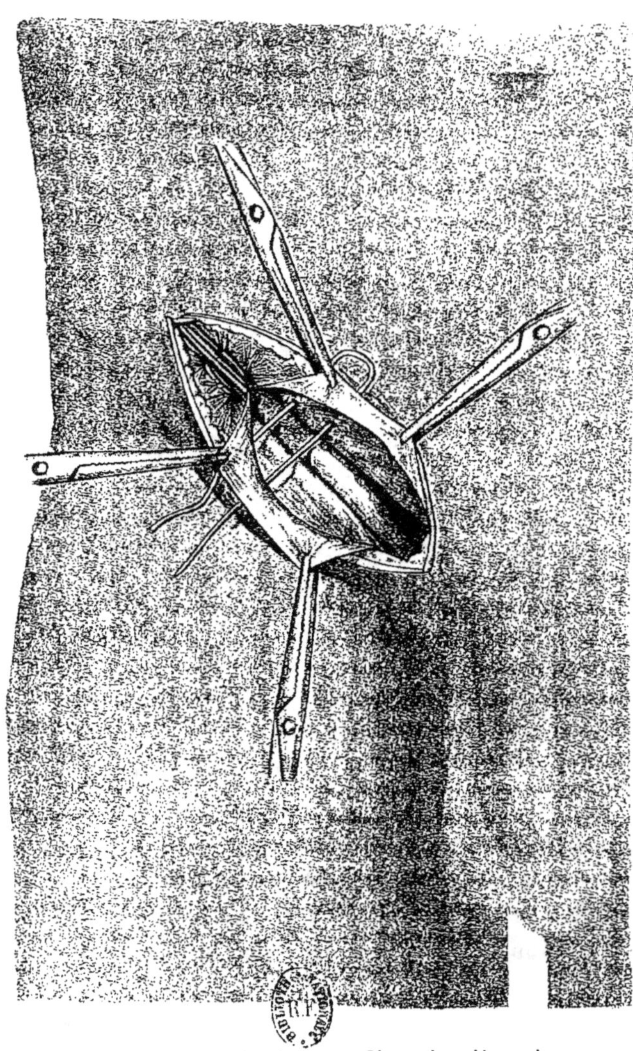

Cette figure représente le procédé de Lucas-Championnière, tel que nous l'avons vu toujours employer dans nos hôpitaux; il affronte les deux lèvres aponévrotiques dans un plan perpendiculaire à l'aponévrose du grand oblique.

Dans le procédé de Lucas-Championnière tel que le décrit cet auteur les deux lèvres aponévrotiques sont superposées et la branche horizontale de l'U est placée sur le lambeau externe.

détruit, la récidive est impossible avec une bonne paroi antérieure.

Voici pour Lucas-Championnière quelles sont les conditions
nécessaires pour une bonne cure radicale :

« 1° Il faut détruire toute surface glissante bien au delà du
sac, c'est-à-dire le plus haut possible dans le ventre ;

2° Si les parties herniées ou celles qui peuvent descendre
dans la hernie peuvent être supprimées, leur extirpation est formellement indiquée (ablation de tout
l'épiploon hernié ou accessible) ;

3° Enfin la partie béante de la paroi doit être oblitérée,
défendue par la cicatrice la plus puissante possible. »

Après avoir perfectionné dans ses publications successives
son procédé, tout en restant fidèle au même principe, Lucas-
Championnière donne dans le *Journal de Médecine et de Chirurgie pratique* de 1901 (planche XXVIII), la technique suivante
qui diffère un peu des précédentes et que nous reproduisons :

« Au début de l'opération, après avoir placé deux longues
pinces spéciales qui occupent sur la paroi antérieure du canal
inguinal toute la hauteur de ce canal et pénètrent même en
haut dans la cavité abdominale, je fends toute cette paroi. La
partie supérieure du sac ayant été disséquée, liée, refoulée et
fixée en haut, il reste un champ opératoire triangulaire comprenant deux lambeaux : externe et interne, et au fond le
cordon. L'objectif de ma réparation sera de faire passer tout
le lambeau externe sous le lambeau interne ; je lui donnerai
toute la largeur possible et je ferai que les deux lambeaux
imbriqués soient fixés l'un à l'autre le plus solidement possible. Je place sur le bord du lambeau externe ce que j'appelle
des fils en U. » Pour les placer avec le Reverdin, on pique à un
ou deux centimètres de la ligne de section un lambeau aponévrotique puis l'autre ; le chef d'un fil est introduit dans le
chas de l'aiguille puis celle-ci est retirée ; le premier chef est
passé. On reprend de nouvean le Reverdin et on fait à un ou
deux centimètres à côté des ponctions analogues aux pre-

mières, on saisit le second chef du fil qu'on ramène comme le premier. On a ainsi un U dont la branche horizontale est formée par la portion moyenne du fil et les branches verticales par les deux extrémités...

« Le fil placé sur ce bord est conduit le plus loin possible sous le lambeau interne, quand on le serrera, il entraînera le bord du lambeau externe le plus loin possible sous le lambeau interne. Quatre ou cinq de ces fils sont ainsi placés de haut en bas et assureront l'introduction de tout le lambeau externe sous l'interne. Puis, comme le lambeau interne pourrait se recroqueviller, pour le forcer à s'étaler au-devant du lambeau externe, je place sur la paroi antérieure et en dehors des fils superficiels simples qui sont d'autre part fixés au bord du lambeau interne. Lorsque ceux-ci seront serrés, le lambeau interne sera attiré au-devant du lambeau externe. Cette double manœuvre un peu compliquée à décrire est très simple à exécuter, beaucoup plus simple que la plupart des manœuvres décrites dans toutes les opérations réparatrices et autoplastiques.

Les fils étant en place, je retire les pinces et je serre les fils. Les fils profonds sont serrés, et on voit la paroi externe venir prendre place sous la paroi interne. Les fils superficiels sont serrés, et la paroi interne vient s'étaler sur toute la hauteur de la paroi externe. A la vue et au toucher, il en résulte la formation d'une sorte de monticule épais et résistant qui donne à la main la notion parfaite de sa résistance aux efforts profonds. On pourrait faire une réserve et admettre que le cordon qui est derrière et qui est nécessairement serré contre ce monticule musculo-membraneux fixé par des cicatrices pourrait être gêné. Il n'en est rien, je n'ai aucun exemple d'une conséquence fâcheuse pour le cordon ou pour le testicule. »

Dans la technique de Lucas-Championnière, l'accolement de surfaces aponévrotiques est une simple superposition dans le plan horizontal ; le lambeau aponévrotique qui contient la branche horizontale de l'U passant au-dessous de l'autre.

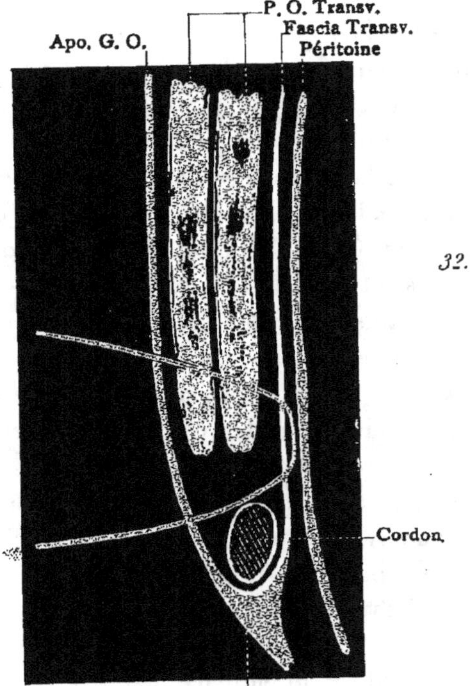

Procédé d' Estor.

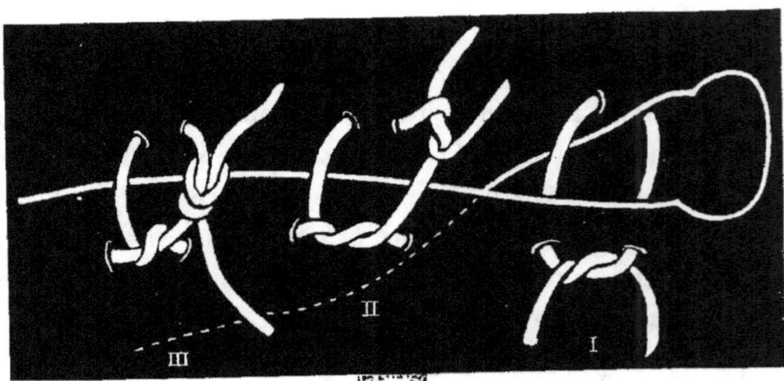

Sutures selon la méthode de Mariage.

L'accolement peut être aussi une juxtaposition dans le plan vertical ; pour cela il suffit de replier en avant les extrémités des lambeaux aponévrotiques, dans ce cas il faudra aussi compléter l'affrontement par des points ordinaires fixés sur les extrémités des lambeaux.

Au lieu d'être placé horizontal l'U peut être vertical et juxtapose dans le plan vertical les deux lèvres aponévrotiques. C'est ce que fait Le Dentu quand il a incisé l'aponévrose du grand oblique. Sa technique, dans ce cas, n'est qu'une variante du procédé de Championnière.

D'autres auteurs emploient des points un peu plus compliqués ; Mariage, de Valenciennes (quoiqu'il fasse aussi la reconstitution de la paroi postérieure) s'attache beaucoup à faire chevaucher l'une sur l'autre les deux lèvres aponévrotiques. Voici le point qu'il emploie pour cela (V. schéma 33). Le numéro 1 représente une anse de fil (presque un point en U, réunissant les deux lambeaux aponévrotiques, serré il produira déjà un accolement de surface. Mais on en fait encore un autre. Le chef (a) du fil est fixé de nouveau au lambeau supérieur de l'aponévrose (II) en tirant sur deux chefs et en les nouant on produit le second accolement.

Les tissus pris dans la suture varient aussi beaucoup suivant les auteurs ; les uns ne prennent que l'aponévrose du grand oblique soigneusement disséquée ; les autres, au contraire, comme Championnière le recommande, prennent tous les tissus quelconques qu'ils rencontrent au-devant du cordon, de manière à obtenir une paroi antérieure solide. Certains ramassent une grande quantité de tissus et même le bord musculaire du petit oblique et du transverse.

On peut ainsi trouver toutes sortes de transitions entre le Lucas-Championnière et la méthode de reconstitution antéfuniculaire de la paroi postérieure à laquelle on peut arriver soit en partant du Lucas-Championnière soit du Bassini. Baillet, d'Orléans, par exemple emploie un procédé qui est « plus ou moins celui de Lucas-Championnière », il fait deux plans : 1° un profond important réunissant le bord du transverse et le ligament de Gimbernat, l'autre superficiel comprenant les aponévroses.

Comme le montre notre tableau n° I, le procédé de Lucas-Championnière, employé par un grand nombre de chirurgiens, est à peu près le seul dont on se sert pour la reconstitution de la paroi antérieure. Cependant l'accolement de surface déjà suffisamment complet avec les fils en U peut être augmenté par d'autres procédés. Nous ne citerons que celui de Reverdin qui est fort ingénieux. « Je traverse, dit-il, le collet du sac aussi haut que possible, le lie avec un fil double et fixe volontiers le moignon à la paroi abdominale. Après avoir fendu l'aponévrose du grand oblique, je suture la lèvre interne au ligament de Poupart et sa lèvre externe (ramenée au-devant du grand oblique) à l'aponévrose. C'est en somme le gilet croisé ; les piliers sont rapprochés par les sutures nécessaires et possibles sans compression exagérée du cordon. Je fais toutes mes sutures nombreuses avec le catgut préparé d'après ma méthode de stérilisation. Je fais toujours 3 nœuds et coupe court. Hémostase très soignée. » (Voir Referendum). Il est impossible de trouver mieux comme accolement aponévrotique puisque sur toute son étendue la paroi antérieure est doublée. Ce procédé cependant présente une petite difficulté pratique. Une fois la lèvre interne de l'aponévrose du grand oblique suturée à l'arcade crurale il est peut-être mal commode de suturer à plat la lèvre externe rabattue au-devant du grand oblique. Fournel, dans une manœuvre analogue à celleci, se sert d'un point spécial que nous décrirons.

Tuffier emploie aussi le procédé de Lucas-Championnière en insistant sur un point spécial. Il fait la section de l'aponévrose du grand oblique, récline le petit oblique en haut, isole et coupe très haut le sac dans le ventre, puis reconstitue la paroi antérieure du canal inguinal en faisant passer le cordon aussi bas que possible au niveau même de l'insertion des deux piliers. De cette façon il laisse un espace aussi long qu'on le peut entre la suture péritonéale et l'orifice inférieur du canal inguinal.

On peut se demander si une reconstitution même parfaite

de la paroi antérieure est suffisante pour éviter toute récidive. La paroi postérieure, déjà affaiblie par le développement de la hernie, n'est pas renforcée par Championnière, et alors, il est toujours possible qu'un diverticule péritonéal de nouvelle formation passe à travers l'anneau profond, et se glisse entre la paroi antérieure solidement reconstituée et la paroi postérieure laissée intacte. Ce sera une hernie inguinale interstitielle aussi gênante qu'une autre puisqu'elle pourra faire souffrir le malade et s'étrangler.

Lucas-Championnière a bien compris combien la reconstitution de la paroi postérieure faite selon la méthode de Bassini était un progrès sur son procédé puisqu'il a essayé d'ajouter au sien celui du chirurgien de Padoue : de faire la reconstitution de la paroi postérieure en même temps que celle de la paroi antérieure. Mais il a vite renoncé à ce perfectionnement, parce qu'il a remarqué qu'on ne pouvait faire la reconstitution de la paroi postérieure, qu'à la condition de sacrifier celle de la paroi antérieure : aussi en est-il revenu à son procédé primitif. Il ne nous semble pas rationnel de délaisser le renforcement de la paroi postérieure. C'est lui, en effet, qui empêche toute récidive, puisqu'il supprime le point faible, aussi apporterons-nous une conclusion opposée à celle de Lucas-Championnière. Nous dirons : il est impossible de reconstituer solidement à la fois la paroi antérieure et la paroi postérieure, mais il est plus important de reconstituer la paroi postérieure, rempart contre les récidives. Aussi, plutôt que de délaisser le Bassini devons-nous sacrifier une partie du Lucas-Championnière.

Nous reconnaissons cependant que cette opinion ne doit pas être intégralement maintenue puisque dans le procédé que nous adopterons comme procédé de choix, on cherchera seulement à obtenir une paroi solide au-devant du cordon, sans paroi postérieure. Ce sera, en somme, un procédé de Lucas-Championnière plus complet, dont nous trouvons déjà un commencement de réalisation dans la technique publiée par ce chirurgien dans le *Journal de Médecine et Chirurgie pratique*, 1901.

C. — MÉTHODES RECONSTITUANT LE CANAL INGUINAL

α. Reconstitution du canal normal.

PROCÉDÉ DE BASSINI

En 1889, E. Bassini de Padoue publia un procédé de cure radicale qui était destiné à avoir un grand retentissement. Il pensa que pour éviter sûrement la récidive, il était nécessaire de reconstruire le canal inguinal tel qu'il est normalement, c'est-à-dire fait de deux ouvertures, l'une abdominale, l'autre sous-cutanée et de deux parois, l'une postérieure et l'autre antérieure entre lesquelles passerait obliquement le cordon spermatique.

Il réalisa la paroi postérieure de ce canal inguinal en abaissant jusqu'à l'arcade crurale le bord inférieur des muscles petit oblique et transverse et le tendon conjoint.

Dans la modification que Bassini a introduite dans la cure radicale, il y a deux parties à distinguer.

1° Le but qui est de reconstituer un canal inguinal nouveau ;

2° La réalisation qui consiste à refaire une paroi postérieure.

On ne fait vraiment un Bassini que si l'on exécute les deux choses, puisque, d'après lui, elles sont inséparables l'une de l'autre. Or l'expérience a montré que le but que voulait atteindre Bassini et ses moyens de l'atteindre étaient de valeur bien différente. La réfection d'un canal inguinal nouveau nous apparaît, comme à beaucoup, très discutable et nous préférons la suppression même du canal. La suture des muscles à l'arcade est au contraire un progrès d'extrême importance dont les procédés qui viendront après profiteront, de même que Bassini a profité de la ligature haute du sac et de la reconstitution de la paroi antérieure préconisée par Lucas-Championnière.

Cette méthode de reconstitution du canal inguinal a été acceptée avec enthousiasme par certains et rejetée par d'autres.

Ces derniers, partisans du procédé de Championnière, trouvent le Bassini inutile et disent : l'essentiel, dans la hernie inguinale, c'est l'extirpation du sac ; une fois que celui-ci n'existe plus la récidive est impossible et il suffit de refermer solidement la paroi antérieure.

Les partisans du Bassini peuvent répondre que, dans les hernies volumineuses et anciennes, la question ne se pose même pas : le Bassini est nécessaire. Le trajet inguinal, en effet, a été complètement transformé ; il a perdu toute obliquité, l'orifice profond s'est agrandi en dedans, l'orifice superficiel en dehors, avec l'index on déprime très facilement la paroi abdominale. On aura beau alors lier le sac très haut et reconstituer une bonne paroi antérieure, la formation d'un nouveau sac sera toujours possible. Le péritoine résiste à la poussée viscérale parce que partout il est soutenu par l'épaisseur de la paroi abdominale. Si l'anneau profond est large, le péritoine constituera à peu près seul la paroi et se laissera déprimer facilement pour former un nouveau sac.

Pour les hernies inguinales de moyen volume, les récidives après l'opération ne sont pas fréquentes, mais elles sont moins rares ou en tous cas plus possibles avec le procédé de Championnière qu'avec celui de Bassini. Un malade qui consent à être opéré de hernie, qui accepte l'anesthésie, un séjour au lit d'une vingtaine de jours au moins, veut être complètement débarrassé et ne pas risquer une seconde opération. Lors même que son canal inguinal n'est pas trop délabré, que la récidive n'est pas probable, pourquoi ne lui reconstituerait-on pas une bonne paroi postérieure capable de résister à tous les efforts et à toutes les poussées abdominales ?

Championnière pourrait-il, pour prouver la solidité du canal inguinal, faire comme Bassini le fit dans ses cinquante premières opérations : exciter les vomissements du malade après la reconstitution de la paroi postérieure, et trouver une région inguinale déjà capable de résister aux plus fortes pressions abdominales.

Six ou sept minutes suffisent amplement pour suturer le tendon conjoint à l'arcade crurale, c'est un retard insignifiant pour une opération d'aussi courte durée.

De plus, Lucas-Championnière pense que l'usage du bandage est indispensable après l'opération ; c'est même d'après lui un élément de cure. « Enfin, dit-il, la persistance de la cure résultera des soins donnés au patient, du mode de protection, puis de l'application des bandages appropriés, faciles à porter et à surveiller. »

Bassini, avec raison, trouve étrange de considérer comme radicale une cure après laquelle le malade doit subir l'ennui d'un bandage. Il n'est pas nécessaire de se faire opérer, si, après l'opération, on doit être aussi incommodé qu'avant, même seulement pendant quelque temps.

D'autres auteurs repoussent la méthode de Bassini parce qu'elle leur paraît contraire à leur théorie dynamique du canal inguinal. Grastschoff, par exemple, trouvant que l'essentiel de la méthode de Bassini consiste à faire une paroi postérieure solide et laisser la paroi antérieure faible, la repousse comme contraire à la physiologie du canal inguinal. Pour lui, nous l'avons vu, il y a deux sortes de canaux : les uns perpendiculaires, les autres obliques, les premiers sont fermés directement par l'épaisseur de leurs bords qui résistent à la poussée abdominale ; les autres obliques se ferment indirectement. « Physiologiquement il n'existe qu'une seule fermeture indirecte bien typique, pour une ouverture par laquelle passent des organes d'un certain volume, c'est le canal inguinal. »

Voyons comment cette fermeture se produit. Pendant la pression abdominale les deux parois sont poussées l'une contre l'autre, le canal prend la forme d'une fente dont les deux lèvres adhèrent davantage à mesure que la pression augmente. Si la paroi antérieure est trop faible pour résister à la pression, elle cède en avant et laisse s'ouvrir l'orifice profond, chemin tout tracé pour une hernie, quelle que soit la force de la paroi postérieure. Il faut, pour que rien ne se produise que les deux parois cèdent en même temps tout en gardant un contact intime.

Quant au sac, « pour les canaux obliques, son importance est discutable. Si la résistance des parois est bien équilibrée, rien ne peut sortir par le canal, même s'il existe un sac. Il faut par conséquent chercher à faire une bonne paroi antérieure et ne pas se préoccuper du sac. » « Pour que cette méthode soit efficace, il faut qu'il existe une paroi postérieure du canal inguinal. Aussi ce procédé s'applique-t-il mieux aux petites hernies qui n'ont encore existé que depuis quelque temps. » Cette théorie ne nous paraît pas tout à fait exacte. Nous pensons que peu de chirurgiens seront d'accord avec M. Grastchoff pour respecter le sac. Quelques remarques nous paraissent aussi nécessaires.

Pour que le trajet inguinal puisse être considéré comme un canal oblique et à fermeture indirecte, il faudrait que l'aponévrose du grand oblique s'appliquât directement contre l'orifice profond pour maintenir sans intermédiaire le péritoine poussé dehors par le mécanisme de l'effort. Or, il n'en est pas absolument ainsi : entre le péritoine et l'aponévrose du grand oblique, il y a une épaisseur notable de tissus (tissu cellulaire sous-péritonéal, fascia transversalis, transverse et petit oblique). Nous avons vu en effet, dans la partie anatomique, que l'orifice profond était situé au niveau du fascia transversalis et que durant quelques millimètres, la paroi antérieure du canal était constituée par les muscles petit oblique et transverse. Si tous ces tissus ne sont pas suffisamment résistants, quelle que soit la force de la paroi abdominale antérieure, un petit infundibulum péritonéal pourra se former dans leur épaisseur ; dès qu'il arrivera sous l'arcade formée par les muscles petit oblique et transverse, il y aura hernie. Celle-ci ne tardera pas à se développer parce que la poussée abdominale s'exerce bien directement contre l'aponévrose du grand oblique, mais peut (une fois le sac amorcé) se décomposer dans le sens de la moindre résistance, c'est-à-dire en bas et en dedans en s'insinuant entre les parois du canal.

On pourrait donc considérer, à cause de l'épaisseur de la paroi, l'orifice profond comme un canal perpendiculaire à l'abdomen et admettre que, quelle que soit la résistance de la paroi antérieure ou l'équilibre des parois, une amorce de hernie y est possible, si l'anneau profond est tant soit peu faible ou large. La hernie une fois amorcée, nous venons de montrer comment elle pourrait se développer.

Si même cette première objection était insuffisante, on aurait tort de considérer que la fermeture de l'anneau profond est produite par l'aponévrose du grand oblique. En effet, jamais la paroi antérieure ne pourra obturer parfaitement l'orifice de la paroi postérieure à cause de l'épaisseur du cordon. Le cordon enveloppé de la fibreuse commune a une forme à peu près circulaire et empêche par conséquent l'accolement des deux parois du canal ; les espaces libres sont bien remplis par du tissu cellulaire lâche, mais celui-ci peut facilement céder à la pression péritonéale.

Le canal inguinal n'est donc pas un canal oblique à fermeture indirecte et il est inutile d'essayer de réaliser l'équilibre de résistance entre les deux parois du canal. Le reproche fait à Bassini de trop renforcer la paroi postérieure du canal, par comparaison avec la paroi antérieure, n'est pas fondé et la suture du tendon conjoint et des muscles à l'arcade crurale est une excellente manœuvre.

Voici comment Bassini décrit sa technique opératoire : Nous empruntons en partie la traduction de Fournel :

« J'emploie l'anesthésie complète et une rigoureuse antisepsie. J'incise les téguments de la région inguino-scrotale herniaire ; je dénude l'aponévrose du grand oblique depuis l'anneau inguinal, orifice de la hernie, mettant à nu les piliers de l'anneau inguinal sous-cutané, je fais l'hémostase. Cela constitue le *premier temps* de l'opération.

« Dans le *second temps*, je coupe l'aponévrose du grand oblique depuis l'anneau inguinal superficiel jusqu'au niveau de l'anneau profond ; je dissèque ensuite en dessus et en dessous les deux bords de l'aponévrose du grand oblique, puis je détache et soulève en totalité le cordon spermatique et le collet du sac herniaire. Tenant l'index sous ces organes, j'isole les éléments du cordon spermatique, le collet du sac herniaire jusqu'à la racine de la hernie. Cet isolement se fait sans grande difficulté avec des instruments mousses, que la hernie soit acquise ou qu'elle soit congénitale. L'isolement du collet du sac doit être poursuivi jusque dans la fosse iliaque, c'est-à-dire là où est l'embouchure du sac lui-même.

« Aussitôt après, j'isole le corps et le fond du sac et je le replie en dehors. J'ouvre le fond du sac et j'examine s'il n'y a pas d'adhérences des viscères herniés. En cas d'adhérence ou d'épiploon épaissi, je détache les adhérences et j'extirpe, là où il le faut, l'épiploon. Je réduis les viscères, j'attire le sac (col) et j'applique sur son pédicule une ligature, puis je résèque à un demi-centimètre en dessous de la ligature. Si la hernie est volumineuse et que, pour cette raison, le col et l'embouchure du sac soient trop larges pour une ligature simple, j'applique en dessous de celle-ci (en dehors) une ligature en deux parties pour assurer la réunion et empêcher la chute du lien. Le moignon ainsi lié se rétracte dans la fosse iliaque interne.

« Avec la résection du sac et sa ligature jusqu'à sa racine est fini le second temps de l'opération.

« Dans le *troisième temps*, je dévie le cordon spermatique isolé en l'attirant légèrement en haut sur la paroi abdominale, jusqu'à ce que le testicule soit attiré en dehors du scrotum. Avec un écarteur aigu et large, je fais tirer en bas l'inférieur et en haut le supérieur des lambeaux de l'aponévrose du grand oblique, pour qu'il me soit facile de disséquer le conduit formé par le ligament de Poupart jusqu'à son bord postérieur, et un centimètre au delà du point où le cordon spermatique sort de la fosse iliaque, puis je détache, par dissection de l'aponévrose du grand oblique et du tissu adipeux sous-séreux, le bord externe du muscle droit antérieur de l'abdomen et la triple couche formée par le muscle petit oblique, par le muscle transverse et le fascia vertical de Cooper, de façon que cette triple couche puisse être attirée sans difficulté jusqu'au bord postérieur isolé de la corde de Poupart.

« Cela fait, je couds ces deux parties par une suture à nœuds sur une longueur de 5 à 7 centimètres, s'étendant depuis l'épine du pubis en bas, en dessous du cordon spermatique soulevé jusqu'à un centimètre de l'épine iliaque antéro-supérieure.

« Ainsi est terminé le troisième temps de l'opération et refaite l'ouverture interne ou abdominale et la paroi postérieure du canal inguinal.

« Pour cette suture que je viens de décrire, il est bon de faire des points séparés et de prendre deux ou trois centimètres du bord de la triple couche musculo-aponévrotique.

« Les deux premiers points appliqués tout contre le pubis comprendront aussi le bord externe du muscle droit antérieur de l'abdomen.

« Ce temps de l'opération fait, si on excite les vomissements du malade (ce que j'ai fait dans mes cinquante premières opérations), la région inguinale se montre déjà capable de résister aux plus fortes pressions endo-abdominales, et la triple couche musculo-aponévrotique fixée au ligament de Poupart se présente fortement tendue et immobile dans sa nouvelle position.

« Dans un *quatrième temps* ou acte opératoire, je mets en place le cordon spermatique, et le testicule s'il est dévié, je suture l'aponévrose du grand oblique, en rapprochant les bords des piliers ; je suture la peau ; enfin pansement.

« Je ne fais de drainage qu'en cas de hernie volumineuse, ancienne, quand la dissection et l'isolement du sac herniaire ont été pénibles. »

Nos figures (planches XXIX et XXX ; schémas 34 et 35) montrent les divers temps du procédé de Bassini tel qu'il est employé actuellement en France. Mais il est un temps spécial qui n'a jamais été négligé par les chirurgiens italiens et qu'on emploie rarement en France, c'est celui qui consiste à abaisser le fascia transversalis incisé jusqu'à l'arcade crurale. C'est *Crosti* (planche XXXI) qui a importé cette rectification en France, elle a fait le sujet de thèse du Dr Laffite. Cependant Bassini dans son mémoire de 1889 avait bien précisé ce point.

« Par la dissection, dit-il, je détache de l'aponévrose du grand oblique et du *tissu cellulo-adipeux sous-péritonéal*, le bord externe du muscle droit antérieur de l'abdomen et la triple

Procédé de Bassini- 1º, Temps.

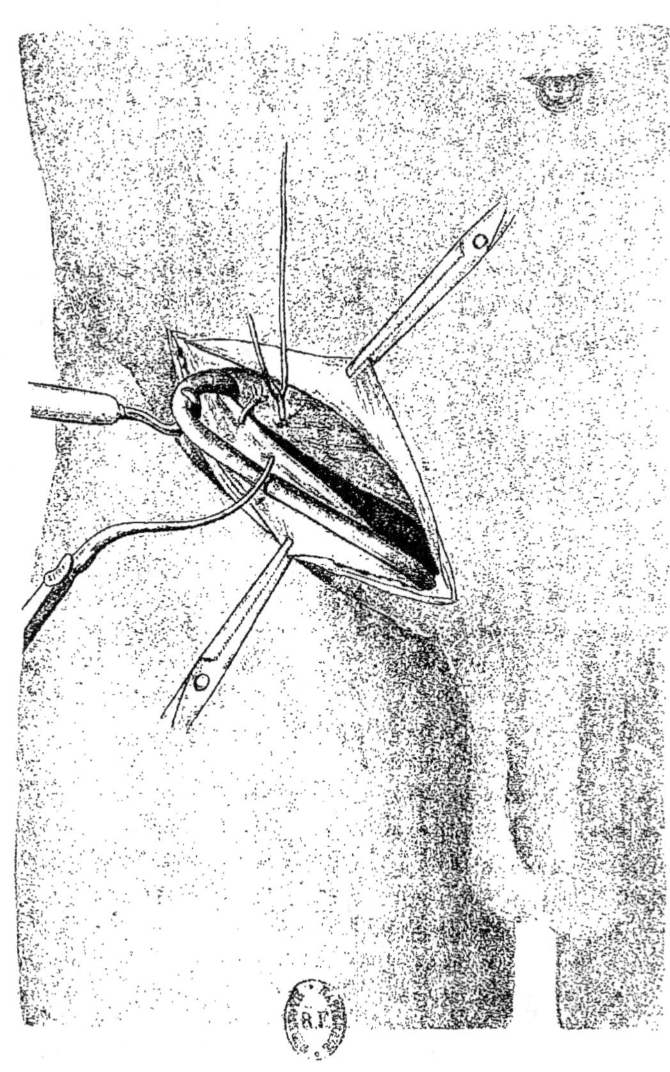

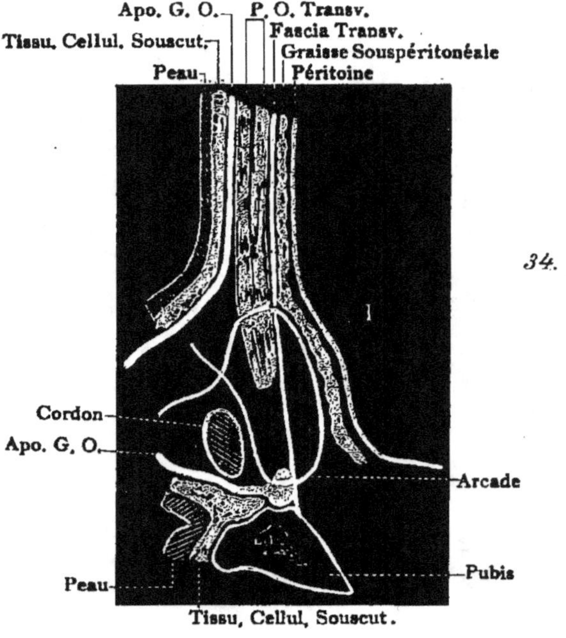

Procédé de Bassini.

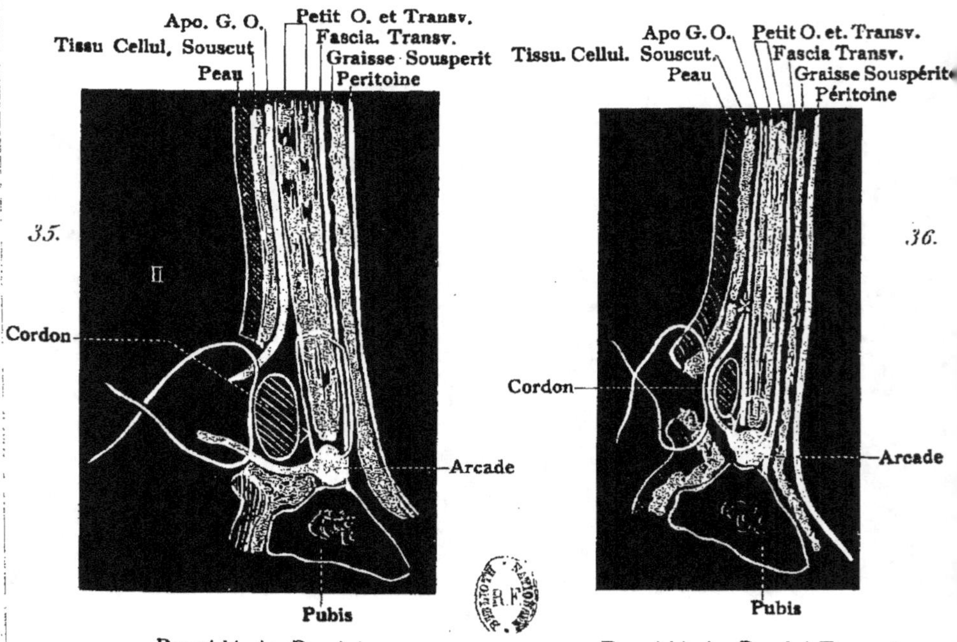

Procédé de Bassini.

Procédé de Bassini-Fournel.

Procédé de Bassini. 2º, Temps.

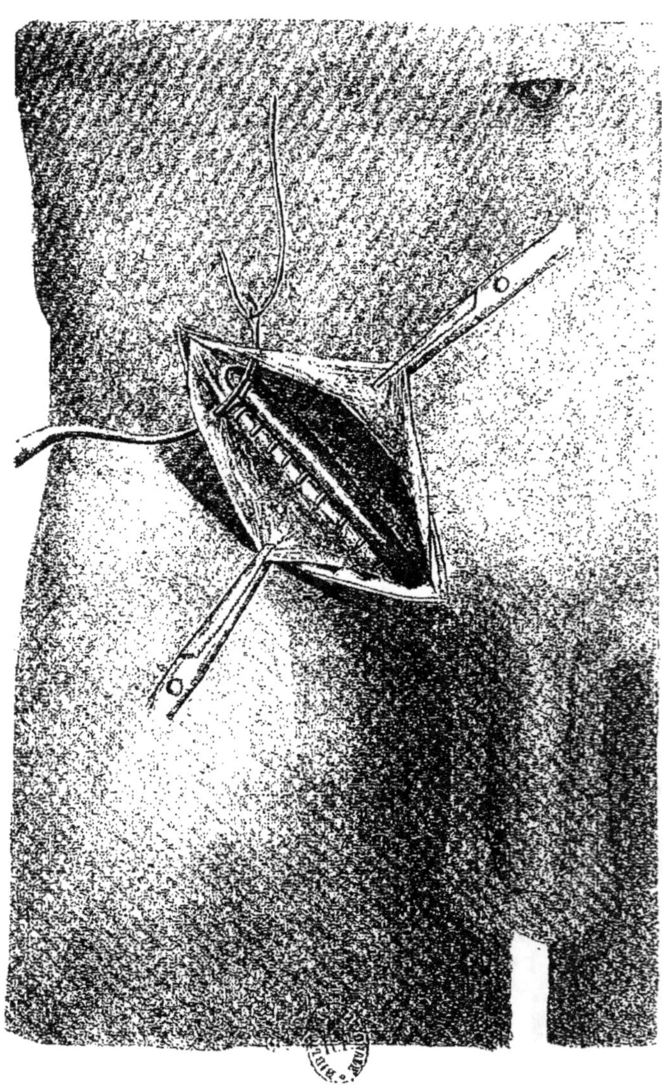

Procédé de Crosti.

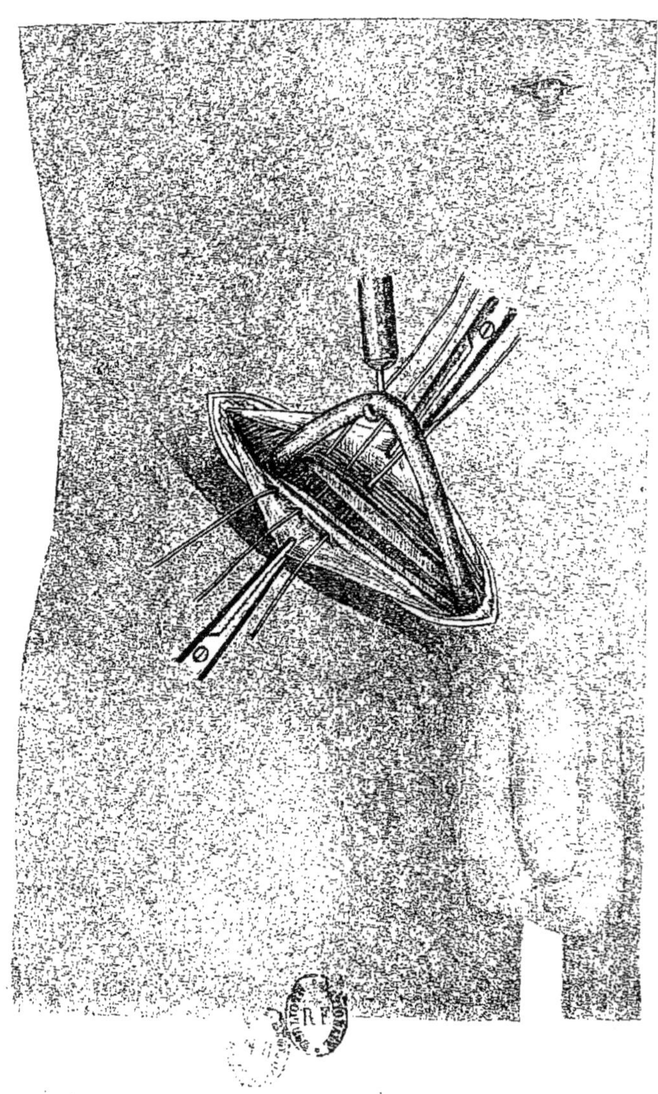

couche formée du muscle petit oblique, du muscle transverse et du *fascia vertical de Cooper.* » D'ailleurs dans les dessins qui illustrent le mémoire on peut voir le fascia transversalis incisé et les vaisseaux épigastriques à nu dans la profondeur.

Nous allons donc, en nous servant de la thèse du docteur Laffite, préciser quel est le procédé actuel de Bassini en insistant seulement sur le traitement du sac et celui du fascia transversalis, le reste de l'opération étant connu.

Traitement du sac et du fascia transversalis. — Contrairement à ce que disent la plupart des auteurs français, Bassini ne résèque pas le sac aussitôt après l'avoir disséqué et lié. Après l'avoir tordu comme Ball, il le place dans l'angle supéro-externe de l'incision où il servira plus tard à trouver l'épigastrique. L'arcade et la gouttière crurale sont mises à nu et disséquées, le fascia transversalis fendu.

« Puis dans un temps spécial il déchire ou le plus souvent il incise au bistouri le fascia transversalis ; l'incision est parallèle à l'arcade de Fallope, elle siège environ à la limite supérieure de la bandelette de Thompson ; en dedans elle va jusqu'au bord externe du droit antérieur, en dehors jusqu'au collet même du sac. Mais là le voisinage des vaisseaux épigastriques nécessite une grande prudence ; le fascia transversalis est chargé sur une sonde cannelée et coupé à vue. »

Pour trouver les vaisseaux épigastriques, il suffit d'exercer une assez forte traction sur le sac.

Comme nous l'avons montré dans la partie anatomique le sac est en contact en dedans avec l'épigastrique. On peut ainsi isoler les vaisseaux. De cette façon en engageant l'index derrière le fascia transversalis dans le tissu cellulaire sous-péritonéal et en le décollant du péritoine aussi haut que possible et dans toute la largeur de la paroi inguinale profonde, on peut saisir entre le pouce et l'index la triple couche constituant la paroi postérieure du canal et l'abaisser jusqu'à l'arcade crurale.

Il faut ensuite, pour la suturer, traverser ces 3 plans à 3 centimètres au moins du bord inférieur des muscles pour obtenir un bourrelet musculaire solide. Pour cela 3 gros fils de soie (nº 3) suffisent, le premier fixe à l'arcade le bord externe du droit antérieur, les autres fixent les muscles petit oblique, transverse et le fascia transversalis. C'est alors seulement que le sac est sectionné et disparaît, l'espace qu'il occupait est fermé.

Cette rectification de Crosti n'a pas eu en France un très grand succès et nous pensons que les chirurgiens qui l'emploient sont rares. Elle allonge, en effet, l'opération et la rend plus délicate, par l'incision du fascia transversalis et la recherche de l'épigastrique. Habituellement, les chirurgiens qui font le Bassini se contentent de prendre les deux muscles petit oblique et transverse, quelquefois le droit, sans trop se préoccuper si le fascia transversalis est compris ou non dans la suture. Cette technique abrégée nous paraît suffisante dans la plupart des cas. Certains chirurgiens y sont revenus après avoir pratiqué l'incision du fascia transversalis. *Mariage* (de Valenciennes) par exemple, dit: « J'emploie le procédé de Bassini avec de légères modifications. J'ai abandonné l'usage du temps spécial décrit par Laffite ».

Nous croyons, au contraire, que le temps spécial du Bassini, précisé par Crosti, doit être employé toutes les fois que la paroi postérieure est tant soit peu effondrée et que les muscles sont faibles. Elle permet en effet de ramasser une très grande quantité de tissu et assure une bonne reconstitution de la paroi postérieure. Un autre détail, très important à notre avis, c'est de piquer très haut, à 3 centimètres dans l'épaisseur des muscles, de façon à obtenir après suture un bourrelet musculo-aponévrotique très solide.

Tel est le procédé de Bassini ; il a subi un nombre infini d'objections, de perfectionnements, de simplifications. Nous allons étudier d'abord les modifications de minime importance ; puis nous en arriverons aux objections sérieuses et aux transformations importantes.

PETITES MODIFICATIONS DU BASSINI

Ces modifications peuvent porter sur l'incision cutanée, le sac, la réfection de la paroi postérieure et de l'orifice profond et sur celle de la paroi antérieure.

L'incision du Bassini qui empiète sur le scrotum fait courir à la plaie opératoire des risques d'infection provenant des nombreux poils et glandes de la région scrotale. C'est pourquoi beaucoup d'auteurs font l'incision plus haute. Pour Barnsby, par exemple, l'extrémité inférieure de l'incision doit arriver à deux centimètres environ au-dessus de l'orifice inguinal superficiel.

Sac.

Les modifications qui portent sur le *traitement du sac* sont nombreuses. Richard (in *Revue de Chirurgie*, 1902, page 398) propose une manœuvre qui éviterait les déchirures du sac qui constituent une complication fâcheuse et en rendent la ligature difficile, précaire ou impossible. Il opère de la façon suivante :

« Au lieu de rechercher le sac à la partie moyenne du cordon nous allons tout d'abord à la partie inférieure où nous découvrons généralement soit son fond soit ses bords. Dans ce cas nous suivons ce bord par en bas il nous conduit facilement jusqu'à la vaginale à laquelle il est plus ou moins intimement accolé ou avec laquelle il se continue le plus souvent à plein canal. »

Beaucoup d'autres ne se contentent pas de la simple résection du sac, ils y ajoutent la suspension à laquelle ils attribuent une grande importance. Cette fixation s'effectue habituellement par le procédé de Barker que nous avons décrit. La combinaison des deux procédés, Bassini et Barker, a été faite depuis longtemps par Berger (Thèse de Blaise, 1894). Schmidt emploie la fixation du collet du sac aussi haut que possible derrière les muscles en suivant le procédé de Berger pour plus de sécurité. Deletrez prend soin aussi d'attacher très haut le sac herniaire. D'autres (Fournier) font la suture du péritoine comme dans une laparotomie latérale. Arragon (de Bastia) fixe le sac à la paroi postérieure de la façon suivante. « Avant de faire passer mes deux fils dans la paroi, dit-il, je les passe dans le pédicule, un demi-centimètre au-dessus de la ligature, de telle sorte qu'il se produit une sorte de rouleau qui ferme bien hermétiquement et plus solidement la section du sac; je fixe ensuite les chefs sur la paroi comme il est prescrit. »

Modification dans la réfection de la paroi postérieure

C'est pour la *réfection de la paroi postérieure* que l'on a proposé le plus de modifications au Bassini.

Schwartz a fait remarquer que bien souvent le bord inférieur des muscles petit oblique et transverse est situé à une distance assez grande de l'arcade crurale. Dans le procédé de Bassini c'est le fil de ligature seul qui les maintient accolés au ligament de Poupart et comme par élasticité les muscles tendent à revenir à leur position primitive, exercent une très forte traction sur le fil et peuvent amener une section plus ou moins étendue des tissus compris entre les anses des fils de suture. Cela se produit même si l'on prend la précaution indiquée par Bassini qui recommande pour la suture de prendre une quantité suffisante de la triple couche formée par les muscles grand oblique, transverse et fascia transversalis.

Pour parer à cet inconvénient, Schwartz a ajouté au Bassini une modification qu'il appelle procédé d'abaissement. Voici comment il le décrit.

La paroi antérieure une fois incisée, le sac disséqué et re-

séqué, il faut disséquer la gouttière formée par l'arcade crurale ainsi que le bord inférieur des muscles petit oblique et
transverse. Cette manœuvre a pour but de permettre au chirurgien de les mobiliser afin de pouvoir les amener au contact
de l'arcade crurale qui constitue la paroi inférieure du canal
qu'il s'agit de reconstituer. Il faut alors mobiliser et abaisser
les muscles en les serrant à l'aide d'une pince hémostatique,
de manière à les amener au contact de l'arcade crurale.

Quand on trouve une paroi abdominale flasque et un muscle
petit oblique peu résistant et qui se dissocie facilement, il faut
abaisser très fortement le muscle, jusqu'à ce que son bord inférieur dépasse l'arcade crurale ; puis on le replie et on suture
les deux épaisseurs à l'arcade crurale.

« Le cordon étant toujours écarté en dedans, on passe 3 à 4 fils
de soie n° 2 dans le bord inférieur du rideau musculaire que
l'on vient de mobiliser ; on prend les chefs supérieurs des fils
dans une pince hémostatique pour les maintenir ; les chefs inférieurs sont passés dans l'arcade crurale immédiatement au
niveau de l'insertion des piliers du grand oblique. » On commence par nouer les fils externes et quelquefois pour obtenir
un rideau musculaire plus complet on repousse le cordon en dehors et on place 2 ou 3 fils en dedans de lui. La paroi antérieure est ensuite reconstituée et la peau suturée.

Reille dans sa thèse insiste sur les avantages du procédé de
Schwartz comparé à celui de Bassini. L'abaissement est-il une
innovation bien grande ? Schwartz ne libère que le petit oblique et le transverse, mais le transverse n'est guère mobile sur
le fascia transversalis et la libération ne doit pas toujours être
commode. A faire un abaissement, il est bien plus rationnel
d'opérer comme Bassini, d'inciser le fascia transversalis et de
prendre comme plan de décollement le tissu cellulaire sous-
péritonéal mince et lâche.

La triple couche est beaucoup plus épaisse, plus mobile que
la couche musculaire dont se sert Schwartz. C'est peut-être
parce que ce dernier n'incise pas le fascia transversalis qu'il
est obligé de recourir à son procédé de l'abaissement. D'ail-

leurs, ce dernier est contenu implicitement dans la technique de Bassini. Puisqu'on décolle avec l'index la paroi abdominale du péritoine, on tient cette paroi entre le pouce et l'index, et il n'est pas besoin de recourir aux pinces à forcipressure, pour tirer dessus et vaincre son élasticité.

Reille trouve encore un autre avantage au procédé de Schwartz. « Bassini, dit-il, suture les muscles au bord postérieur de l'arcade crurale, tandis que, dans le procédé que nous exposons, le bord inférieur du muscle petit oblique ou l'ensemble formé par le petit oblique et le transverse, est suturé au fond de la gouttière constituée par la face supérieure de cette arcade. La manœuvre de Bassini est parfois difficile à opérer, l'index peut n'accrocher la lèvre postérieure qu'avec difficulté, alors qu'il est toujours facile de reconnaître la gouttière de l'arcade crurale qui est, dans tous les cas, facilement accessible. »

Il est évident que si (et c'est exact au point de vue anatomique), on considère comme bord postérieur de l'arcade crurale la ligne suivant laquelle la bandelette ilio-pubienne s'unit au fascia transversalis, repérer cette ligne fragile et placer des sutures sur elle est très difficile et surtout extrêmement dangereux. Habituellement, au contraire, pour suturer les muscles, on repère le bord de réflexion de l'arcade crurale, solide, résistant, loin des vaisseaux et on repère, non seulement le bord de réflexion, mais encore la partie avoisinante de la gouttière. Ainsi les manœuvres qu'emploient Schwartz et Bassini se ressemblent beaucoup et la première n'est pas plus commode que l'autre. Il est sans doute facile de voir et de toucher la gouttière formée par l'arcade crurale, mais il est incommode et dangereux, à cause de la forme même et des rapports de cette gouttière, d'y placer un fil si l'on n'empiète pas sur le bord de réflexion de l'aponévrose du grand oblique.

Il faut, en somme, retenir du procédé de Schwartz que, quand on a disséqué les muscles de la paroi postérieure, si leur bord inférieur est trop éloigné de l'arcade crurale, on peut, pour diminuer le travail des fils, exercer des tractions (avec

le pouce et l'index ou des pinces hémostatiques) sur ces muscles, de façon à vaincre leur tonicité et les abaisser ainsi jusqu'à l'arcade crurale (1).

D'autres auteurs ont essayé d'assurer une union plus intime et plus rapide entre les muscles et l'arcade crurale par
d'autres artifices. Il semble difficile, en effet, qu'un tissu
fibreux comme l'arcade crurale puisse s'unir par une cicatrice
résistante aux muscles de la paroi postérieure, pendant le temps
relativement court où ces organes seront maintenus en contact
par des fils résorbables. Aussi *Chénieux* a-t-il eu l'idée de
faire des mouchetures : 1° sur la lèvre postérieure de l'arcade crurale ; 2° sur l'aponévrose du transverse et le bord
externe du muscle droit. Ces mouchetures sont destinées à
assurer l'union des bords affrontés par la suture qui reconstitue le plan profond du trajet inguinal.

Nous nous demandons si ces mouchetures sont bien effi-
caces ?

Toutes les manœuvres que nous venons de décrire montrent
bien que le point capital de l'opération de Bassini consiste à
obtenir une adhérence parfaite entre le bord inférieur des
muscles petit oblique et transverse et l'arcade crurale. Aussi
ne faut-il pas s'étonner si après l'abaissement et les mouchetures on ait proposé un très grand nombre de sutures spéciales.

Bassini employait la suture à la soie forte et à points séparés.
Bon nombre de chirurgiens qui emploient le procédé de Bassini faisaient un surjet, au catgut. Berger est revenu à la
technique première et a substitué les sutures entrecoupées à
la soie au surjet de catgut. Les points séparés présentent évidemment de grands avantages. Chaque point est serré séparément et par conséquent peut l'être plus solidement ; en plus, si
un point est peu solide ou tient mal, les autres continuent à
exercer leur action et maintiennent à peu près aussi bien les

______

(1) D'ailleurs, Schwartz pratique souvent la reconstitution antéfuniculaire ;
cette particularité, peu apparente dans la thèse de Reille, rend sa technique
plus rapide et plus sûre.

tissus en contact. Le surjet, au contraire, peut ne pas réaliser un accolement suffisant s'il n'a pas été bien soutenu ou bien si un seul point a déchiré les tissus.

Mais tout le monde n'est pas de cet avis puisque certains préfèrent dans ce cas le surjet aux points séparés. Yvert (de Dijon) remplace toujours le Bassini type à points séparés par la suture de la paroi postérieure du canal inguinal en surjet, de manière à former en serrant une sorte de bourse profonde fibro-musculaire qui lui paraît beaucoup plus résistante que la suture à points isolés.

Quand la paroi musculaire est extrêmement faible, on se demande si une simple suture est suffisante même si on prend beaucoup de tissus. Ne vaudrait-il pas mieux placer plusieurs étages de sutures? C'est ce que fait Yvert « Dans les cas même de faiblesse extrême de la sangle abdominale, je pratique 2, parfois 3 sutures du même genre superposées, dans le but d'augmenter l'épaisseur et la résistance de la région profonde du pli de l'aine. »

Cette manœuvre nous semble rarement indiquée mais peut donner dans quelques cas d'excellents résultats.

Certains emploient, pour obtenir une solide suture de la paroi postérieure, des points plus compliqués que les points séparés simples ou le surjet. Walther fait toujours la suture du petit oblique et du transverse à l'arcade crurale par deux ou trois points en U de crins couplés. Le point en U présente l'avantage de faire adhérer les tissus selon une plus grande surface que le point ordinaire.

Thiéry emploie aussi une suture spéciale. Il lie les fils de façon à adosser de larges surfaces (V. schéma 37).

Il lie les fils 1 et 2, 3 et 4 ensemble de chaque côté des lèvres de la plaie, puis il traite les fils 1' et 1'', 2' 2'', 3' 3'' comme des fils uniques qu'il noue ensemble par dessus les lèvres de la plaie. Cette manœuvre a l'avantage de solidariser les fils deux à deux et d'obtenir les avantages des fils en U.

Non seulement on a fait des modifications au Bassini à propos des points de suture, mais aussi à propos des tissus qui

Procédé de Bassini-Fournel. 1$\underline{\underline{o}}$, Temps.

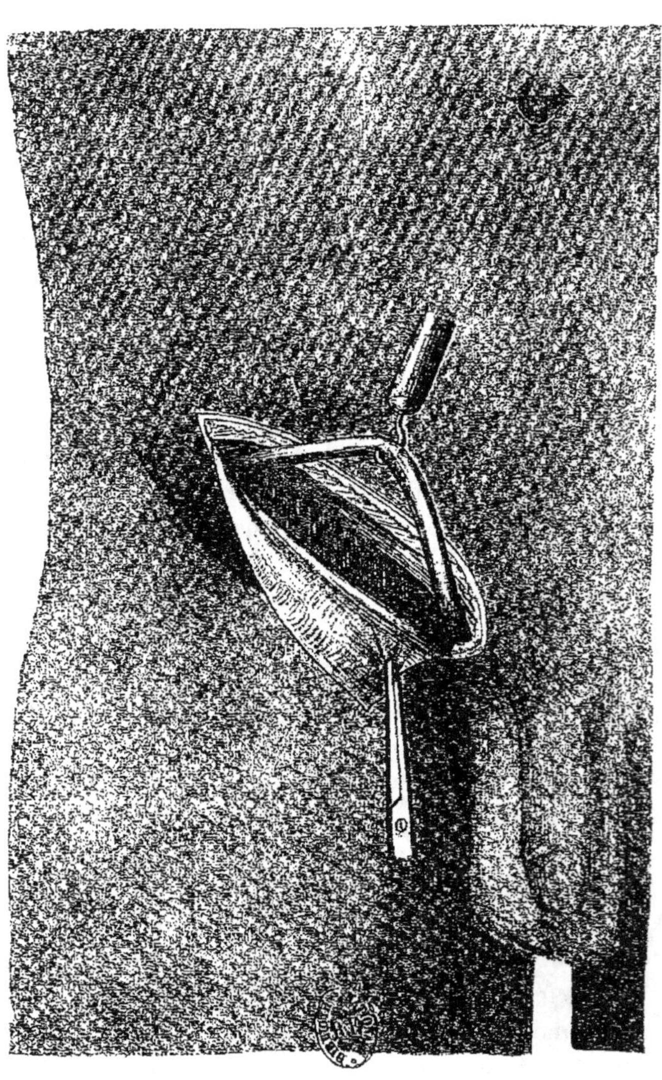

Procédé de Bassini-Fournel. 2º Temps.

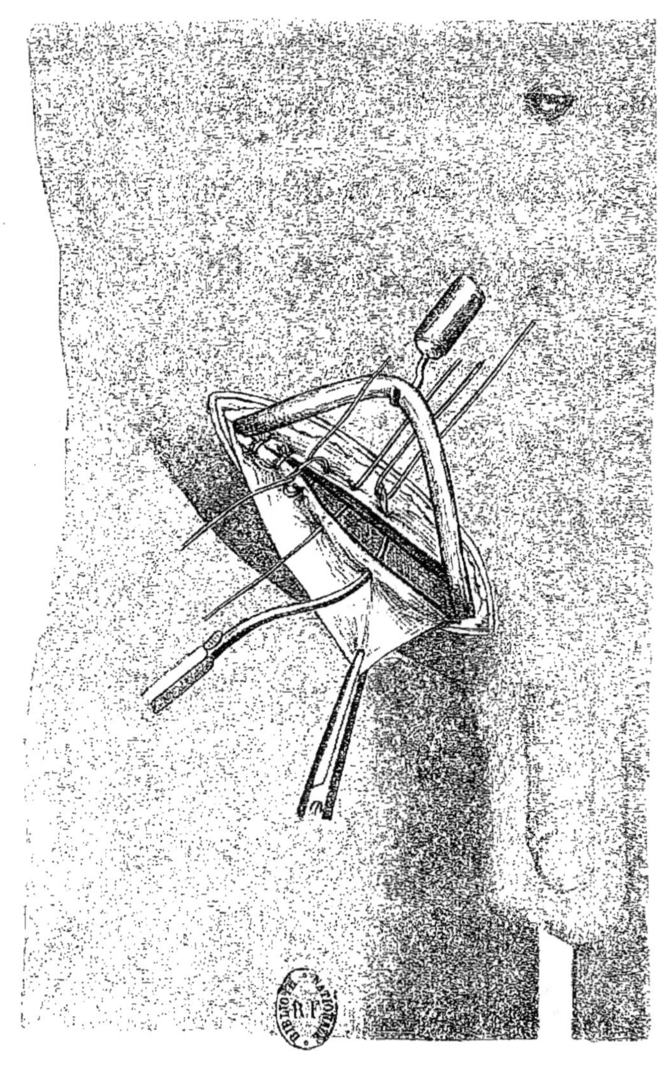

Procédé de Bassini-Fournel. 3⁰ Temps.

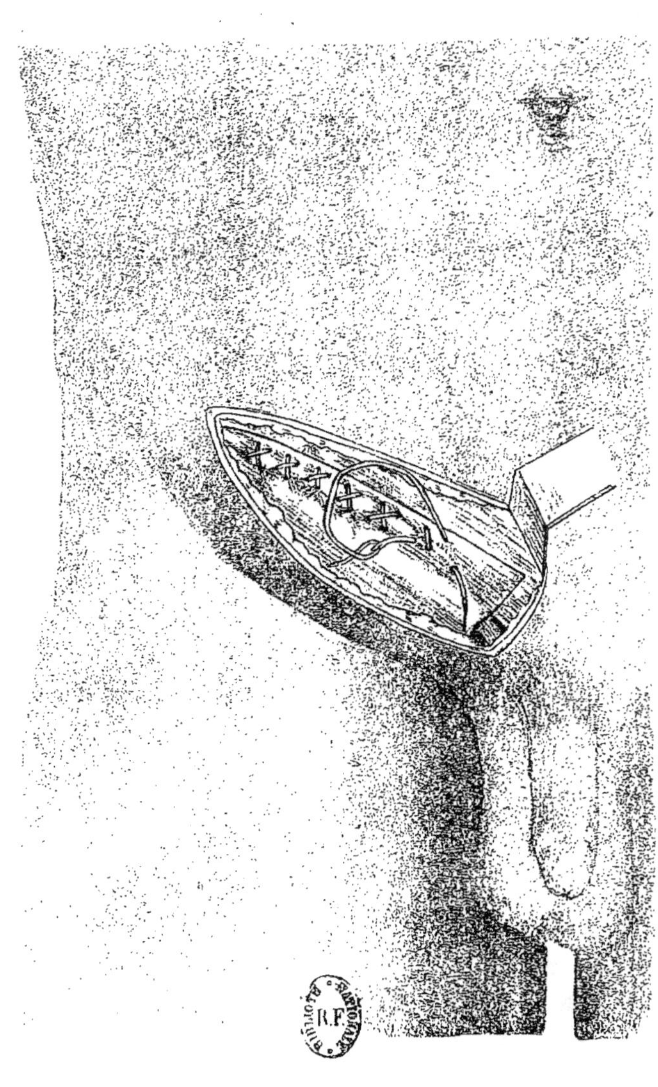

doivent constituer la nouvelle paroi postérieure. Prendre le muscle droit en bloc et le fixer à l'arcade crurale est assez difficile, aussi Michon préfère-t-il « ouvrir la gaine sur le côté, un peu comme dans le procédé de Berger et suturer le bord externe du muscle à l'arcade de Fallope, sans toutefois tailler de lambeau musculaire comme dans le procédé de Schwartz. » Mais nous savons que la gaine du droit est la continuation en dedans du tendon conjoint, quand on abaisse celui-ci vers l'arcade, la gaine et le muscle doivent y être attirés aussi. Il semble donc qu'après la suture du tendon conjoint à l'arcade, il est plus facile d'y amener le muscle avec une gaine intacte qu'avec une gaine incisée.

La triple couche qui forme, avec la technique de Bassini, la paroi postérieure a paru insuffisante à Fournel au moins dans certains cas. « Sans doute, dit-il, elle peut être très nette et suffisante chez les athlètes bien musclés, mais chez les individus faibles et précisément chez ceux qui auraient besoin d'une bonne reconstitution, l'épaisseur de la couche musculaire peut être restreinte. »

En effet, comme nous l'avons dit dans la partie anatomique, rien n'est plus variable que le petit oblique et le transverse dont la minceur et la fragilité est souvent remarquable.

Bassini ajoute bien aux muscles petit oblique et transverse le droit antérieur de l'abdomen, mais ce muscle, suivant une direction différente des autres et de l'arcade crurale, ne peut servir à renforcer la paroi postérieure que dans sa partie tout à fait inférieure et interne.

Fournel (planches XXXII, XXXIII et XXXIV; schéma 36) a modifié les incisions et les sutures de telle façon qu'il lui est possible « d'arriver à suturer à l'arcade de Fallope l'épaisseur tout entière de la paroi abdominale antérieure. Cette épaisseur tout entière, c'est-à-dire une paroi composée des muscles transverse, petit oblique, grand oblique et même si on le veut absolument, du muscle grand droit à sa partie inférieure sera suturée à l'arcade de Fallope derrière le plan soulevé ». La paroi antérieure a moins d'importance pour éviter la récidive, aussi Fournel s'en préoccupe peu.

Fournel trouve à son procédé un autre avantage que nous ne comprenons pas très bien. Il trouve qu'il donne à la paroi du ventre la même solidité que s'il n'y avait pas de testicule et par conséquent de cordon, « ou du moins, dit-il, le point faible qui peut représenter l'entrée du nouveau trajet inguinal du côté de la cavité abdominale se trouve rejeté plus haut et ne se trouve plus en face de l'infundibulum péritonéal laissé après résection du collet du sac ». D'abord la hauteur de l'orifice de sortie du cordon n'a aucune importance, puisque les viscères sont poussés contre le péritoine, non par la pesanteur, mais par la pression abdominale s'exerçant partout normalement à la surface péritonéale ; ensuite nous ne voyons pas pour quelles raisons dans le procédé de Fournel (dont les incisions ont la même longueur que celles du Bassini), l'orifice de sortie du cordon serait plus haut et plus loin du collet du sac que dans les autres techniques.

Voici, d'ailleurs, son mode opératoire :

PROCÉDÉ DE FOURNEL

« *1er Temps.* — *Incision de la peau* (temps banal). L'incision est située au devant du trajet inguinal, dans la direction de ce trajet, dont l'extrémité inférieure descend à un centimètre au-dessous de l'orifice inguinal externe.

« *2e Temps.* — *Incision de la paroi antérieure du trajet inguinal* (*temps spécial dans notre technique*).

Au lieu d'inciser, comme tous les autres opérateurs, la paroi antérieure du trajet inguinal en son milieu, ce qui forme deux volets égaux l'un à l'autre, le procédé de Fournel se propose :

α. De mettre sur un même niveau, de faire apparaître sur une même tranche sans qu'aucun de ces muscles dépasse l'autre, tous les muscles qui composent l'épaisseur de la paroi abdominale.

β. Il se propose de ne former, pour être rabattu ultérieurement, qu'un seul volet, au lieu de deux. Le premier de ces objectifs permettra d'embrocher facilement avec l'aiguille toute l'épaisseur de la paroi au moment de la confection des sutures profondes; le second objectif (un seul volet) donnera un volet assez large pour pouvoir constituer à lui tout seul la paroi antérieure du nouveau trajet inguinal.

« Tout cela est réalisé par notre incision latérale et courbe qui est taillée, soit au moyen du bistouri, soit plus facilement au moyen des ciseaux droits ou courbes aux dépens du pilier interne de l'anneau inguinal sous-cutané. L'incision étant terminée, le volet est rabattu en bas.

« *3e Temps.* — *Traitement du sac et de l'épiploon* (temps banal). Le sac herniaire, côté ouvert, l'épiploon attiré et réséqué, s'il y a lieu; le sac est disséqué, lié, puis excisé.

« *4e Temps.* — *Sutures profondes (temps spécial à notre technique).* Lorsque le chirurgien est arrivé à ce temps de l'opération pendant lequel Bassini reconstitue au canal une paroi ostérieure, en suturant à l'arcade de Fallope les muscles dont nous avons parlé, le chirurgien, pour exécuter notre procédé, chargera sur son aiguille, non seulement les muscles qu'y charge Bassini, mais encore la section de l'aponévrose du grand oblique. Donc grand oblique, petit oblique et transverse sont suturés à l'arcade de Fallope. Le cordon spermatique qui avait été récliné, attiré en haut et en dehors de la plaie pour permettre la confection des sutures (v. planche XXXII) se trouve alors en avant d'une gouttière dans laquelle on va le coucher avant de continuer l'opération.

« Nous insistons sur ce point que, alors que Bassini réserve l'aponévrose toute entière du grand oblique pour former ultérieurement une paroi antérieure, un nouveau trajet inguinal, le procédé Fournel comprend cette aponévrose dans la paroi postérieure du trajet, d'où solidité de la paroi à toute épreuve.

« *5e Temps.* — *Sutures superficielles, formation de la paroi antérieure du nouveau trajet.* — *(Spécial à notre technique).* —

Coucher le cordon au fond de la gouttière puis transformer cette gouttière en canal en rabattant au-devant du cordon le lambeau aponévrotique jusqu'alors inutilisé (Voir planche XXXIII).

« ... Les points que nous employons et qui nous permettent de coudre à plat le volet aponévrotique sur l'aponévrose même, dont il n'est qu'une dépendance, ne peuvent se déchirer. Les figures permettent de les comprendre (Voir planche XXXIV et schéma 36), de les exécuter à l'instar des couturières qui les connaissaient avant nous. Rien de plus facile pour exécuter cette mise en place du lambeau et des sutures superficielles que de décoller avec le bout de l'index et de récliner légèrement en haut et en dedans la lèvre interne de l'incision cutanée.

« 6ᵉ *Temps. — Suture de la peau. — Temps banal.* — On peut le plus souvent se dispenser de drainer. »

Si l'on adopte le principe de la reconstitution du canal inguinal, la modification de Fournel nous paraît dans certains cas devoir être acceptée ; à cause de la résistance du grand oblique elle doit donner une solide paroi postérieure ; mais en revanche la paroi antérieure est affaiblie et en plus inutile : la suture spéciale inventée par Fournel applique simplement à plat le volet aponévrotique sur le reste du grand oblique, elle ne le tend pas solidement comme le font les autres fils ordinaires ou en U. En somme le procédé de Fournel ressemble à celui de Postempski nº 1 que nous décrivons et revient à faire une reconstitution rétro-funiculaire de la paroi abdominale. Il présente cependant sur le Postempski l'avantage que le cordon n'est pas directement sous la peau, protégé qu'il est par le volet aponévrotique du grand oblique.

On peut se demander si au niveau de l'orifice profond, le cordon ne peut pas être étranglé par la triple couche musculaire (grand oblique, petit oblique et transverse) qui ferme son orifice de sortie. Les muscles, petit oblique et transverse employés seuls à fermer cet orifice sont exclusivement muscu-

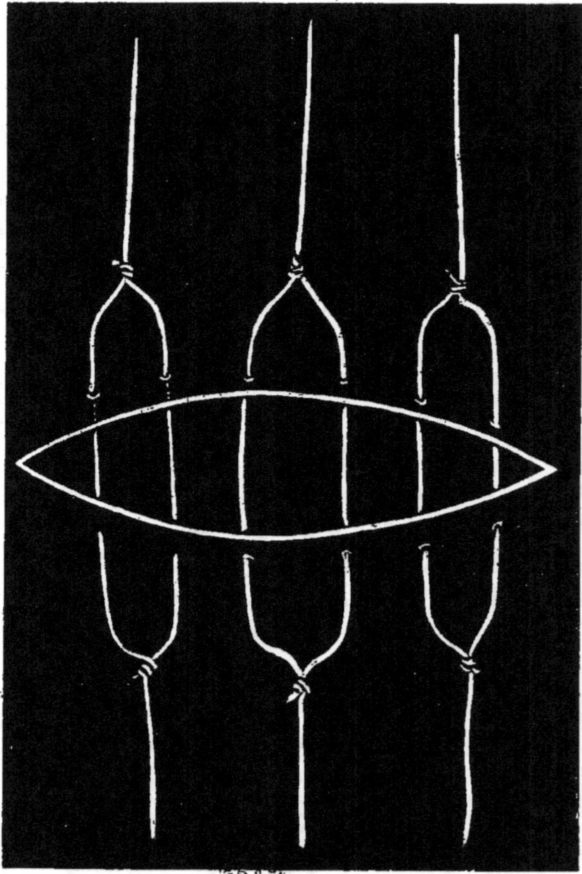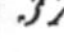

Suture selon la méthode de Thiéry.

laires à ce niveau et doivent en raison de leur élasticité enserrer moins brutalement le cordon que l'aponévrose du grand oblique fixe et inextensible.

Tandis que nous paraissons craindre, à cause de la compression du cordon, une obturation hermétique de son orifice de sortie, d'autres au contraire l'ont recherchée, poussés par l'idée d'éviter la récidive à ce niveau.

Polya a décrit dans le *Centralblatt für Chirurgie* de mars 1905 un procédé qui ressemble beaucoup à celui de Fournel. Il a remarqué que dans le Bassini les récidives qui n'étaient pas causées par la suppuration se localisaient en dehors au niveau de l'orifice de sortie du cordon et en dedans au niveau du muscle droit. Pour fortifier ces deux points faibles, il a institué à peu près la technique suivante. D'abord il sectionne l'aponévrose du grand oblique comme Fournel en faisant une incision courbe et plus interne que l'incision habituelle, le volet aponévrotique unique est abaissé, on peut ainsi trouver le sac et l'exciser, mais il faut ensuite reconstituer une paroi postérieure et surtout un orifice de sortie solide. Pour cela le cordon est fortement récliné en dehors, la triple couche musculaire grand oblique, petit oblique et transverse est réunie à l'arcade crurale; on a ainsi un orifice de sortie rétréci et qui, au lieu de se diriger en bas et en dedans, se dirige en haut et en dehors en sens inverse de l'infundibulum péritonéal possible. De plus Polya a renforcé la partie interne du trajet inguinal par un lambeau autoplastique musculaire pris dans le grand droit. Ce détail nous paraît inutile, car, quoi qu'en dise l'auteur, la technique de Bassini qui prend le droit et sa gaine dans un fil nous paraît suffisante et les récidives à la partie interne de l'orifice inguinal doivent être bien rares.

Nous pensons que ce procédé risque, comme nous l'avons signalé plus haut, à propos de celui de Fournel, d'étrangler le cordon au niveau de l'orifice profond du canal inguinal.

Les Italiens ont décrit bien d'autres manœuvres pour renforcer l'anneau profond; nous ne citerons que celles de Parona et Bottini.

Parona utilise le collet du sac à la fermeture de l'anneau profond. Il traite le sac comme d'habitude, le lie aussi haut que possible mais ne le résèque qu'un centimètre au-dessous de la ligature de façon à obtenir une collerette péritonéale. Cette collerette servira à fermer totalement l'orifice profond sans toutefois étrangler le cordon. Par un surjet de catgut monté sur une aiguille courbe on unit les bords du collet du sac à ceux de l'anneau, en faisant décrire au cordon une sorte de spirale autour du collet. Le cordon situé primitivement en bas et en dedans par rapport au collet du sac, sort de l'orifice profond en haut et en dehors. L'opération est terminée selon la technique de Bassini.

Bottini pense que le sac n'a pas grande importance pour la récidive de la hernie qu'il attribue surtout à un défaut de résistance de l'anneau profond, aussi cherche-t-il à obturer cet anneau le plus parfaitement possible. Il se sert au niveau de l'orifice profond d'un fil de catgut qui porte à chacune de ses extrémités une aiguille d'Hagedorn. Avec la première aiguille, il traverse vers le haut le bord inférieur des muscles petit oblique et transverse et l'aponévrose du grand oblique ; avec l'autre aiguille de la profondeur à la superficie, il traverse toute l'épaisseur du ligament de Poupart. On obtient ainsi une anse de catgut qu'on serre et qu'on noue. On en place d'autres si c'est nécessaire. Le reste de l'opération ne présente rien de particulier.

Cette multiplicité de perfectionnements prouve que la persistance de cet orifice profond est un obstacle à l'emploi du procédé et qu'il est impossible de trouver là un moyen de suture assez hermétique pour empêcher toute récidive.

Modifications au niveau de la paroi antérieure.

En raison de l'importance du plan postérieur, Bassini s'était peu préoccupé de la reconstitution de la paroi antérieure du canal, de nombreux chirurgiens ont essayé de perfectionner sa technique.

Pour obtenir un repérage plus facile des deux lambeaux aponévrotiques, on peut, comme Girou, Rochard et beaucoup d'autres pratiquer l'incision de la paroi antérieure entre deux pinces longuettes de Kocher qui restent en place jusqu'à la fin. Ce repérage permet d'opérer avec une plus grande rapidité.

Silhol, après avoir reconstitué la paroi postérieure, refait la paroi antérieure avec quatre points séparés sur l'aponévrose du grand oblique. Il les place, à l'exemple de son maître Walther, de manière à obtenir un accolement en surface des deux lèvres aponévrotiques. Il fait un point simple, seulement il pique de chaque côté l'aponévrose, très loin de la ligne d'incision, de façon à rapprocher les surfaces aponévrotiques en nouant le fil. Le cordon est placé entre les deux plans. Chez les enfants au-dessus de 6 ans chez lesquels il emploie volontiers cette double réfection, il réduit la reconstitution de la paroi postérieure à deux points. Par contre il place souvent un ou deux points aponévrotiques supplémentaires de manière à froncer l'aponévrose à la partie supérieure de l'incision.

A propos de la méthode de Championnière, nous avons décrit un point en U de Mariage que ce chirurgien emploie après avoir fait le Bassini. Buscarlet, tout en effectuant aussi le Bassini, emploie pour la reconstitution de la paroi antérieure une manœuvre analogue à celle de Reverdin. Il fait chevaucher les plans aponévrotiques l'un sur l'autre en insérant à l'arcade le bord interne de la plaie aponévrotique. La surface d'adossement est ainsi plus large et la réunion assurée.

Il faut, autant que possible, réduire, en suturant la paroi antérieure, l'orifice superficiel du canal inguinal. Pour cela, Depage a bien soin de dénuder, au cours de la dissection, le ligament de Colles, afin de pouvoir suturer le plan aponévrotique jusque sur le pubis et de ne laisser persister, à ce niveau, aucune ouverture. Il attribue à cette manœuvre une grande importance au point de vue des récidives et c'est dans le même but qu'il enlève autant que possible les fibres du cremaster. A son avis, c'est la suture du plan aponévrotique qui est le point essentiel d'une bonne cure de hernie. Quant à la ligature élevée du sac, il n'attribue à cette manœuvre aucune valeur.

Rappelons seulement la pratique de Fournel et de Polya qui, sectionnant en dedans l'aponévrose du grand oblique, obtiennent un seul volet inféro-externe qu'ils rabattent en avant du cordon.

Cette incision interne présente quelques avantages pour la paroi antérieure. D'abord les sutures profondes et superficielles ne sont pas exactement superposées, ce qui est un grand avantage dans le cas où elles n'auraient pas une résistance suffisante. De plus, cela permet une reconstitution plus commode de la paroi antérieure. « J'ai remarqué, dit Savariaud, que, lorsqu'on a refait la paroi postérieure, il ne reste plus de lèvre inférieure du grand oblique. En d'autres termes, il est difficile de ne prendre dans le plan postérieur que la lèvre postérieure de l'arcade. Trop souvent on prend trop de tissus, c'est-à-dire toute l'arcade et il ne reste plus rien pour faire la paroi antérieure. Depuis que mon attention s'est portée sur ce point, je parviens dans la grande majorité des cas à exécuter le procédé classique, correctement. Toutefois je dois reconnaître que la paroi antérieure est rarement très solide. » Cette remarque nous avait déjà été faite par M. le professeur *Soubeyran*, de Montpellier, elle nous paraît très juste et nous sommes partisan, aussi bien dans le Bassini que dans la reconstitution anté-funiculaire de la paroi, d'inciser l'aponévrose, non plus sur le milieu de la paroi antérieure, mais en dedans, de façon à obtenir des cicatrices sur des plans différents et un bon lambeau inférieur qui ne sera pas tout entier utilisé par la suture des muscles à l'arcade crurale.

Puisque le procédé de Bassini se préoccupe peu de la paroi antérieure et que celui de Championnière la reconstitue d'une manière excellente, bon nombre de chirurgiens ont combiné les deux procédés. Girou pratique le chevauchement des deux plans aponévrotiques. Berger, Bardesco, Stephanesco emploient depuis longtemps les fils en U, faisant chevaucher les deux lèvres fibro-musculaires de la paroi antérieure après avoir reconstitué la paroi postérieure selon le procédé de Bassini. Championnière l'avait essayé depuis longtemps mais il trouve avec raison qu'on reconstitue toujours une paroi aux dépens de l'autre et que si on pratique le Bassini on ne peut pas effectuer complètement son véritable procédé. Nous croyons qu'on doit d'abord faire une bonne paroi postérieure, puis utiliser ce qui reste pour la paroi antérieure beaucoup moins importante.

La plupart de ces manœuvres de réfection de la paroi antérieure sont bonnes et commodes ; il est indifférent de la faire avec des points simples ou en U séparés ou en surjet. Chacun emploie la manœuvre dont il a l'habitude avec le même succès que les autres.

Voilà exposées les objections de détail et les modifications qui en dérivent que les chirurgiens ont été amenés à faire subir au procédé de Bassini. Mais on lui a fait des objections bien plus graves que nous allons étudier et discuter, nous essaierons ensuite d'en profiter pour proposer un procédé.

1° *Blessure de la veine iliaque.*

Un des dangers qui a le plus frappé les adversaires de la méthode de Bassini est la blessure possible de l'artère et surtout de la veine iliaque externe. Ils ont insisté beaucoup sur ce fait qu'on avait tort de faire courir un si grand risque pour une opération qui devrait être généralement bénigne. L'étude des rapports anatomiques nous a montré combien la veine iliaque très volumineuse à parois fragiles et impossible à sentir à la palpation était près du point où l'on devait placer les sutures pour reconstituer la paroi postérieure. Pouchet a fait à ce propos des expériences intéressantes, il a placé des épingles sur le trajet que suivrait au niveau de l'arcade crurale l'aiguille effectuant le placement des fils de suture pour un Bassini. Il a ensuite disséqué soigneusement la région et observé que la veine iliaque était entourée d'une véritable couronne d'épingles ; il y en avait même une qui l'avait perforée.

L'observation clinique montre que ce danger n'est pas purement théorique ; il existe quelques cas de blessure opératoire de la veine iliaque dans le Bassini. Par rapport au nombre considérable de hernies opérées, ils sont extrêmement rares, on ne les publie pas toujours. Pouchet, cependant connaît une observation de lésion de la veine iliaque qui entraîna une mort rapide et vérifiée à l'autopsie.

D'ailleurs, pour avoir des accidents du côté de la veine fémorale, il n'est pas nécessaire de la perforer avec l'aiguille; au cas d'infection de la plaie opératoire celle-ci peut se propager à la veine iliaque. On ne compte pas les cas de phlébite légère survenant après la cure radicale. Si ces troubles de circulation veineuse passent parfois inaperçus ou se manifestent par des symptômes tout à fait bénins, d'autres fois après une marche insidieuse ils peuvent se terminer tragiquement. La mort subite emporte parfois les opérés de hernie sans qu'on puisse en trouver une explication satisfaisante. Ne faut-il pas la chercher quelquefois dans des thromboses larentes de la veine iliaque produisant des embolies mortelles. C'est l'opinion que G. Banti a exprimée dans une de ses décentes communications à l'Académie des sciences médicales et physiques de Florence. Il a rapporté plusieurs observations de mort subite constatées par lui à la suite de cures radicales de hernie. La plaie opératoire avait bien guéri, les suites de l'opération avaient été normales lorsque la mort survint brusquement sans raison apparente.

« L'autopsie révéla la cause de cette mort. C'était une thrombose veineuse formée dans la veine iliaque au niveau du champ opératoire et s'étant propagée plus ou moins loin dans le bassin. Cette thrombose avait déterminé une embolie mortelle de l'artère pulmonaire. »

Quelle est l'origine de ces thromboses. Les minutieuses recherches bactériologiques du Dr Banti lui ont permis de prouver qu'elles ne sont pas infectieuses et qu'on doit plutôt les rattacher à des endophlébites développées sous l'influence du traumatisme inflammatoire et déterminant la formation d'un thrombus. La mort subite dans ce cas-là surprend d'autant plus qu'aucun symptôme ni subjectif ni objectif ne permet de penser au développement de cette thrombose puisqu'elle n'amène ni douleur ni œdème dans le membre malade. Il semble prudent de suivre le conseil de Burci qui impose à l'opéré un séjour prolongé au lit s'il craint une lésion quelconque du système veineux.

Nous comprenons que de pareils accidents même exceptionnels aient conduit les chirurgiens à adopter un procédé qui éloigne les sutures de la région dangereuse où passe la veine iliaque. D'un autre côté faut-il renoncer pour cela à unir les muscles à l'arcade crurale, pratique si rationnelle et qui donne de si bons résultats? car à notre avis il est impossible de concilier ces deux propositions : passer loin de la veine et faire une bonne paroi postérieure.

Le point faible à fermer en effet est situé à côté du vaisseau exposé et pour fermer ce point faible, peut-on faire autre chose qu'abaisser les muscles petit oblique et transverse jusqu'à l'arcade crurale puisqu'en agissant ainsi on ne fait qu'imiter la nature. Elle fait arriver les muscles sur le tiers externe de l'arcade crurale, il suffit de prolonger par des sutures cette insertion sur toute l'arcade. Pour cela il faut passer près de la veine, mais cependant à une distance suffisante pour qu'on soit sûr de ne jamais la blesser si l'on opère avec soin. Il est évident que si l'on va ponctionner avec son aiguille la bandelette ilio-pubienne on risquera de perforer la veine qui en est séparée seulement par la mince lame du fascia transversalis, mais si l'on prend soin au contraire de traverser seulement le bord de réflexion de l'aponévrose du grand oblique, comme le font la plupart des chirurgiens, de faire toujours cheminer la pointe de l'aiguille vers la surface et de la guider avec la pointe de l'index, on opérera avec une sécurité absolue puisqu'on sera séparé de la veine, comme nous l'avons montré dans les rapports par toute l'épaisseur de la gouttière de réflexion de l'aponévrose du grand oblique.

2° Tiraillement du cordon.

Un des temps les plus contestés de la technique de Bassini est le déplacement du cordon pendant la reconstitution de la paroi postérieure.

On sait que Bassini recommande d'attirer le cordon légèrement en haut sur la paroi abdominale jusqu'à ce que le testicule soit attiré en dehors du scrotum.

Le cordon est soulevé jusqu'à un centimètre de l'épine iliaque antéro-supérieure.

Il suffit de relire notre chapitre d'anatomie sur le contenu du cordon pour se rendre compte que cet organe composé du canal déférent, de minces artérioles, de nombreux nerfs, de veines doit être d'une fragilité extrême et que, maintenus écartés pendant tout le temps de l'opération, ses éléments peuvent être tiraillés de façon plus ou moins violente et subir des lésions qui plus tard se manifesteront sous forme de funiculite, atrophie du testicule, névralgies, etc. Ces troubles consécutifs au déplacement du cordon ne sont pas aussi rares qu'on pourrait le croire, nous les trouvons signalés plusieurs fois dans notre enquête. Déjà Rochard dans son article de la *Presse médicale* du 28 novembre 1903 disait avoir vu signaler par Halsted (*Bulletin of the Johns Hopkins Hospital*, août 1903) quelques cas d'atrophie testiculaire. Ce chirurgien n'est pas le seul puisque P. Berger a dit en avoir observé quelques exemples surtout dans ses premières observations. Le professeur Forgue, de Montpellier, déclare aussi avoir observé des funiculites, orchites légères, phénomènes douloureux qui dans un assez grand nombre de cas résultaient du déplacement forcé du cordon.

Ce déplacement pendant l'opération n'est pas la seule cause des lésions funiculaires après le Bassini. S'il est tiraillé pendant l'opération, le cordon peut être, après qu'on a reconstitué le nouveau canal inguinal, comprimé d'une façon constante entre les deux parois ou bien au niveau des orifices. Werhoef, de Bruges, a modifié le Bassini pour pouvoir supprimer autant que possible la compression des vaisseaux et le gonflement du testicule; Rioblanc emploie le Bassini assez rarement parce qu'il lui reproche d'étrangler le cordon entre la paroi postérieure refaite du canal et l'aponévrose du grand oblique. Racoviceano signale aussi des douleurs par compression du cordon.

Cette compression ne doit pas étonner car Bassini ne loge pas le cordon dans un canal inguinal comparable au canal normal. Celui-ci a la forme d'un prisme avec une face postérieure, une antérieure et une inférieure entre lesquelles le cordon se trouve à l'aise. Dans le canal artificiel fait par Bassini, il n'y a que deux parois, antérieure et postérieure réunies en un bord supérieur et inférieur (arcade crurale), chaque mouvement des muscles abdominaux tend à les appliquer l'une contre l'autre, à fermer le canal et à comprimer le cordon. Il ne faut pas croire qu'il soit possible de reconstituer un bon canal prismatique en abaissant les muscles et le tendon conjoint à la bandelette ilio-pubienne pour conserver la gouttière de l'arcade crurale comme paroi inférieure. Nous avons déjà montré que la bandelette ilio-pubienne ne pouvait guère servir de point d'appui à la triple couche des muscles et du fascia transversalis épais et tendus et enfin que, si cela était possible, ce serait dangereux. Dans ce cas il vaudrait mieux s'abstenir du Bassini que risquer la blessure de l'iliaque.

3° Point faible au niveau de l'orifice profond.

Beaucoup ont reproché au Bassini de reconstituer un orifice profond trop faible dans les cas où la paroi musculaire est fragile.

Le grand nombre de perfectionnements apportés par Fournel, Polya, Parona, etc. en est une preuve. Toutes les récidives se produisent à ce niveau. « Quand il y a récidive de hernie, dit Lardennois, en mettant à part ces cas de hernie par glissement du gros intestin, il n'y a pas récidive dans le canal inguinal et les bourses, plus souvent une sorte d'éventration, de boursouflure à la partie supérieure et externe de la cicatrice. Le Bassini n'empêche pas cette boursouflure. »

Il suffira de se reporter à notre étude anatomique pour se rendre compte qu'on peut très difficilement fortifier avec le Bassini l'orifice profond du canal inguinal. Sans doute chez un malade bien musclé, les muscles petit oblique et transverse sont épais, résistants et solides et une fois fixés à l'arcade crurale circonscrivent bien l'orifice profond et empêchent la récidive. Mais qu'un sujet à faible paroi musculaire se présente avec un point faible occupant la plus grande partie de la paroi postérieure du canal, on ne pourra jamais faire un orifice profond solide faute de bons tissus dans le voisinage.

4° Superposition exacte des sutures.

Nous ne nous arrêterons pas longtemps à l'objection de Championnière qui reproche au Bassini de placer les sutures exactement les unes au-dessus des autres, et d'obtenir ainsi une série de cicatrices superposées qui résisteront difficilement à la poussée abdominale. Il nous semble au contraire que les sutures de Bassini ne sauraient se superposer puisque l'une se trouve au niveau de l'arcade crurale et l'autre au milieu de la paroi antérieure du canal inguinal. D'ailleurs si cet inconvénient existait il serait facile d'y remédier en faisant comme Fournel, Polya, etc., une incision plus interne sur l'aponévrose du grand oblique.

Voilà donc quelles sont les objections capitales que l'on a faites au Bassini. Celle du danger de la blessure de l'iliaque nous semble devoir être écartée, mais il reste celle du tiraillement du cordon pendant l'opération, de la compression du cordon par les deux parois du nouveau canal et enfin de l'insuffisante défense de l'orifice profond contre la récidive.

Néanmoins par comparaison avec les procédés précédemment employés *le Bassini* est un très grand progrès. Cette pratique restera et les autres méthodes ne sont après tout qu'un perfectionnement du Bassini.

β. Procédés qui créent un canal inguinal artificiel.

Tandis que Bassini essayait de faire un canal ressemblant le plus possible au trajet normal, d'autres auteurs ont voulu perfectionner la nature et construire un nouveau canal artificiel qui n'aurait pas les défauts de l'autre.

Phelps, par exemple, a ajouté à ses nombreux traitements du sac une originale reconstitution du canal inguinal. Pour traiter le sac, on a incisé le grand oblique, le petit oblique et le transverse et l'on est arrivé sur le fascia transversalis qui présente un orifice (anneau inguinal profond) par où sort le cordon. Il s'agit de faire suivre à celui-ci, à travers les divers plans de la paroi abdominale, un trajet absolument différent de celui qu'il suivait auparavant. Par conséquent on ne doit plus le faire sortir du fascia transversalis au niveau de l'anneau profond qui doit être suturé. Voici comment l'on procède. De chaque côté de l'orifice profond, on pratique une incision au fascia transversalis de 1 ou 2 centimètres d'étendue (v. planche XXXVIII et XXXIX). Une de ces incisions (inféro-externe) est réunie à l'orifice profond par une petite incision secondaire; par cette nouvelle incision on peut faire sortir le cordon de l'anneau profond et le loger dans l'incision inféro-externe. Il faut ensuite suturer tout ce que le bistouri a séparé et en plus les deux bords de l'anneau profond. Toutes ces sutures une fois effectuées, on a reconstitué le plan du fascia transversalis mais avec un nouvel orifice profond qui est beaucoup plus inférieur et externe que l'ancien. Il faut ensuite refaire tous les autres plans de la paroi en laissant dans chacun d'eux un nouvel orifice pour le cordon. Les 2 bords du muscle transverse incisés sont disséqués et isolés. Sur la lèvre supéro-interne de l'incision, on pratique une petite échancrure perpendiculaire à l'incision et à l'extrémité de cette échancrure un

Procédé de Phelps.   1.

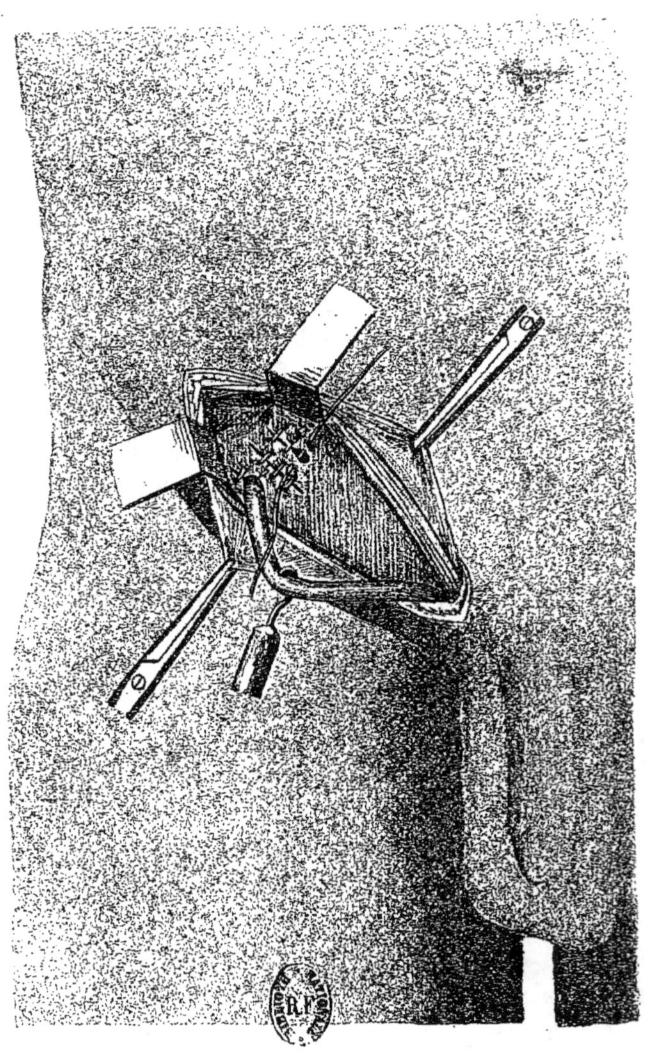

Procédé de Phelps.   2.

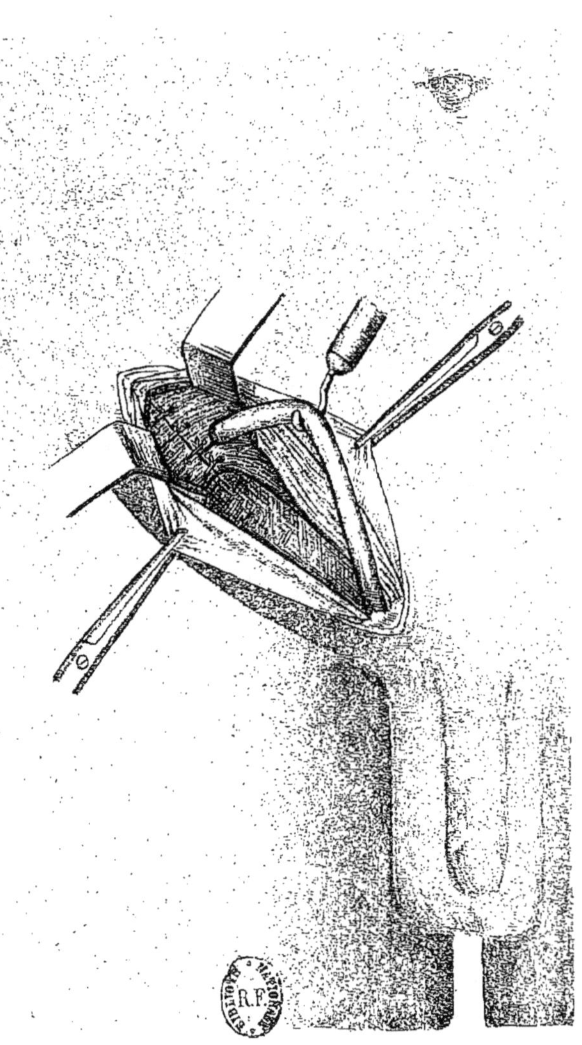

petit orifice dans lequel le cordon est placé. On ferme toutes ces incisions et l'on obtient ainsi le plan du transverse traversé seulement par le cordon.

La même manœuvre est pratiquée pour le muscle petit oblique et le grand oblique en ayant soin chaque fois de placer l'orifice pour le cordon un peu plus en haut et en dedans.

Phelps a deux manières de traiter le plan cutané et sous-cutané. S'ils présentent beaucoup de graisse il ne les unit pas et panse la plaie à plat. Si au contraire le sujet est maigre, il réunit la peau après avoir pris soin de drainer avec un petit tube et des fils de catgut.

Si la faiblesse des couches musculaires fait craindre que ce procédé ne réussisse pas, on peut adjoindre à celles-ci des treillis en fils d'argent qui fortifieront le trajet. Il ajoute à la paroi deux plans d'anses de fil qui sont disposées de la manière suivante. Dans la couche profonde ces anses ont une direction perpendiculaire à la ligne de suture, dans la superficielle au contraire elles ont une disposition oblique, de cette façon elles se croisent presque à angle droit avec les précédentes et forment avec elles les mailles d'une toile métallique destinée à résister aux plus fortes pressions abdominales.

Que l'on ait ou non employé les fils métalliques, lorsque l'opération est terminée la direction du cordon a totalement changé. Normalement il entrait dans la paroi abdominale par un orifice haut situé, suivait une direction oblique en bas et en dedans et en sortait par l'orifice superficiel à la naissance des bourses. Dans la nouvelle position au contraire son orifice profond est situé très bas et sa direction est de bas en haut et de dehors en dedans. L'orifice superficiel est situé plus haut que normalement.

Ces procédés sont curieux et ingénieux, mais donnent-ils vraiment de bons résultats dans la pratique ? Si l'on se rappelle qu'ils comportent un traitement du sac au moins aussi complexe que la reconstitution de la paroi, on peut juger du temps que mettra le chirurgien à effectuer de cette façon une cure radicale. Il vaut mieux choisir d'autres procédés qui donnent les mêmes résultats en beaucoup moins de temps. L'opération n'est pas seulement longue, elle est minutieuse, difficile et parfois impossible. Croit-on dans chaque cas pouvoir isoler et suturer séparément le fascia transversalis, le transverse et le petit oblique? La multiplication des sutures ne nous semble pas non plus une bonne pratique, plus elles seront nombreuses plus elles risqueront de suppurer et d'entraver la bonne nutrition des tissus. Cependant il est évident que le canal inguinal nouveau dirigé de bas en haut offrira au sac péritonéal de la récidive un chemin bien moins facile que l'ancien.

Mais cet avantage a aussi son inconvénient. Le trajet du cordon sera de beaucoup allongé puisque sortant du grand oblique plus haut qu'auparavant, il devra parcourir sous la peau un trajet supplémentaire pour parvenir à la racine des bourses. Nous avons déjà exposé, à propos du Bassini, les dangers du tiraillement et de l'élongation du cordon. De plus le trajet sous-cutané du cordon n'est pas sans offrir quelques dangers; il est plus exposé aux compressions et aux traumatismes de toute sorte.

Beaucoup de chirurgiens, par peur de suppuration interminable et d'élimination hésitent à introduire un ou deux fils d'argent dans une plaie. Que penseront-ils de Phelps qui en met deux plans? Ne doit-on pas redouter, après cette surcharge métallique, de graves troubles de la nutrition et des éliminations en masse?

D. MÉTHODE DE SUPPRESSION DU CANAL INGUINAL

Tandis que les chirurgiens précédents s'évertuaient à construire des canaux inguinaux identiques ou non au trajet normal, d'autres sont venus qui ont préféré supprimer tout trajet à travers la paroi abdominale et le remplacer par un simple orifice.

Il est vrai de dire tout d'abord que beaucoup de ceux qui ont agi ainsi ne l'ont pas fait par principe mais simplement pour une plus grande simplicité opératoire. Cette substitution cependant n'a pas été acceptée par tous. Un canal surtout un canal oblique semble un rempart précieux contre la récidive. Les deux parois pendant l'effort sont pressées l'une contre l'autre, ferment le canal et rendent la récidive impossible.

Nous avons montré en discutant les théories de Gratschoff que cette hypothèse du canal oblique dont les orifices se ferment par application des parois l'une contre l'autre nous séduisait peu. Qu'il nous suffise de rappeler : 1° que l'anneau profond du canal inguinal est situé sur le fascia transversalis et que par conséquent, il ne peut pas être fermé par l'aponévrose du grand oblique qui en est séparée par une certaine épaisseur de tissu ; 2° que la présence du cordon empêche l'exacte obturation de l'orifice profond.

Donc à Gratschoff reprochant à Bassini sa fermeture directe nous avons répondu que ce chirurgien ne pouvait pas faire autrement et qu'ils n'existait pas de canaux obliques se fermant indirectement. Mais maintenant nous pouvons répondre à Bassini : puisqu'on est obligé d'effectuer une fermeture indirecte, à quoi bon conserver le canal ? Chez un malade opéré par le procédé de Bassini, ce qui risque de céder à la pression abdominale, ce n'est pas le canal tout entier, mais seulement l'orifice profond reconstitué. Et en effet la paroi postérieure ne tend pas beaucoup à céder puisqu'elle présente une résistance continue et n'est interrompue par la présence d'aucun organe à côté duquel puisse se glisser un sac péritonéal. Au contraire pour bien résister l'anneau profond doit avoir des bords solides enveloppant exactement le cordon. Dès qu'un diverticule péritonéal l'aura franchi la hernie sera constituée et il dépendra seulement du temps et de quelques efforts pour qu'elle se développe à l'intérieur du canal et même fasse issue au niveau de l'orifice superficiel. Par conséquent si Bassini obtient de si bons résultats ce n'est pas tant pour avoir rendu au canal inguinal son obliquité que pour avoir exactement obturé l'anneau profond. Grastchoff a donc raison quand il dit que Bassini ne fait qu'une fermeture directe de la paroi abdominale. Mais n'est-il pas possible de faire cette fermeture directe de la paroi avec un seul orifice pour le cordon d'une manière plus simple et plus solide, en supprimant le canal inguinal et portant tous ses soins au renforcement de l'orifice par où passe le cordon. Or l'anneau profond du trajet reconstitué par Bassini présente des parois assez faibles : les bords du petit oblique et du transverse et le fascia transversalis forment un ensemble peu résistant chez les sujets à faible musculature. C'est pour cela que beaucoup de chirurgiens ont préféré ne pas diviser la paroi abdominale en deux parois secondaires, une antérieure, l'autre postérieure, mais n'en faire qu'une résistante qui serait traversée de part en part et au même niveau par le cordon. L'orifice de sortie de celui-ci serait ainsi fortifié par chacun des plans aponévrotiques ou musculaires de la paroi qui ensemble ne céderaient pas à la pression.

A côté de ces avantages théoriques, cette façon d'opérer n'est pas sans présenter beaucoup de commodité pratique. On n'a généralement pas à déplacer le cordon, si l'on veut on peut suturer toute la paroi en un seul plan, ce qui donne beaucoup de rapidité à l'opération.

Il s'est donc trouvé pour la hernie comme pour bien des choses que le procédé le plus simple est en même temps le plus sûr et le plus rationnel peut-être à cause de sa simplicité même.

Une nouvelle question se pose maintenant : où placer cet orifice de cette sortie? au niveau de l'anneau profond ou de l'anneau superficiel ? les deux solutions ont été proposées et mises en pratique, nous allons les étudier successivement.

Dans la première de ces méthodes, on reconstitue la paroi abdominale tout entière en arrière du cordon, c'est la reconstitution rétro-funiculaire de la paroi. Dans la seconde au contraire, tout le trajet du cordon est situé dans le tissu cellulaire sous-péritonéal, la paroi étant refaite au-devant de lui : c'est la reconstitution ante-funiculaire de la paroi.

*1° Suppression du canal inguinal. Reconstitution
rétro-funiculaire de la paroi.*

Toutes les raisons, que nous venons de signaler, font qu'il
ne faut pas s'étonner que la reconstitution rétrofuniculaire de
la paroi ait si peu de succès et soit pratiquée seulement par
deux ou trois chirurgiens. Quoi qu'il en soit, voici le procédé
de Postempski (n° 1) :

PROCÉDÉ DE POSTEMPSKI

Voir planche XXXV et schéma 38.

La peau est incisée à deux centimètres du pli inguinal et
parallèlement à lui depuis deux ou trois travers de doigt au-
dessous de l'épine iliaque antéro-supérieure jusqu'au delà de
l'anneau inguinal superficiel. Le tissu cellulaire une fois disséqué, on peut voir l'aponévrose du grand oblique, l'orifice
inguinal superficiel et ses piliers et une partie du sac herniaire quand il sort du canal; l'extrémité supéro-externe de
l'incision dépasse l'anneau inguinal profond d'environ deux
centimètres. Il faut ensuite ouvrir la paroi antérieure du canal
en ayant soin d'inciser l'aponévrose du grand oblique en
dehors, sur le pilier externe le plus près possible de l'arcade
de Fallope. On prolonge cette incision jusqu'à un centimètre
au delà de l'anneau profond. Ensuite on décolle avec le doigt
l'aponévrose du grand oblique des plans sous-jacents. Il faut
qu'elle soit complètement libérée pour qu'on puisse l'attirer
en bas jusqu'à l'arcade crurale. Le décollement est plus ou
moins étendu, selon la grandeur de l'anneau superficiel. Il ne

Procéde de Postemski.

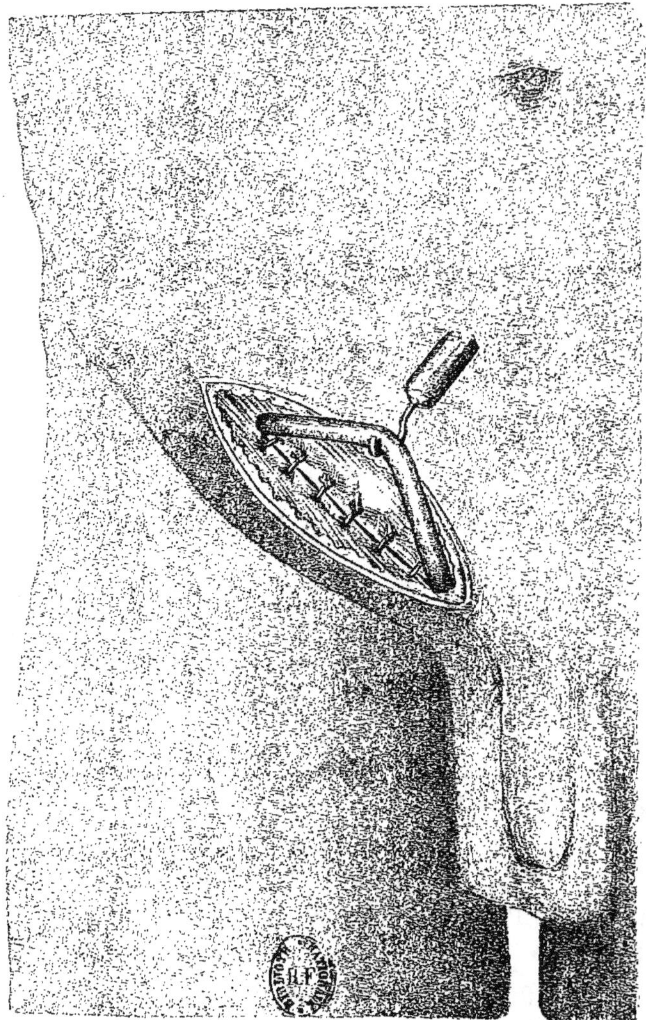

faut pas hésiter à trancher les insertions du grand oblique
sur le pubis pour pouvoir l'abaisser complètement et facilement. L'aponévrose du grand oblique incisée et réclinée,
il faut traiter la paroi postérieure de façon à amener les divers
éléments jusqu'à l'arcade crurale. Le petit oblique et le transverse sont libérés et incisés si c'est nécessaire, le fascia transversalis est récliné et incisé aussi très près de l'arcade crurale
dans toute la longueur de la plaie. On en arrive ainsi, comme
dans le temps décrit par Crosti pour le Bassini, à la graisse
sous-péritonéale et à l'épigastrique.

Il faut maintenant rechercher le sac : on récline le crémaster et une fois le sac trouvé, on l'isole jusqu'à son collet, on
l'ouvre, on vérifie s'il ne présente pas d'adhérences et à la fin
on le lie après l'avoir saisi et tordu au moyen d'une pince hémostatique. On résèque et on abandonne le moignon dans la
cavité abdominale.

Le cordon est alors isolé avec la plus grande délicatesse. Il
faut faire une hémostase parfaite, lier chaque veinule qui donne.
On l'attire et on le maintient en bas et en dedans vers le pli
inguinal pour pratiquer la suture de la quadruple couche à
l'arcade de Fallope. Avec l'aiguille on prend successivement,
en allant de la superficie vers la profondeur, le grand oblique,
le petit oblique, le transverse, le fascia transversalis. On
ressort en traversant l'arcade crurale d'arrière en avant. On
prend environ 1 centimètre de tissu et on place les fils à
1/2 centimètre de distance. On prolonge la suture en haut
jusque tout près du cordon. Une seconde série de points séparés est nécessaire, on les place entre les premiers pour obtenir
une adhérence parfaite entre les divers plans suturés. On aura,
en définitive, une reconstitution en bloc de la paroi abdominale. C'est alors que le cordon jusque-là récliné sera appliqué
sur l'aponévrose du grand oblique. Au devant de lui on pratiquera la suture du tissu cellulaire sous-cutané, puis celle
de la peau. Le cordon, en définitive, traversera la paroi abdominale à la partie supérieure de l'incision par une ouverture
qui ne doit pas être trop étroite. Les éléments du cordon pour-

raient être comprimés, les veines se gonfler, etc.; dans ce cas on ôtera le point de suture le plus externe et l'étranglement du cordon ayant été supprimé, la circulation normale reparaîtra.

Chez la femme le procédé est bien simplifié, puisque le ligament rond pouvant être sectionné, il suffit de reconstituer la paroi comme chez l'homme.

Kümmer opérait ses hernies inguinales avec une technique analogue.

Halsted a ajouté à la reconstitution rétrofuniculaire de la paroi la résection des veines du cordon, Il pense en effet que la dilatation de ces veines peut être une cause de hernie. Dans certains mouvements et à certains moments ces veines gorgées de sang dilatent les parois du canal inguinal, de sorte que, quand elles se vident, il en résulte un espace inoccupé, chemin facile pour les hernies. C'est pourquoi Halsted, dans presque toutes ses opérations, résèque les veines du cordon, même si elles sont normales. Il prétend ainsi avoir moins de récidives.

Rochard oppose à cette hypothèse les arguments suivants: ce n'est peut-être pas la dilatation des veines qui provoque la hernie, mais peut-être l'inverse, « ne pourrait-on pas dire, il y a commencement de hernie, pointe herniaire, gêne dans la circulation de retour et alors dilatation veineuse ». La résection veineuse serait alors inutile puisque la cure radicale suffirait à faire disparaître la stase due à la compression par le sac. De plus, il faut toucher au cordon le moins possible, les artères et les veines de cet organe se ressemblent assez et il ne serait pas sans danger de sectionner une artère du cordon.

Il n'est pas très prudent non plus de faire des résections veineuses dans une région où les hématomes sont si fréquents, risquent de s'infecter et gênent la coaptation des divers plans. Nous conclurons donc, comme Rochard, qu'il faut réserver la section des veines du cordon pour les cas où le malade porterait un varicocèle en même temps que sa hernie.

Voilà exposés les procédés de reconstitution rétrofuniculaire. On peut voir que relativement aux autres ils sont très peu nombreux et que même leurs inventeurs, témoins Kümmel et Halsted, ne les emploient guère plus maintenant. C'est que dans l'évolution de la cure radicale, cette méthode doit être considérée comme un tâtonnement ; on sent bien que le Bassini n'est pas parfait, que la suppression du canal est préférable à sa reconstitution. Mais ou conserve encore pour le cordon l'orifice de sortie du Bassini en haut et en dehors. Déjà et peut-être avant, certains ont trouvé la place convenable qu'il faut donner au cordon en faisant la reconstitution antéfuniculaire de la paroi.

2° Suppression du canal inguinal. — Reconstitution antéfuniculaire de la paroi.

La reconstitution antéfuniculaire de la paroi est une méthode de cure radicale qui consiste à reconstituer la paroi abdominale au-devant du cordon et à faire sortir celui-ci par un orifice unique situé en bas et en dedans, au niveau de l'anneau inguinal superficiel. Cette méthode est assez ancienne, puisque déjà, en 1891, deux ans après la publication de celle de Bassini, Mugnaï la décrivait dans la *Riforma Medica*. Depuis elle a eu une brillante destinée : elle comprend beaucoup de procédés et on peut dire qu'elle a été inventée simultanément par un grand nombre de chirurgiens. Il ne faut pas s'en étonner, car la reconstitution antéfuniculaire de la paroi paraît chose toute naturelle lorsqu'on se trouve devant un canal inguinal ouvert. La hernie, à mesure qu'elle s'est développée, a dilaté en dedans l'anneau profond, repoussant les muscles en dedans et en avant ; de sorte que la paroi postérieure du canal est presque entièrement remplacée par le sac. Le bord inférieur des muscles constitue au contraire la face supérieure empiétant un peu sur la face antérieure ; c'est en somme l'ancienne description classique qui est vraie dans un canal inguinal transformé par une hernie. Dans ces cas, lorsqu'on veut effectuer la suture de Bassini (bord inférieur des muscles suturés à l'arcade), on est porté tout naturellement à faire descendre ceux-ci au devant du cordon puisqu'ils s'y trouvent déjà. Nous allons montrer que cette technique a des avantages très considérables même sur la méthode de Bassini.

Les accidents les plus nombreux que l'on observe après le Bassini proviennent du tiraillement du cordon pendant l'opération. Tous les chirurgiens ont remarqué que le réclinement forcé et prolongé en dehors ou en dedans pouvait être suivi de troubles sérieux dans la nutrition du testicule. Au contraire avec la méthode antéfuniculaire on continue seulement à prolonger l'insertion normale des muscles sur l'arcade crurale sans toucher le moins du monde au cordon qui reste en place dans le tissu cellulaire sous-péritonéal.

Dans le Bassini, c'est surtout après l'opération que le cordon est exposé, puisqu'on n'obtient pas un nouveau canal prismatique, mais deux faces réunies par un bord supérieur et un bord inférieur. Il est nécessaire, sous peine de blesser l'iliaque, de suturer les muscles au bord de réflexion de l'arcade crurale. Dans l'opération de Bassini, c'est un inconvénient; dans la reconstitution antéfuniculaire de la paroi, c'est un avantage puisqu'on obtient un canal prismatique parfait. Il présente en effet une face antérieure résistante formée par la triple couche du grand oblique, du petit oblique et du transverse, une paroi postérieure qui est formée par le fascia transversalis à moins qu'on ne fasse comme dans la manœuvre de Postempski passer aussi ce feuillet au-devant du cordon ; enfin une paroi inférieure constituée par la gouttière de réflexion de l'aponévrose du grand oblique. Entre ces trois plans, le cordon est à l'abri de tout risque de compression, il chemine dans le tissu cellulaire sous-péritonéal où ces divers éléments se sont rencontrés et cette situation est évidemment beaucoup plus naturelle que le trajet sous-cutané qu'on lui fait décrire dans la reconstitution rétrofuniculaire. Il ne faut pas croire que, si le cordon est moins comprimé, la paroi ne soit pas aussi solide qu'après un Bassini; au contraire : « les deux parois musculaire et aponévrotique, que l'on place en avant du cordon, sont solidaires l'une de l'autre tandis que dans le Bassini la reconstitution d'une paroi postérieure ne se fait jamais qu'au détriment de la paroi antérieure et inversement ».

Beaucoup d'auteurs se sont ingéniés pour éviter de mettre en contact le moignon du sac avec l'orifice de sortie du cordon, ils craignaient la reconstitution d'un nouveau sac par l'infundibulum qui forme toujours le moignon de l'ancien ; ils essayaient tantôt de détruire ce moignon en faisant subir au sac un traitement plus ou moins compliqué, en le plissant, en le retournant, en le retroussant ; d'autres cherchaient simplement à l'éloigner du trajet herniaire en le suspendant à la paroi abdominale. La reconstitution antéfuniculaire est venue simplifier de beaucoup les choses : il suffit simplement d'isoler et de lier le sac très haut au niveau de l'orifice profond et de ne plus s'en préoccuper. A mesure qu'on suture les muscles à l'arcade on éloigne de plus en plus le moignon du sac de l'orifice de sortie du cordon de sorte que, quand l'opération est terminée, moignon et orifice sont distants de 4 à 5 centimètres et que de ce chef toute récidive est impossible. D'un autre côté la formation d'un nouveau sac est aussi peu probable. Le nouvel orifice de sortie du cordon correspond environ à la fossette inguinale moyenne qui a peu de tendance à fournir des diverticules sacullaires (les hernies directes sont beaucoup plus rares que les externes).

Enfin un des avantages capitaux de la méthode, c'est qu'on opère dans une région riche en plans musculaires et fibreux, confluent de tous les organes de la région où il est facile de reconstituer un orifice à parois épaisses et résistantes. Les deux bords de l'orifice offrent une solidité à toute épreuve. En bas, nous trouvons la face supérieure du corps du pubis recouverte de son périoste, bord rigide qui évidemment ne se laissera pas forcer. En dedans, et faisant un angle de 90° avec le bord inférieur, se présentera le muscle droit, masse charnue, épaisse et résistante. Quelquefois ce muscle sera assez développé pour entrer en contact avec les éléments du cordon ; mais bien souvent au contraire, entre le droit et le cordon, d'autres formations fibreuses assez solides viendront s'interposer : tendon conjoint, ligament de Henle, pilier de Colles qui auront été tassés en dedans par le développement du sac.

C'est le bord supéro-externe de l'orifice qui est le moins commode à constituer puisqu'il est entièrement artificiel ; il est cependant facile d'y parvenir. En effectuant la suture des muscles à l'arcade on fait décrire au tendon conjoint, non plus un arc de cercle interne, mais un cercle incomplet seulement au niveau du pubis, un véritable arceau de croquet qui sera renforcé en dedans par la solide masse du droit et en haut et en dehors par l'aponévrose du grand oblique. Il faut cependant remarquer que la reconstitution supéro-externe du nouvel anneau doit être faite avec beaucoup de soin et qu'on doit pousser en dedans le surjet ou les points séparés jusque sur le périoste du corps du pubis. On peut ainsi rétrécir à volonté l'anneau inguinal. Il faut bien prendre garde cependant de ne pas trop comprimer le cordon.

Cette méthode est en somme plus sûre et surtout plus simple et plus facile que celle de Bassini. Elle est déjà très répandue puisque plus d'un quart des chirurgiens ayant répondus à notre enquête l'utilisent.

S'ils emploient tous la même méthode, ils diffèrent souvent beaucoup pour les détails opératoires. C'est pourquoi nous décrivons les divers procédés.

D'abord on peut diviser les chirurgiens qui emploient la reconstitution antéfuniculaire en deux grands groupes :

1° Ceux qui recherchent surtout la facilité et la solidité et effectuent une *suture en bloc* de la paroi.

2° Ceux qui, au contraire, *suturent plan par plan* de façon à obtenir un affrontement plus exact.

1° SUTURE EN BLOC AVEC UNE SEULE ANSE DE FIL

Mugnaï, le premier, après avoir incisé l'aponévrose du grand oblique, lié et excisé le sac, a fait une reconstitution de la paroi au-devant du cordon, mais en un seul plan. Il attache donc à l'arcade crurale les muscles oblique et transverse. La paroi est reconstituée au-devant du cordon qui traverse directement la paroi au niveau de l'orifice inférieur.

Bien d'autres ont employé le même procédé : *Girard*, *Stenson*, etc.

Aguilar, (de Buenos-Ayres), a décrit, en 1894, dans la *Méde-*

cine moderne, un procédé qui se rapproche des précédents. Pour refaire une paroi abdominale musculo-aponévrotique assez solide, il supprime à la fois l'orifice interne et le trajet intramusculaire du canal inguinal en adossant le cordon au péritoine pariétal et en rétrécissant l'anneau inguinal externe jusqu'à ses dimensions normales. Voici comment il procède :

L'aponévrose du grand oblique étant incisée, on tombe sur le cremaster dont les fibres entourent le sac herniaire et sont éparses sur les éléments du cordon ; ce dernier, soulevé avec le doigt, laisse voir le fond du canal inguinal constitué par le fascia transversalis qui est aussi incisé. Le cordon est récliné avec le doigt, tandis qu'avec la sonde cannelée on dénude le sac herniaire le plus loin possible ; celui-ci est isolé, lié, réséqué.

Il résulte de cette intervention une plaie opératoire dont :

« Le bord supérieur est constitué par les muscles grand et petit oblique, transverse et par le fascia transversalis.

« Le bord inférieur par l'aponévrose du grand oblique qui se confond en bas avec l'arcade de Fallope, le fond, par le fascia propria et le péritoine.

« L'angle supérieur, par le moignon du sac et l'entrée du cordon dans le canal inguinal.

« L'angle inférieur par le ligament de Colles et le fascia transversalis. »

Le canal inguinal est donc ouvert et il ne reste plus qu'à reconstituer la paroi abdominale antérieure qui doit, par sa résistance, empêcher la récidive ; pour cela il faut suturer le bord supérieur de la plaie au bord inférieur de manière à laisser le cordon en arrière, placé sur le fascia propria qui double le péritoine : alors l'index étant introduit dans l'angle supérieur de la plaie, la pulpe en dehors et le dos du doigt déprimant le cordon tout en le protégeant, on suturera les 4 plans musculo-aponévrotiques de la lèvre supérieure avec le plan de la lèvre inférieure. On forme ainsi, en plaçant le nombre de fils nécessaires, un anneau inguinal inférieur que l'on peut rétrécir autant que l'on veut, sans aller toutefois

Procédé de Broca.   1.

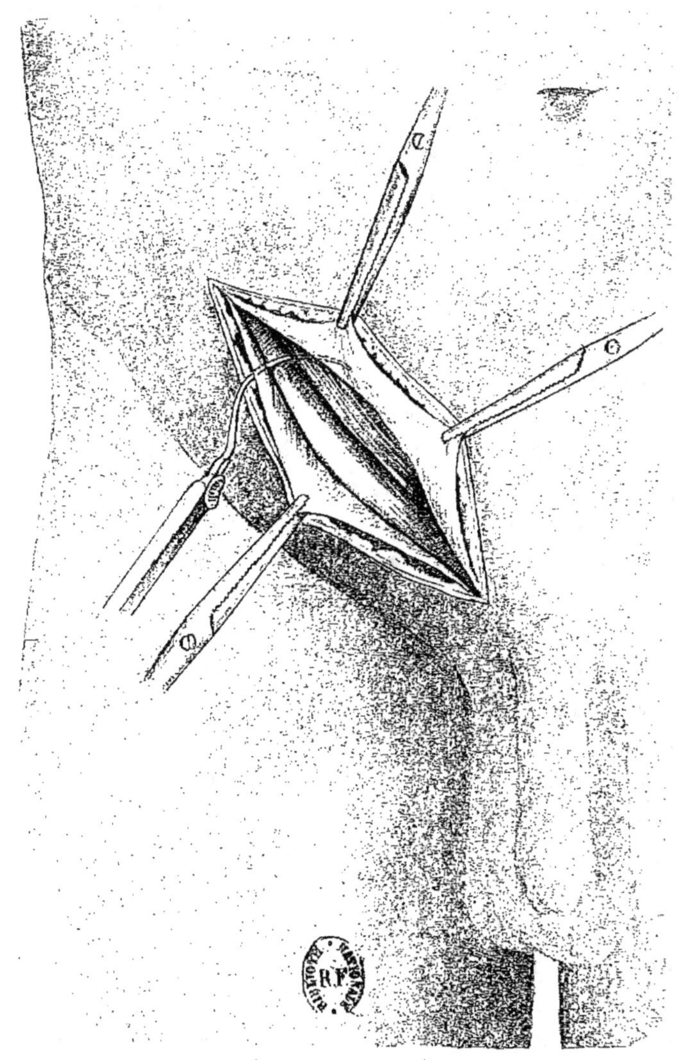

Procédé de Broca.   2.

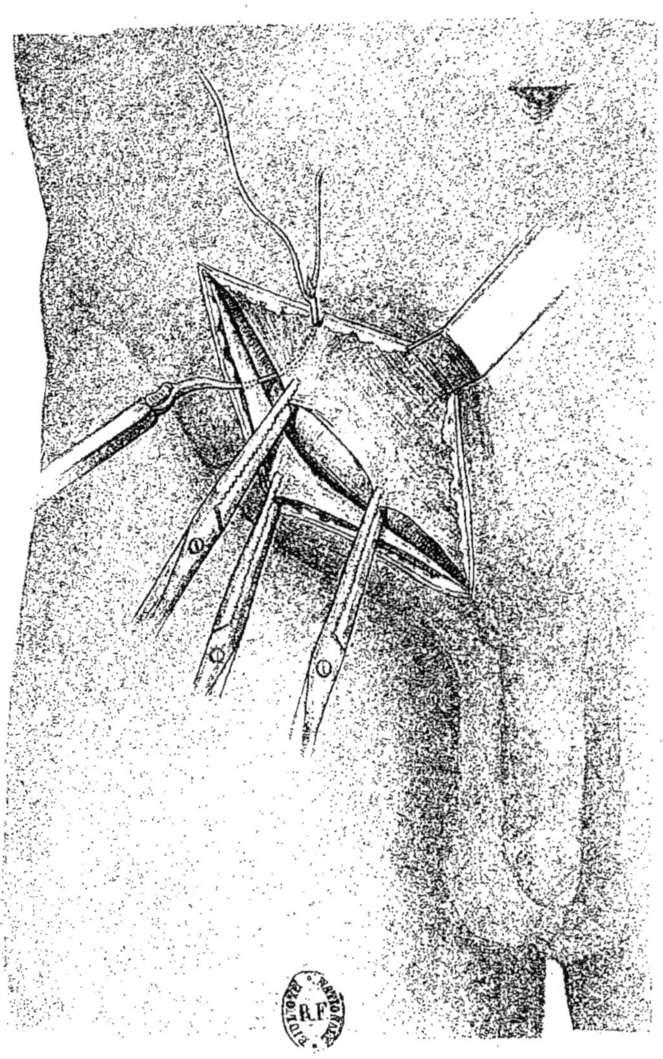

jusqu'à la constriction du cordon. Dans le dernier temps, on pratiquera la suture superficielle de la peau et du tissu cellulaire sous-cutané.

D'après ce rapide exposé, il nous semble que Aguilar a raison d'insister sur l'incision du fascia transversalis. Nous avons montré, à propos du Bassini, combien ce temps pouvait, dans certains cas, rendre l'opération plus commode. Il est beaucoup plus indiqué dans le cas de reconstitution antéfuniculaire. C'est qu'alors, en effet, puisqu'on veut supprimer l'anneau inguinal profond, il est nécessaire de supprimer non seulement celui qui est formé par les muscles, mais aussi celui qui est formé par le fascia transversalis.

Les deux lambeaux de ce fascia une fois suturés au-devant du cordon, celui-ci se trouve en plein tissu cellulaire souspéritonéal, ce qui est la place normale de ses éléments avant qu'ils ne s'engagent dans le canal inguinal. De plus, avec le fascia transversalis intact, le canal n'est pas absolument supprimé, puisqu'il persiste encore un orifice profond, très fragile, il est vrai, mais qui cependant pourrait amorcer la formation d'un diverticule péritonéal.

Chez les enfants.

Ce procédé simple de suture en un seul plan, en raison de sa rapidité et de sa simplicité, peut être employé chez les enfants La récidive est beaucoup plus rare chez eux, la hernie étant due le plus souvent à un reste du canal vagino-péritonéal plutôt qu'à une faiblesse de la paroi. Voici le manuel opératoire de Broca (v. pl. XXXVI et XXXVII et schéma 39) qui est employé aussi par Jalaguier, tel que le décrit la thèse de Bonnet de 1898 et le *Journal de Gynécologie et de Chirurgie abdominale.*

1er temps. — Incision de 3 à 5 centimètres parallèle à l'axe du canal inguinal. Elle ne dépasse pas en bas le bord supérieur du corps du pubis comme point de repère, elle est donc exclu-

sivement abdominale et jamais scrotale. On met à nu l'aponévrose du grand oblique. Une pince sur le bout central de chacune des deux honteuses externes dont la section se trouve
dans la lèvre externe de l'incision ; quelquefois une pince en
haut de cette lèvre sur la région abdominale.

2° temps. — Incision et repérage de l'aponévrose du grand
oblique avec deux pinces.

3° temps.— Recherche du sac, « chez la jeune fille on soulève
en masse sac et ligament rond, on extrait par traction le cul
de sac qui pénètre dans la grande lèvre et, après avoir relevé
le tout, on voit nettement l'artère épigastrique au niveau de
laquelle on lie le sac. »

Chez le garçon, « sur l'index gauche, qui soulève et tend le
cordon, on raie longitudinalement de trois coups de pointe qui
fendent successivement : 1° le crémaster, 2° la fibreuse commune ; 3° la séreuse. On trouve toujours le sac si on le cherche
à la base du cordon. »

4° temps. — Isolement du sac.

5° temps. — Dissection du sac.

6° temps. — Ligature du sac.

7° temps. — Suture du trajet inguinal.

« Toutes les pinces hémostatiques sont enlevées sauf les deux
qui sont conservées dans l'aponévrose du grand oblique. Le
cordon, entouré du crémaster déchiqueté, est couché dans le
canal au-dessous des muscles petit oblique et transverse. Prenez de la main gauche les deux pinces, l'annulaire dans un
anneau de l'une, l'auriculaire dans un anneau de l'autre et
soulevez en tendant un peu, en rabattant d'abord un peu en
dedans pour voir la lèvre externe de l'aponévrose. A la limite
de cette lèvre ainsi tendue, tout contre l'arcade de Fallope,
vous piquez l'aiguille courbe et tout aussitôt vous laissez tomber la pince correspondante, laquelle écarte en dehors, de
sorte que vous voyez poindre l'aiguille contre l'arcade, au côté
externe du cordon. Poussez un peu l'aiguille pour que la
pointe dépasse nettement la voussure du cordon, et à ce moment faites tourner le manche de 1/4 de cercle, de façon que

l'aiguille soit à plat contre le cordon, la convexité en haut vers l'anneau interne, et dans cette position, poussez pour que la convexité s'engage sous le bord des muscles petit oblique et transverse dans le tissu conjonctif qu'elle refoule. La pointe disparue sous le muscle, faites tourner le manche de 1/4 de cercle, mais cette fois de façon que l'aiguille soit pointée en haut, convexité contre le cordon. A ce moment, vous lâchez la pince de la lèvre interne et vous la faites tomber en dehors, rabattant ainsi l'aponévrose dont vous voyez la face supérieure et l'index gauche refoulant la peau, vous faites ressortir l'aiguille aussi loin que possible. L'aiguille a ainsi, en un seul temps, chargé toute l'épaisseur de la paroi abdominale et, avec 3 ou 4 points placés de la sorte en surjet, vous avez solidement inséré à l'arcade de Fallope, en avant du cordon, tous les muscles larges de la paroi. La seule différence chez l'adulte à paroi épaisse et ferme est que souvent on est obligé de passer le fil en 2 temps en piquant isolément chaque lèvre ».

8e *Temps*. — Il ne reste plus qu'à effectuer la suture de la peau en surjet ou à points séparés en prenant les tissus profonds pour pouvoir supprimer les ligatures hémostatiques.

Emploi de fils retirables.

On peut encore effectuer la suture en bloc de la paroi abdominale pour une autre raison : si on ajoute aux muscles et à l'aponévrose du grand oblique la peau, on pourra prendre tous les plans de la paroi dans une anse qui sera nouée à l'extérieur et qu'on pourra ainsi retirer.

Nous nous réservons d'exposer plus loin ces procédés à fils retirables. Beaucoup d'entre eux font la reconstitution antéfuniculaire de la paroi. Signalons seulement ceux de Villar de Bordeaux, un des plus anciens et des plus connus ; de Monod et de Vanverts qui ressemble beaucoup au premier.

Lannelongue, de Bordeaux, emploie un procédé analogue avec des fils d'argent :

« Afin d'augmenter la résistance du trajet inguinal en réduisant au minimum son orifice supérieur, qui est toujours le
point faible, j'enfouis le cordon contre le fascia transversalis et
au-devant de ce cordon, j'affronte tous les plans musculo-aponévrotiques à l'aide de 3 ou 4 anses profondes de fils d'argent
qui comprennent : en bas, la peau, le tissu cellulaire sous-cutané,
le ligament de Fallope ; en haut : toutes les parties molles musculo-aponévrotiques situées au-devant du cordon enfoui.
Quelques crins de Florence superficiels parachèvent l'affrontement de la peau. Le seul fil perdu est le catgut qui ferme le sac
aussi haut que possible au-dessus du collet. » (V. referendum.)

Ces procédés de suture en bloc présentent quelques avantages : L'opération est plus rapide, nécessite moins de fils et par
conséquent moins de chances d'infection. En serrant solidement
l'anse du fil on attire le bord inférieur musculaire vers l'arcade crurale et en même temps on plisse l'aponévrose du grand
oblique. Il n'y a pas entre les divers plans d'espace mort pouvant faire des hématomes ou des abcès.

Cependant nous pensons que si ces procédés de reconstitution sont excellents chez l'enfant qui a, malgré sa hernie, une
bonne paroi ; chez l'adulte il est préférable de suturer en deux
plans.

On peut ainsi obtenir une adhérence parfaite des divers éléments suturés à l'arcade crurale, puisqu'on les a sous les yeux
et qu'on les serre dans une petite anse de fil.

En suturant en bloc, on ne voit pas où se placent en définitive les parties profondes que l'on unit. C'est pourquoi la
plupart des auteurs fixent d'abord ces muscles à l'arcade crurale puis suturent au-devant l'aponévrose du grand oblique.

2° RECONSTITUTION ANTÉFUNICULAIRE EN DEUX PLANS

Le premier, qui a fait la reconstitution antéfuniculaire en
deux plans de la paroi, nous semble être Ferrari (1891) ; depuis,
ce procédé a été employé par un très grand nombre de chirurgiens qui l'ont chacun modifié à leur façon.

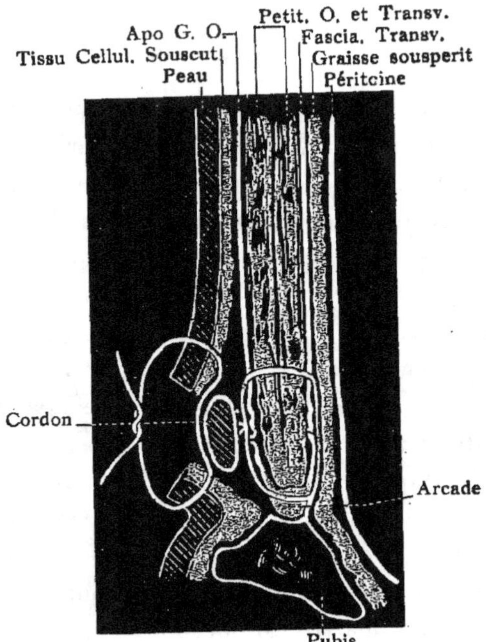

Procédé de Postemski (coupe).

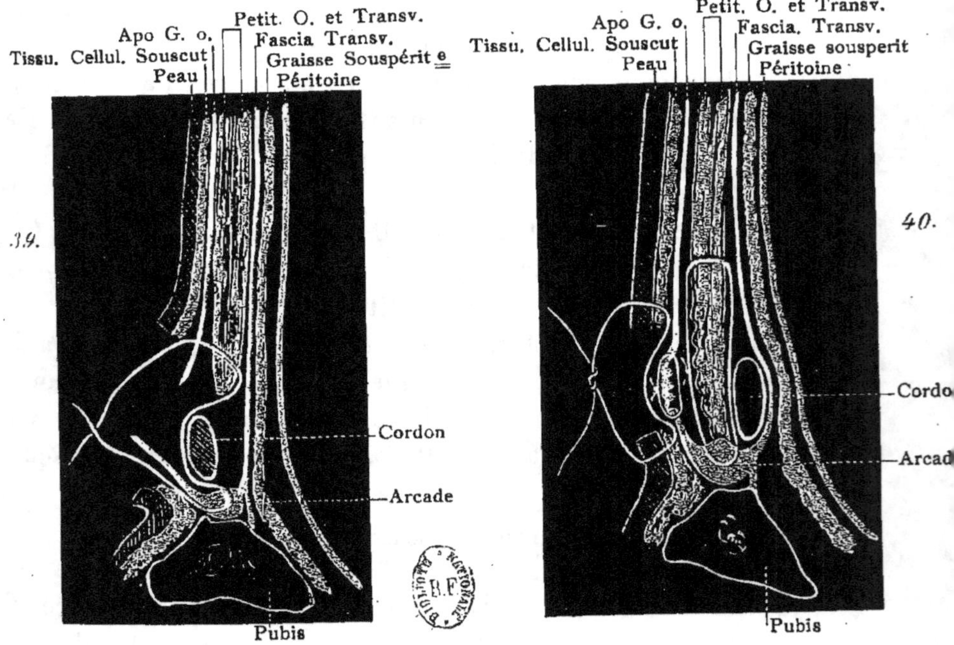

Procédé de Broca (coupe).
Procédé de Forgue (coupe).

Voici le procédé de Ferrari tel qu'il est décrit par Reclus (thèse de Millot, 1902).

PROCÉDÉ DE FERRARI

1er *Temps*. — Incision de la peau exclusivement abdominale et suivant une direction un peu plus verticale que celle du canal inguinal.

2e *Temps*. — Incision de l'aponévrose du grand oblique. On sectionne cette aponévrose sur une sonde cannelée et on la repère de chaque côté avec une pince de Kocher.

3e *Temps*. — Isolement du cordon et recherche du sac.

4e *Temps*. — Traitement de son contenu.

5e *Temps*. — Dissection et ligature du sac. Au lieu de sectionner les fils qui ont servi à lier le sac, il est bon de rejeter son moignon et les fils qui y sont fixés à l'angle supéro-externe de la plaie où il sera protégé par une compresse.

6e *Temps*. — Reconstitution du plan profond. Le cordon est récliné en dehors.

« Après avoir sectionné le sac, par quelques coups de sonde cannelée, on met à nu la lèvre profonde de l'arcade de Fallope jusqu'à ce que celle-ci apparaisse bien nette et bien distincte des tissus avoisinants et on repère cette lèvre profonde de l'arcade à l'aide de pinces de Kocher en ayant soin que ces pinces soient placées sous le cordon et non par dessus suivant le procédé classique de Bassini.

« Ensuite on met à nu, au besoin par la dissection, le fascia transversalis dans toute l'étendue de la région inguinale. Le fascia étant bien découvert, on le tend par une légère traction exercée sur le bord inférieur des muscles petit oblique et transverse, puis on fait au fascia transversalis une incision parallèle à l'arcade de Fallope allant depuis le bord externe du muscle droit antérieur jusqu'au collet du sac. »

On tire sur le sac pour voir en dedans les vaisseaux épigastriques et on les isole. On décolle ensuite le fascia transversalis du péritoine avec l'index. C'est en somme le temps spécial du Bassini importé en France par Crosti.

On peut ainsi abaisser la triple couche jusqu'à l'arcade crurale. On repère avec quelques pinces de Kocher les muscles et le fascia transversalis. On reprend ensuite les éléments du cordon et on les place dans le tissu cellulaire sous-péritonéal. Il ne reste plus qu'à suturer la paroi abdominale au-devant de lui.

« L'aponévrose du grand oblique étant maintenue écartée au moyen des pinces qui la repèrent, on traverse avec l'aiguille courbe de Reverdin la lèvre postérieure de l'arcade de Fallope; puis, protégeant le cordon avec le doigt, on passe l'aiguille par dessus et on l'engage sous le fascia transversalis; alors l'aide attirant fortement en bas les pinces qui repèrent le fascia transversalis ainsi que le bord inférieur des muscles petit oblique et transverse, on engage l'aiguille le plus haut possible à travers ces trois plans (fascia transversalis, transverse, petit oblique). L'aiguille doit venir ressortir au moins à 3 centimètres au-dessus du bord inférieur des muscles petit oblique et transverse. Le premier fil étant ainsi placé à la partie supérieure de l'incision, on repère les deux extrémités de ce fil avec une pince, puis on passe au-dessous deux ou trois autres fils traversant exactement les mêmes plans musculo-aponévrotiques et dont le dernier doit se trouver juste au-dessus du cordon, de façon à former la limite supérieure de l'orifice qui va remplacer le canal inguinal. Après avoir placé ce dernier fil, on serre les fils précédents qui ne doivent pas être serrés au fur et à mesure qu'ils sont posés pour ne pas gêner le passage du dernier fil. Trois à quatre points suffisent amplement à la reconstitution parfaite de la paroi inguinale profonde. Cette restauration faite, et alors seulement, les fils qui maintiennent le moignon du sac sont coupés et le moignon disparaît dans la profondeur. Enfin un point complémentaire adosse le bord du petit oblique à la partie haute du canal inguinal. »

7° *Temps*. — La suture de l'aponévrose du grand oblique s'effectue facilement et simplement.

8ᵉ *Temps*. — Quelques crins de Florence réunissent les lèvres cutanées.

PETITES MODIFICATIONS A LA RECONSTITUTION ANTÉ-FUNICULAIRE

EN DEUX PLANS

Puisqu'il a été trouvé simultanément par plusieurs chirurgiens et qu'il est employé par beaucoup, le procédé de reconstitution antéfuniculaire doit posséder un très grand nombre de variantes.

Comme nous l'avons fait pour le Bassini, nous allons les décrire ; les unes portent sur l'anesthésie, d'autres sur la quantité de tissus pris dans la suture : Fascia transversalis pris ou laissé en arrière du fil, cremaster, bourrelet musculaire plus ou moins comprimé ; d'autres enfin portent surtout sur la façon de suturer par des fils séparés ou en surjet.

A. *Anesthésie locale.*

Reclus emploie à peu près le même procédé que nous venons de décrire, seulement il remplace l'anesthésie générale par l'anesthésie à la cocaïne.

Voici quelques particularités que présente cette anesthésie dans la cure radicale de la hernie :

1° La peau est anesthésiée avec une solution à 1/100, selon les règles habituelles, on trace une ligne d'anesthésie de 10 à 12 centimètres environ, suffisante pour l'opération.

2° A travers cette ligne analgésiée, il faut injecter quelques centimètres cubes de cocaïne à 1/200 dans le tissu cellulaire sous-cutané, 10 centimètres cubes environ seront toujours, suffisants, même chez les sujets gras.

3° Anesthésie des plans aponévrotiques et du tissu celluleux environnant le cordon. Elle se pratique quand l'aponévrose du grand oblique est à découvert, on anesthésie toute la partie de cette aponévrose qui doit être incisée à l'aide d'une seringue munie d'une aiguille courbe ; on peut ainsi injecter de la cocaïne à 1/200 sous l'aponévrose en commençant à l'anneau inguinal superficiel.

4° Le tissu celluleux périfuniculaire sera aussi anesthésié par des injections assez nombreuses faites autour du cordon.

Si l'on suit exactement cette technique le malade n'éprouvera aucune douleur pendant l'opération sauf peut-être au moment de la ligature et de la section du sac. On peut l'éviter en touchant le péritoine avec un tampon imbibé de cocaïne.

D'autres chirurgiens font aussi la reconstitution antéfuniculaire en se servant de l'anesthésie locale. Pour Toussaint par exemple « l'anesthésie locale à la cocaïne à 1/100 (6 à 8 cent. cubes) permet de mener à bien cette opération alors qu'elle est insuffisante pour le procédé de Bassini qui exige le chloroforme pour le relâchement de la paroi musculaire ». Nous comprenons difficilement pourquoi en faisant un Bassini, on a besoin d'un plus grand relâchement de la paroi musculaire. Que les muscles passent devant ou derrière le cordon, ils sont toujours tendus de la même façon.

Nous doutons fort que l'anesthésie locale, toujours plus longue et plus minutieuse, supplante l'anesthésie générale rapide et sans plus de danger. Il est évident que la cocaïne est indiquée quand on opère seul et d'urgence (reconstitution antéfuniculaire après une hernie étranglée), quand l'anesthésie générale est contre-indiquée.

B. *Reconstitution antéfuniculaire sans le Fascia transversalis.*

La plupart du temps, en France, on pratique la reconstitution antéfuniculaire sans inciser et disséquer le fascia transversalis, dont on ne se préoccupe même pas. La plus récente technique de reconstitution antéfuniculaire est exposée dans la thèse de Autefage (Paris, 1905). Voici comment elle se pratique :

« 1° *Incision des parties molles.*

« 2° *Recherche et ouverture du sac.*

« 3° *Restauration de la paroi abdominale.*

« Nous nous permettons d'insister davantage sur ce temps fondamental du procédé que nous décrivons.

« 1° Restauration d'une *paroi musculaire au-devant du cordon.*

« Le cordon dont on a enlevé le sac est replacé dans le fond de la plaie. On dénude à la sonde cannelée le bord inférieur des muscles petit oblique et transverse dont la réunion forme le tendon conjoint. On est souvent obligé d'aller chercher très haut le bord inférieur de ces deux muscles.

« On met une pince de Kocher sur le milieu du tendon conjoint.

« On dénude de même avec la sonde cannelée l'arcade fémorale que l'on voit dans la partie tout à fait inférieure de la plaie, faisant suite à la lèvre inférieure de l'incision de l'aponévrose du grand oblique. On met de même une pince de Kocher sur le milieu de l'arcade fémorale.

« Ces deux pinces de Kocher, celle qui repère le tendon conjoint, et celle qui repère l'arcade, vont servir de jalons pour la restauration d'une paroi musculaire au-devant du cordon.

« A cet effet on passe avec une aiguille mousse sous le tendon conjoint ou le bord inférieur des muscles petit oblique et transverse, trois anses de catgut, le premier à 1 ou 2 cm. au-dessus et en dehors de la pince Kocher,

« le 2ᵉ à la hauteur de celle-ci,

« le 3ᵉ enfin au-dessous et en dedans d'elle.

« Les chefs inférieurs de ces trois anses de catgut seront pris d'autre part par l'aiguille et passés à travers l'arcade crurale,

« le 1ᵉʳ au-dessus en dehors de la pince Kocher qui jalonne l'arcade fémorale,

« le 2ᵉ à la hauteur de la pince,

« le 3° au-dessous et en dedans d'elle.

« Il ne reste plus alors qu'à enlever les pinces, à nouer les fils de catgut ; le tendon conjoint s'adosse ainsi à l'arcade fémorale. Un rideau musculaire a été abaissé au-devant du cordon qui est laissé en arrière dans le fond de la plaie dans le tissu cellulaire sous-péritonéal. Trois fils de catgut suffisent généralement pour former cette paroi musculaire.

« 2° Restauration d'une *paroi aponévrotique au-devant du cordon*.

« Il s'agit avec un surjet de catgut de réunir les deux lèvres de la section de l'aponévrose du grand oblique.

« On prendra toutefois la précaution de passer les fils à une certaine distance au delà de celle-ci, de façon à avoir une cicatrice assez épaisse. On pourrait faire chevaucher l'une devant l'autre les deux lèvres aponévrotiques, comme le recommande Championnière. On peut enfin solidariser cette paroi aponévrotique avec la précédente, prendre dans le surjet de l'aponévrose du grand oblique la paroi musculaire qu'on vient de refaire.

« 3° *Sutures cutanées*.

« Elles peuvent être faites à l'aide de trois crins profonds qui vont prendre la peau à peu de distance du bord de section et qui d'autre part, dans le fond, embrochent la suture de l'aponévrose du grand oblique ».

Cette technique simplifiée doit-elle être toujours employée ? D'abord elle présente sur la reconstitution à la Ferrari un grand nombre d'avantages : Elle est plus rapide, plus simple, et surtout tiraille moins le cordon. On peut, en effet, reprocher au Ferrari d'allonger l'opération par la dissection du fascia transversalis et surtout de perdre le principal bénéfice de la reconstitution antéfuniculaire, en réclinant le cordon. Nous avons vu que l'un des principaux inconvénients du Bassini, c'était le tiraillement exercé sur le cordon pendant l'opération et que nécessite la reconstitution de la paroi postérieure derrière lui. En exécutant le Ferrari, il faut aussi récliner le cordon en dehors ou en dedans pour pouvoir inciser à l'aise le fascia transversalis.

Mais il est incontestable qu'avec la technique d'Autefage la paroi abdominale sera un peu moins solide qu'avec celle de Ferrari, qui prend une couche de plus et surtout permet à la quadruple couche des muscles et du fascia de glisser sur le

tissu cellulaire sous-péritonéal et d'être abaissée plus facilement à l'arcade.

Par conséquent, quand il faudra faire une bonne paroi, le
Ferrari sera supérieur aux autres procédés, et les tiraillements
possibles du cordon seront un inconvénient bien minime
comparé à l'avantage de pouvoir suturer à l'arcade une couche
musculo-fibreuse plus épaisse et plus mobile.

C. *Emploi du Crémaster.*

Chez certains sujets le crémaster est assez solide et peut
être adjoint aux muscles pour reconstituer la paroi. Il faut
alors le placer au-dessous du petit oblique. C'est le procédé
que Halsted a décrit dans le *Bulletin of the Johns Hopskins
Hôpital* (août 1903).

PROCÉDÉ DE HALSTED

L'aponévrose du grand oblique incisée, le sac lié, il ne touche
pas au cordon, repère le petit oblique, le soulève de façon à
voir sa face profonde et attache à celle-ci le crémaster. Le tout
est abaissé au-devant du cordon et suturé à l'arcade crurale. Il
faut de plus réséquer les veines du cordon, mais nous avons
déjà dit ce que nous pensions de cette manœuvre.

Rochard a employé le procédé d'Halsted et en a donné une
bonne description dans la *Gazette des Hôpitaux* :

« L'incision de la peau est la même que celle de Bassini,
c'est-à-dire absolument abdominale et n'empiétant en rien sur
le scrotum. Elle est pratiquée sur le trajet du canal inguinal
en dépassant un peu en haut et en bas ses limites.

« Cette incision menée, je découvre l'aponévrose du grand
oblique et l'orifice extérieur du canal inguinal, l'index est
engagé dans l'anneau et décolle par des pressions douces et
successives les différents éléments du cordon, de ses rapports
avec la paroi antérieure ; cela fait, deux pinces de Kocher sont
introduites parallèlement dans le canal et l'aponévrose est incisée entre ces deux pinces.

« Le sac est alors recherché puis, comme dans tous les autres procédés, dégagé sur une assez grande étendue pour qu'après ligature du pédicule, ce dernier se réduise lui-même dans l'abdomen. A ce moment dans le Bassini, on dégage complètement le cordon de façon à le récliner en dedans sur l'abdomen. C'est ainsi, dans ce cas, que se produit l'étirement du cordon, étirement qui impressionne fatalement les vaisseaux et même le canal déférent.

« Dans le procédé que je présente aux chirurgiens, une fois l'aponévrose du grand oblique incisée, une fois le sac réséqué, on ne touche pas au cordon qu'on laisse en place. On repère alors le muscle petit oblique, l'arcade de Fallope qu'on va réunir l'un à l'autre par des points en U, de façon que les fils passent dans l'arcade et laissent libre le feuillet de l'aponévrose du grand oblique qui sera suturée plus tard.

« Quand il existe un crémaster bien musclé, je le fais passer sous le petit oblique et je le suture au corps de ce dernier par des points en U, puis le bord du petit oblique est suturé à l'arcade, comme je viens de le dire.

« Trois ou quatre points en U sont ainsi placés, unissant le petit oblique à l'arcade de Fallope. La lèvre inférieure de l'incision de l'aponévrose du grand oblique est alors passée sous la lèvre supérieure, et ces deux aponévroses superposées l'une à l'autre sont alors fixées l'une contre l'autre à l'aide d'une double rangée de points en U.

« On obtient ainsi une paroi solidement reconstituée par le chevauchement des muscles et des aponévroses, formant une couche de tissus bien doublés, susceptibles de résister à la sortie des viscères.

« Le cordon spermatique sort dans l'angle inférieur de l'incision, sans avoir été touché et par conséquent tiraillé.

« Enfin, cette superposition de quatre plans musculaires et aponévrotiques, maintenus par des points de suture en U donne toutes les garanties possibles.

« On pourra me dire que ce procédé est analogue à ceux déjà nombreux qui laissent le cordon en arrière, d'accord ; mais dans aucun autre la réfection de la paroi n'est aussi soigneusement faite et ne donne, par conséquent, autant de garanties.»

. Nous sommes moins enthousiastes que Rochard pour ce procédé. Le crémaster est habituellement bien grêle et sera d'un secours bien faible pour renforcer la paroi ; s'il est assez développé pour avoir quelque importance chirurgicale c'est que le sujet sera un athlète et aura des muscles oblique et transverse assez forts pour se passer du maigre supplément qu'est le crémaster. D'ailleurs tous les chirurgiens le prennent, lorsqu'ils le rencontrent, dans l'anse de suture profonde. C'est identique comme résultat au *nouveau procédé* et beaucoup plus simple. A quoi bon en effet retourner le petit oblique et y fixer le crémaster par un point en U ?

Rochard pense aussi que dans aucune autre technique la reconstitution de la paroi n'est aussi soigneusement faite et ne donne par conséquent autant de garanties. Dans sa description il ne parle ni du muscle transverse ni du fascia transversalis (ils n'existent pas non plus sur ses schémas), ce sont cependant des éléments solides et importants dont on doit tenir compte dans une reconstitution soigneuse de la paroi ; tous les chirurgiens le font depuis 1891.

Ce qu'il faut retenir du procédé d'Halsted, c'est que parfois le crémaster est assez développé et qu'alors on peut le prendre dans la suture profonde.

D. *Superposition des lèvres aponévrotiques du grand oblique.*

On peut encore augmenter le nombre des couches de la paroi abdominale en superposant les deux lèvres de l'aponévrose du grand oblique. Cette modification est réalisée par la variante du procédé de Fournel. Celui-ci en effet après avoir incisé très en dedans le grand oblique de façon à n'obtenir qu'un seul lambeau rabattu en dehors prend dans le plan profond de la suture, non seulement les muscles transverse et petit oblique, mais encore la lèvre interne de l'aponévrose du grand oblique. Cette masse est suturée à l'arcade crurale et au devant d'elle on rabat et on suture le lambeau aponévrotique inférieur.

Ce volet exclusivement aponévrotique et simplement appliqué contre la paroi nous paraît un supplément bien faible et il nous paraît plus simple de faire comme tout le monde et de ne pas prendre dans le plan profond des sutures la lèvre interne de l'aponévrose du grand oblique.

E. *Bourrelet musculaire.*

Au lieu de modifier le nombre des couches musculo-aponévrotiques prises dans la suture, d'autres chirurgiens ont essayé de préciser quelle partie de l'arcade crurale et des muscles il fallait prendre. Depuis 1899, M. Forgue emploie un procédé de reconstitution antéfuniculaire réglée d'une façon très précise et que nous empruntons textuelle à la thèse de Bonnet (Montpellier 1905).

PROCÉDÉ DE FORGUE

« L'index gauche est appuyé par sa pulpe sur l'orifice inguinal externe qu'il repère et dans l'intervalle des deux piliers duquel il s'insinue. Sur ce repère, l'incision est conduite obliquement de bas en haut et de dedans en dehors, de façon à ce que son extrémité supérieure arrive à la hauteur de l'épine iliaque antéro-supérieure, passant à deux ou trois travers de doigt en dedans de cette saillie. Son extrémité inférieure reste très élevée, descendant à deux ou trois centimètres plus au dessous du doigt qui sert de jalon, placé sur l'orifice externe et entamant à peine la racine correspondante des bourses ; l'incision est donc parallèle au trajet inguinal, abdominale et non scrotale. Dans le cas de hernie très volumineuse elle s'élève de plus en plus vers et jusqu'au delà de la hauteur ombilicale, incision de laparotomie plutôt que de kélotomie. En deux coups successifs on incise d'un bout à l'autre de l'incision la peau, le tissu cellulo-adipeux, le fascia superficialis. Chemin faisant, on rencontre les vaisseaux sous-cutanés abdo-

Procédé de Forgue.   1.

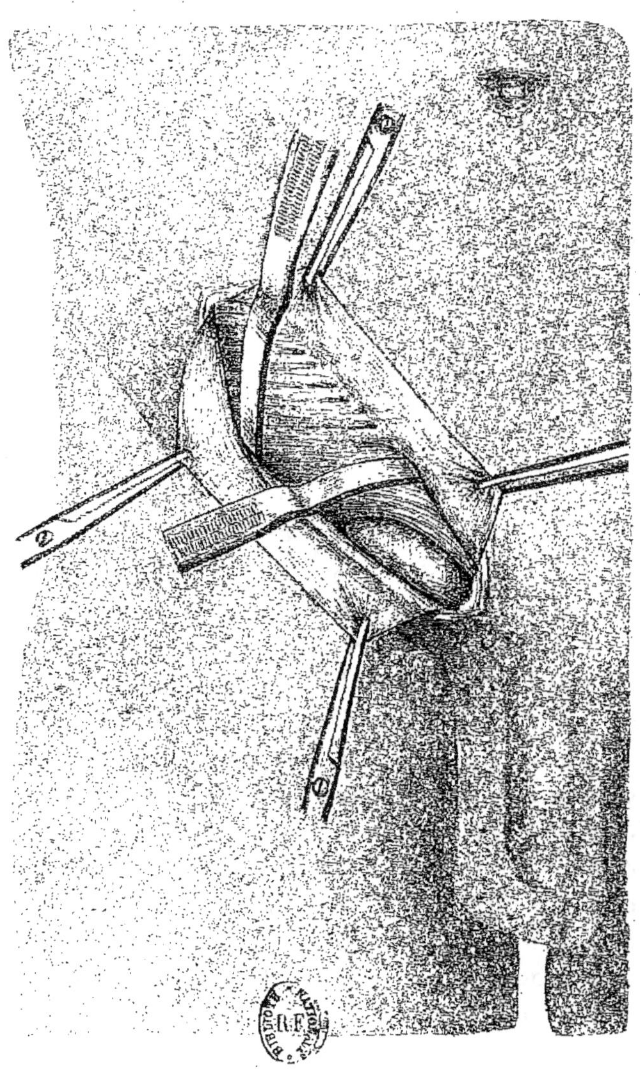

minaux et les rameaux venant des honteuses externes, que l'on
a soin de pincer très exactement ; il arrive souvent que la
veine sous-cutanée abdominale est volumineuse, l'insuffisance
de son hémostase donne lieu à de petits hématomes qu'il faut
éviter. M. le professeur Forgue trouve commode d'achever la
découverte de l'aponévrose du grand oblique et de la partie
haute de la gaine crémastérienne du cordon en quelques coups
de doigt qui refoulent la lame cellulo-fibreuse profonde du
fascia superficialis, rapidement et sans hémorragie.

« D'un coup de pointe, de bas en haut, d'un trait continu à
partir de l'orifice inguinal externe, on incise l'aponévrose du
grand oblique, en ayant soin de placer cette incision, non point
sur le milieu du trajet inguinal, selon l'axe du canal, mais un
peu en dedans et au-dessus, de façon à conserver au lambeau
inférieur de l'aponévrose du grand oblique le plus de largeur
possible, ce qui simplifie le placement du surjet qui joint les
deux lèvres de l'incision aponévrotique, lors de la reconstitution de la paroi antérieure du trajet.

« Deux pinces américaines sont placées sur chacune de ces
lèvres de l'aponévrose incisée et sont destinées à les tendre
exactement, à les bien présenter, pendant qu'avec la sonde de
Kocher passée au-dessous d'elle et déplacée parallèlement à sa
face profonde, en quelques mouvements rapides, on décolle
en haut et en bas cette aponévrose. En haut, on la sépare du
plan du petit oblique à laquelle la rattachent quelques tractus
cellulo-fibreux qui se rompent aisément sous la pression de
la sonde. En bas, on la dégage profondément du cordon et on
ne s'arrête que lorsqu'on a en vue toute la face supérieure de l'arcade crurale (V. pl. XXXX). Donc, avec le bout de l'index, suivant et rasant le bord inférieur de l'aponévrose du grand oblique
et écartant en dedans le cordon et le sac, puis avec la sonde de
Kocher longeant la lèvre postérieure de la gouttière de l'arcade,
pendant qu'on rabat vers l'aine le lambeau inférieur de l'aponévrose du grand oblique bien tendu par ses deux pinces, on
poursuit à fond le dégagement et l'étalement de l'arcade. On
ne s'arrête que lorsqu'on l'a bien découverte en longueur de-

puis l'orifice profond jusqu'à la symphyse pubienne et quand en profondeur on a atteint le bord postérieur de cette arcade. On voit alors très bien la disposition suivante, surtout quand avec le bout de la sonde de Kocher, on a libéré du *fascia transversalis* la lèvre profonde de l'arcade. Vers la face postérieure de la symphyse pubienne on a découvert un plan largement étalé en ruban dense composé de fibres nacrées qui s'attachent à l'épine pubienne et surtout s'épanouissent en arrière de la symphyse et en bas vers le ligament de Gimbernat.

« Cette lèvre postérieure de l'arcade, bandelette ilio-pubienne, bien affranchie par quelques coups de sonde des adhérences qu'elle a avec le plan mince du fascia transversalis, apparaît comme une crête dense et nette, qu'il est facile de pincer profondément avec une ou deux pinces américaines. Dès lors, on dispose d'un solide plan d'attache où l'on va pouvoir amarrer le plan musculaire de la paroi. De plus, l'arcade est libérée et prise à son extrême profondeur, de telle façon que tout le lambeau inférieur de l'aponévrose du grand oblique reste disponible pour une reconstitution méthodique, largement affrontée, du plan aponévrotique superficiel, par dessus cette conjonction des muscles avec l'arcade. Enfin, et surtout, le dégagement et le soulèvement de ce bord profond de la gouttière, donne toute clairvoyance et toute sécurité pour passer, sans danger pour la veine fémorale, les fils d'amarre sur l'arcade : en plaçant un écarteur qui refoule au dedans le cordon, en tendant et en soulevant avec la pince qui fixe sa lèvre postérieure le plan fibreux de l'arcade, libéré du fascia transversalis, on voit avec une parfaite netteté ce que l'on fait, on conduit l'aiguille avec précision, et l'on s'éloigne sûrement des vaisseaux de la veine surtout, que l'on peut écarter et protéger du bout de l'index. M. Forgue attache à ce point technique une importance majeure : c'est lui qui décide de la valeur du procédé, qui lui donne son efficacité au point de vue de la solidité de l'attache inférieure et sa sécurité au point de vue de l'évidence des manœuvres.

« A ce moment, le pédicule herniaire est bien apparent, bien dégagé, et il est facile d'apprécier quelle est l'importance du plan musculaire du petit oblique et du transverse. La dissection et le relèvement de la lèvre supérieure de l'aponévrose a permis d'arriver au delà du plan charnu du petit oblique jusqu'à ses fibres tendineuses et jusqu'au bord externe du muscle grand droit. On apprécie et, tout à l'heure quand le sac aura été lié et réséqué, on appréciera avec plus de précision encore, comment le petit oblique, contournant le pédicule herniaire, s'étale pour rejoindre l'arcade, quelle valeur de soutien il offre, quel éloignement au-dessus de l'arcade il présente, quelle courbe plus ou moins allongée il décrit par agrandissement du *point faible*, quel amincissement plus ou moins marqué offrent les deux plans du petit oblique et du transverse, quel est le degré de conservation apparente du tendon conjoint, c'est-à-dire de la zone aponévrotique commune aux deux muscles insérée au voisinage de l'épine pubienne : ces derniers points se jugeant, non à l'œil, mais au doigt insinué sous le rebord de l'anse formé par les fibres inférieures du petit oblique, vers le pubis.

« Au niveau du pédicule herniaire, on incise la gaine du cordon, d'abord la tunique crémastérienne de valeur variable, surtout en ce qui concerne son faisceau externe dont les anses descendent plus ou moins bas vers le testicule, puis la fibreuse, enfin la vaginale. Les couches sont très adhérentes quand le malade a porté un bandage. Le sac est toujours reconnaissable à son aspect de plan fibreux, à son ton blanchâtre, se distinguant des couches graisseuses ou des éléments vasculaires du cordon.

« Le sac une fois incisé, on insinue deux ou trois doigts de la main gauche dans son fond que l'on tend vigoureusement et l'on fait la décortication du sac en dégageant tous les éléments du cordon soit avec les pinces à dissection, soit, comme nous le faisons souvent, en épluchant le sac avec une compresse, soit, quand il s'agit de tractus fibreux un peu plus résistants, en tendant ces tractus avec la pince pendant que l'aide donne de petits coups de ciseaux tangentiellement à la paroi externe

du sac. Ce dégagement doit être poussé le plus haut possible ;
les doigts qui sont coiffés du fond du sac le tirent, de plus en
plus, de bas en haut pendant que les doigts de la main droite
revêtus d'une compresse épluchent de très près le pédicule ; il
faut cependant avoir très grand soin de s'arrêter quand on
aperçoit en dedans du sac une graisse jaunâtre ; on ouvre alors
largement le sac jusqu'à son pédicule et l'on vérifie si l'on ne
voit pas dans son intérieur le commencement de la vessie,
sous forme d'un pli saillant.

« Le pédicule est alors traversé par un fil de catgut que l'on
passe par le milieu de son anse pour faire un « Lawson-Tait ».
On fait le « Barker » une fois la ligature faite, c'est-à-dire
que chacun des chefs du fil qui lie le pédicule est conduit sous
le petit oblique et le transverse dans la direction de l'axe du
canal inguinal : puis, à une distance de deux ou trois travers
de doigt, l'aiguille de Championnière chargée successivement
de chacun de ses chefs, est poussée d'arrière en avant à travers
la paroi musculaire. Les deux fils sont liés ensemble au-devant des muscles.

« Reste maintenant à reconstituer la paroi musculaire, c'est-
à-dire à supprimer complètement le « point faible » en venant
« conjoindre » au bord postérieur de l'arcade crurale une
lame, large et solide, constituée par le double plan du petit
oblique et du transverse, et, dans le cas de hernie volumineuse
ayant fortement distendu ces plans, empruntée même au
muscle grand droit. Grâce à la dissection, au dégagement
préalable, anatomiquement conduits, des plans composants,
toute cette opération va être menée en plein jour avec netteté
et avec une adaptation exacte du détail opératoire au but nécessaire. Maintenant que le sac est lié, la région est encore
plus clairement exposée que tout à l'heure ; et l'on peut bien
juger alors de l'ampleur du point faible, de l'écartement du
petit oblique et du transverse au-dessus de l'arcade, et, même
en poussant en dedans le bout de l'index vers le pubis, on apprécie la résistance de la *falx inguinalis*. Sans doute, il ne faut
pas exagérer les détails de cette anatomie fine : il est évident

que tels ou tels points descriptifs qui occupent les anatomistes comme le ligament interfovéolare d'Hesselbach ou le
muscle interfovéolaire de Henlé, ne sont pas distingués par le
chirurgien opérant ou ne le préoccupent guère. Il n'en est pas
moins vrai que le but est de reconstituer la région dans son
type normal, bien mieux, dirions-nous, de reformer les plans
dans des conditions de résistance plus que normales (car il
n'est pas naturel que les fibres intérieures du petit oblique et
du transverse, en dedans de l'orifice interne, s'attachent sur
toute la longueur de la lèvre postérieure de l'arcade, en supprimant complètement tout « point faible »). Et l'avantage de
la technique suivie par M. Forgue, c'est la clairvoyance parfaite des manœuvres, leur méthode anatomique, leur appro-
priation précise à l'autoplastie musculaire de la paroi.

« Grâce aux deux pinces qui tendent et soulèvent la lèvre profonde de l'arcade, la crête visible de la bandelette ilio-pubienne
de Thompson, il est facile de passer, avec précision, quatre gros
points au catgut qui vont « amarrer » solidement à ce point
fixe la lame musculaire. Le point le plus externe va être placé
aussi près que possible et au-dessous de l'orifice interne, dans
la région périlleuse de l'arcade qui avoisine la veine fémorale.
Or, dans ces conditions d'exécution technique du procédé,
cette veine ne court aucun risque, ni celui (survenu à des opérateurs qui ne l'ont pas publié) de léser ses parois d'un coup
d'aiguille, ni celui d'ajuster trop étroitement et trop au contact de la veine ce rapprochement et de provoquer ainsi des
phénomènes de compression veineuse. La marge profonde de
l'arcade, affranchie par quelques coups de sonde de ses adhérences avec le *fascia transversalis*, est tirée en haut et en dedans par la pince qui la tend, la bandelette fibreuse s'écarte de
la gaine vasculaire, et, pour plus de sécurité, la pulpe de
l'index peut s'insinuer au-dessous et protéger la veine pendant
le passage du fil. Ce premier point une fois en place, les trois
autres sont d'un placement plus facile encore puisqu'on s'é-
loigne de la zone vasculaire. Le dernier est placé derrière la
région de l'épine pubienne ; là les fibres de l'arcade s'épa-

nouissent, s'éventaillent en un large ruban fibreux, dont les faisceaux inférieurs se recourbent en bas, en arrière de la symphyse ; nous prenons ce plan fibreux en pleine largeur, en le chargeant sur l'aiguille de Reverdin, conduit de près, tangentiellement, au plan osseux sous-jacent.

« Voilà les quatre amarres placées sur l'arcade ; une pince à forcipressure a pris les deux chefs de chacun d'eux, et pour éviter toute confusion de fils, on les range méthodiquement sur une compresse (V. pl. XXXXI). Il faut maintenant charger en largeur suffisante pour que la paroi soit reconstituée par une solide lame musculaire, et en pleine épaisseur du double plan conjoint formé par le petit oblique et le transverse, ces deux muscles. La chose est simple et nette: pendant que l'aide écarte, sous la traction des pinces qui le fixent, le lambeau supérieur de l'aponévrose du grand oblique, découvrant ainsi largement la face antérieure du petit oblique et le relief du grand droit se dessinant à travers le feuillet antérieur de sa gaine, le chirurgien pique dans la paroi, avec une forte aiguille de Chaput, à deux travers de doigt environ au-dessus de l'anse à fibres descendantes, qui représente le bord inférieur du petit oblique ; son index gauche s'insinuant sous ce bord, parallèlement au plan profond du transverse, guide le trajet de l'aiguille, contrôle son passage exact au contact et au-dessous du plan musculaire de la paroi, jusqu'au moment où le bout de l'aiguille émerge au-dessous du bord inférieur du petit oblique. On a chargé ainsi, et on le vérifie en soulevant l'aiguille, une large lame de muscle, comprenant la pleine épaisseur du petit oblique et du transverse ; pour les points les plus internes, et dans les cas où l'agrandissement du point faible est considérable, on peut même charger une bande plus ou moins large de la partie externe du muscle grand droit. L'aiguille, une fois apparue au-dessous du bord inférieur du petit oblique, on engage dans son chas le bout supérieur du premier catgut ; on la retire, et ce chef du fil, embrassant la lame musculaire pariétale, est repéré par une pince qui prend en même temps son chef inférieur passé dans l'arcade. Ainsi sont placés successivement de

Procédé de Forgue.   2.

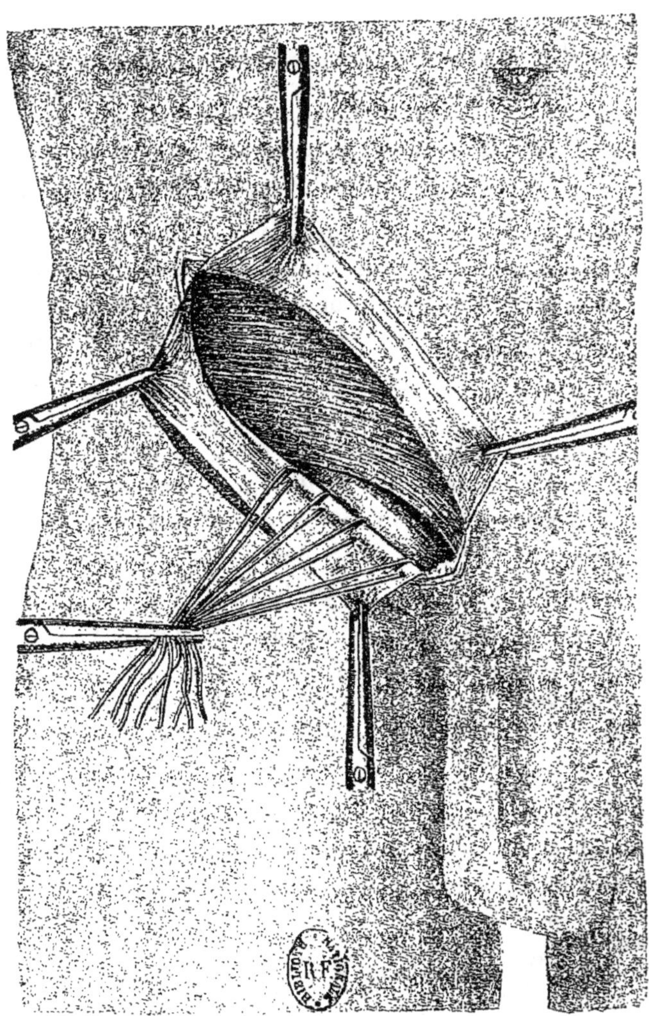

Procédé de Forgue.   3.

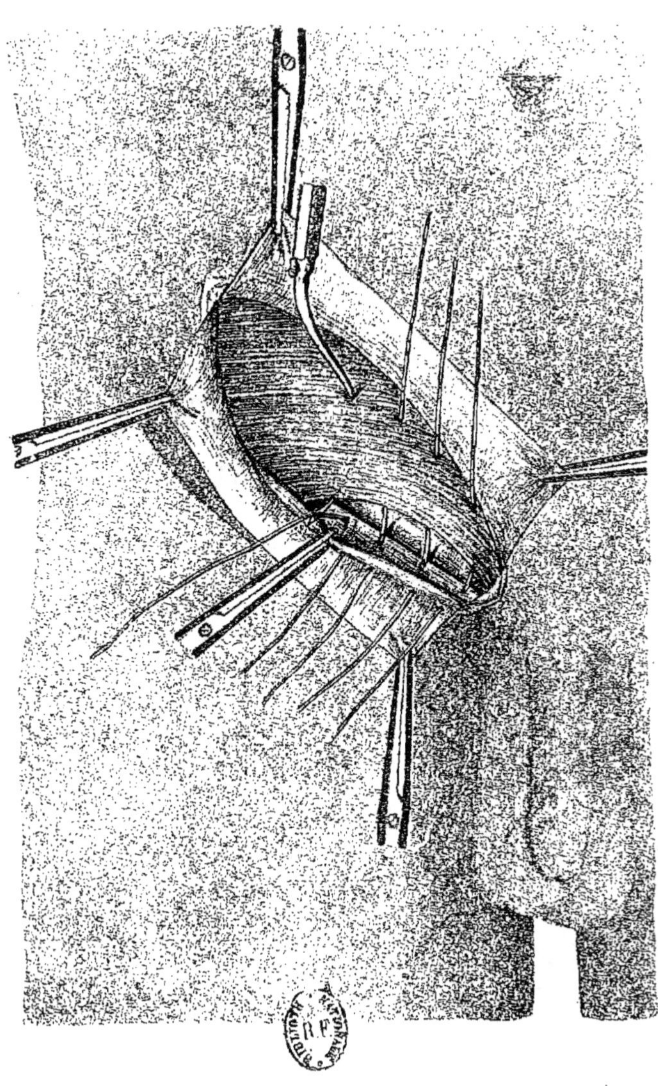

Procédé de Forgue.   3.

Procédé de Forgue.   4.

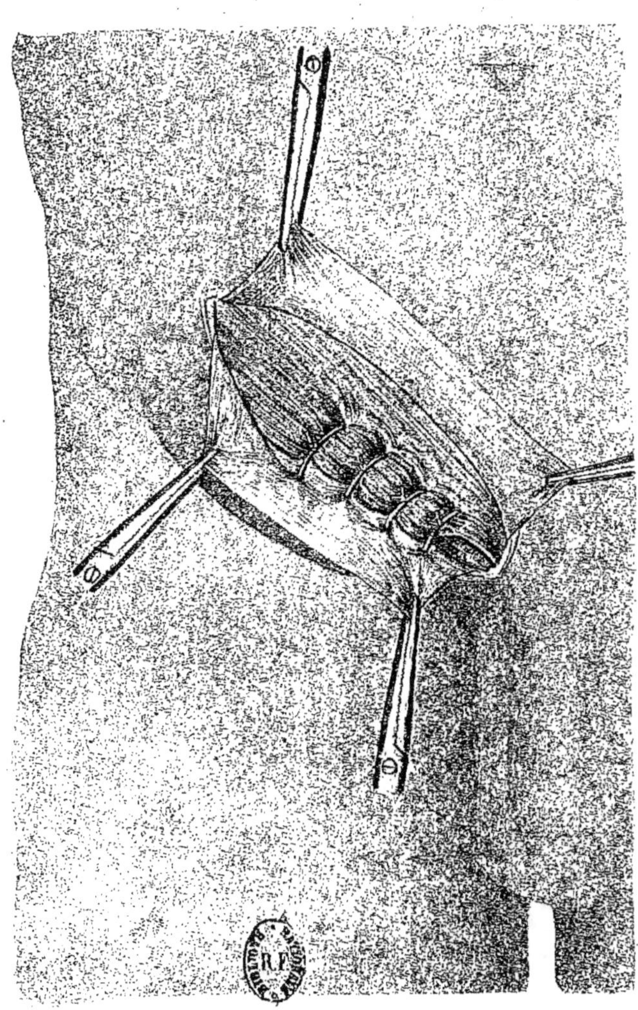

dehors en dedans les trois autres gros catguts (V. pl. XXXXII). Il ne reste plus qu'à les nouer et à ajuster : sous leur striction successive, on voit le plan musculaire, abaissé, se conjoindre solidement au bord profond de l'arcade, cela forme une épaisse lame de muscle, ramassée vigoureusement par les quatre sutures, entre lesquelles elle dessine quatre bourrelets saillants (V. pl. XXXXIII et schéma 40); la fermeté de prise est aussi parfaite du côté de l'attache à l'arcade où elle s'amarre à la bandelette de renforcement de Thompson, que du côté de la paroi où elle embrasse une bande musculaire de largeur et d'épaisseur suffisantes pour offrir toute résistance. Dans les deux premières années, M. Forgue employait volontiers des fils d'argent pour consolider encore cette réparation de la paroi; devant quelques accidents d'intolérance des fils d'argent (dans deux cas, il lui a fallu procéder à leur ablation tardive), il a abandonné ces fils métalliques pour de gros catguts, excepté dans les cas où le volume de la hernie et l'ampleur démesurée du point faible lui font recourir au Bassini typique. Exécutée avec ce soin, la reconstitution autoplastique de la paroi donne toute garantie de solidité; en avant du cordon on a abaissé ainsi un large panneau musculaire, fortement conjoint à l'arcade, on a « baissé la devanture »; là se trouve l'élément majeur de la résistance pariétale; la réfection de la couche aponévrotique du grand oblique n'est qu'une condition de bien moindre valeur contentive.

« Le dernier temps consiste dans la suture du plan fibreux de l'aponévrose du grand oblique; au regard de la solide lame musculaire sous-jacente, il n'a qu'un rôle plastique secondaire dans le renforcement de la paroi, mais il n'en est pas moins un plan d'appui, et il faut apporter le plus de soin possible à l'établissement de ce soutien aponévrotique. D'ailleurs, la dissection et la mobilisation que M. Forgue a faite des deux lambeaux supérieur et inférieur, de l'aponévrose du grand oblique, facilitent cette suture qui peut se faire soit par des points en U adossant largement et faisant saillir en crête les deux lèvres aponévrotiques, soit par un surjet au catgut très

ajusté, dont les points sont faufilés « à la Lembert » de façon à
opérer une sorte de plissement, de froncement qui applique
et accole le plan aponévrotique au plan musculaire sous-jacent.
Il faut vérifier si l'anneau est assez étroitement serré, réduit à
la dimension minime pour le passage du cordon ; un ou deux
catguts complémentaires sont parfois nécessaires pour parfaire
ce point. L'incision cutanée est fermée par des points au crin
de Florence, sans drainage : la position haute de cette incision
favorise son exacte compression sous le pansement, que, depuis
longtemps, M. Forgue a l'habitude de réduire à sa plus simple
expression : une couche de gaze aseptique, un tampon de
coton aseptique une nappe mince de coton autoclavé couvrant
l'hypogastre et la face antérieure de la région crurale, un spica
de flanelle. C'est un abus inutile que ces épais pansements que
l'on voit encore caparaçonner l'abdomen et la cuisse des opérés de hernie ; avec l'asepsie, il suffit que le pansement soit
bien ajusté, protégeant la ligne de sutures et comprimant méthodiquement les plans ; chez l'enfant même, depuis longtemps
et avant Broca, on a supprimé tout pansement et l'on s'est
borné à couvrir la ligne suturale avec du collodion ou de la
kollasine. »

Nous avons vu souvent pratiquer ce procédé qui reconstitue
une paroi abdominale très solide, nous voulons seulement ici
insister sur ce point particulier.

Après dénudation avec la sonde de Kocher, on aperçoit, dit
Bonnet, la bandelette ilio-pubienne comme une crête dense et
nette. Nous avons déjà, dans le cours de ce travail, insisté
beaucoup sur la gouttière de l'aponévrose du grand oblique ;
son bord antérieur ou de réflexion et son bord postérieur ou
bandelette ilio-pubienne. A moins d'erreur, nous avons vu
cette bandelette ilio-pubienne comme une lamelle assez
mince.

Il nous semble difficile de lui conjoindre une masse musculaire aussi solide que celle prise par M. Forgue dans le chef
supérieur de son fil. Cette bandelette risquerait de se déchirer
et les muscles reviendraient à leur place. Au contraire, ce que

nous avons appelé bord de réflexion apparaît vraiment quand l'aponévrose du grand oblique est fortement réclinée en bas comme une crête dense et nette facile à pincer. D'ailleurs sur la figure II, représentée dans la thèse de Bonnet, notre bord de réflexion n'est pas représenté et il semble bien que c'est lui que l'aiguille charge. Nous pensons qu'il y a plutôt ici une confusion de mots qu'une confusion d'éléments anatomiques ; M. Forgue considère comme bandelette ilio-pubienne le bord postérieur de la corde crurale, c'est la conception habituelle. Nous croyons au contraire devoir revenir à la description de Thompson qui fait de sa bandelette une mince lamelle sans grande résistance, puisqu'elle contribue à former la face antérieure de l'entonnoir fémorali-vasculaire. Quoi qu'il en soit, nous sommes d'accord avec M. Forgue pour admettre que dans la gouttière crurale, il existe une crête fibreuse nette et résistante, point d'appui solide pour les sutures. Le repérage profond de cette crête avec des pinces nous paraît, comme à M. Forgue, une excellente manœuvre qui présente un double avantage : d'abord elle permet de la soulever et de la prendre profondément avec l'aiguille de façon à obtenir une suture solide, et ensuite on peut passer l'index derrière elle pour protéger et déprimer la veine iliaque.

Un autre avantage du procédé, c'est le solide bourrelet musculaire que l'on obtient après avoir noué les catguts de la paroi profonde. En effet, le décollement avec la sonde de Kocher permet de prendre plus largement les muscles et de les abaisser à l'arcade d'une façon plus complète. On obtient aussi à la place de la mince lamelle de fascia transversalis qui auparavant occupait le point faible un rempart infranchissable, capable de résister à toutes les poussées abdominales. Certains ont fait des critiques aux procédés qui prennent le muscle droit, prétendant que dans ses contractions il tendra à gagner la ligne médiane et tiraillera la suture. Ce reproche nous paraît peu fondé surtout pour le procédé de Forgue dans lequel le point le plus interne sur l'arcade crurale est placé tout près de l'épine du pubis. Il est là moins loin du bord externe du droit et peut l'amener jusqu'à l'os sans le dévier beaucoup de sa direction.

La formation du bourrelet musculaire par la suture du plan profond a une importance capitale ; aussi beaucoup d'opérateurs depuis Bassini ont-ils insisté sur ce point : Certains ont cherché un moyen d'obtenir un bourrelet musculaire plus dense, par des procédés plus ou moins ingénieux ; nous extrayons celui de Dayot décrit dans la thèse de Damey.

Après avoir opéré comme d'habitude, incisé l'aponévrose du grand oblique, excisé le sac, Dayot place ses fils profonds d'une façon spéciale.

« *Mode de placement des fils profonds.* — L'aiguille mousse est passée sous la lèvre supérieure de la plaie cheminant entre le péritoine et le fascia transversalis. Après un trajet aussi long que possible, elle est relevée d'arrière en avant, traversant les couches musculaires et l'aponévrose du grand oblique, à travers laquelle elle sort donc à 2 ou 3 centimètres au-dessous du bord de l'incision. Elle saisit alors un des chefs du fil profond que l'on entraîne en la retirant et qui est ensuite pour le moment abandonné.

« Repassée de même façon, mais sortant cette fois à quelques millimètres en deçà du point précédent, elle saisit l'autre chef du fil dont la direction est perpendiculaire à celle des fibres aponévrotiques. Trois ou quatre anses semblables sont posées selon la longueur de l'incision. Revenant alors à la première anse il faut lui faire traverser de façon analogue sa lèvre inférieure, lèvre, qui comme nous le savons, contient une notable quantité de tissu musculaire, en reprenant donc le fil le plus externe on le fait passer sous la lèvre inférieure comme sous la supérieure, pour ressortir en un point symétrique au premier ; même manœuvre pour le second fil de l'anse, qui, lui, vient ressortir quelques millimètres en deçà. On agit nécessairement de même pour toutes les anses. On a eu soin de laisser toujours le cordon en arrière d'elles.

« *Suture de l'aponévrose du grand oblique.* — Les fils profonds étant prêts, on passe à la suture de l'aponévrose ; celle-ci se fait à l'aide d'un gros catgut par un surjet soigneusement fait et arrêté de temps à autre. On a soin de laisser en bas une petite boutonnière, juste suffisante pour le passage du cordon spermatique.

« L'aponévrose étant ainsi bien réunie d'un bout à l'autre on revient aux anses profondes pour les serrer l'une après l'autre fortement, ce que permet leur disposition à cheval sur les fibres aponévrotiques. Les faisceaux musculaires qu'elles comprennent sont par cette manœuvre rapprochés et comprimés sous l'aponévrose, laquelle ayant été réunie par avance, les maintient en avant et la conséquence de tout cela est la constitution d'un épais bourrelet musculaire là où se trouvait autrefois le canal inguinal ; la partie importante de l'opération est alors terminée. »

Nous ne pensons pas que cette manœuvre, un peu compliquée, présente de grands avantages. Le bourrelet musculaire solide est formé parce qu'on a piqué loin dans les muscles et non à cause de la suture préalable de l'aponévrose du grand oblique ; celle-ci en effet, n'est pas assez rigide pour comprimer les muscles situés derrière elle, même lorsqu'ils forment un bourrelet.

F. *Surjet*

Dans tous les procédés que nous venons d'exposer, on suture les muscles à l'arcade au moyen de points séparés simples ou en U, de même que pour le Bassini, beaucoup de chirurgiens font un surjet qui a l'avantage d'être beaucoup plus rapidement exécuté et de permettre plus de points que la suture entrecoupée.

Toubert (de Montpellier) attache une grande importance à ce surjet.

Tédenat pratique depuis très longtemps déjà la reconstitution antéfuniculaire de la paroi d'une façon solide et rapide.

Après incision et repérage de l'aponévrose du grand oblique, il excise le sac. Pour la reconstitution de la paroi, le cordon est laissé en place, un aide tire sur les pinces qui repèrent l'a-

ponévrose du grand oblique, de façon à les éverser et à exposer
la paroi postérieure du canal. Avec une aiguille d'Hagedorn, enfilée à un long catgut, M. Tédenat commence le surjet
à l'angle supéro-externe de la plaie. Après le premier nœud le
chef initial du surjet est repéré ; on prend d'abord le bord de
réflexion de l'arcade crurale en guidant toujours la pointe de
l'aiguille sur le doigt qui protège et déprime veines et artères ;
ensuite on pique très profondément d'arrière en avant les
muscles petit oblique et transverse, de façon à les abaisser
jusqu'à l'arcade en formant nn bourrelet musculaire ; pendant ce temps, le cordon est resté en place et se trouve
donc en arrière des muscles qui sont ainsi abaissés au-devant
de lui ; la reconstitution de la paroi postérieure est poussée
très loin en dedans. On prend autant que possible le muscle
droit dans le surjet. Au lieu d'arrêter ce surjet et de le nouer,
on revient en cousant de dedans en dehors pour suturer les
lèvres de l'aponévrose du grand oblique. Pilier externe et
pilier interne sont adjoints par la suture au nouvel orifice inguinal ; et ainsi de suite on réunit les deux lambeaux aponévrotiques du grand oblique, en ayant soin de prendre en
même temps les parois musculaires déjà suturées. La suture
terminée est arrêtée à l'angle externe de la plaie tout près du
chef initial du surjet auquel on noue solidement le chef final.
Les lèvres cutanées sont affrontées avec des crins qui prennent
aussi les plans profonds. Cette manière de procéder est avan-
tageuse pour plusieurs raisons. La réfection de la paroi est
extrêmement rapide puisqu'on l'effectue avec un seul surjet.
On a encore les avantages de la suture à plusieurs plans
unis à ceux de la suture en un seul plan, puisqu'on solida-
rise muscles et aponévrose.

Telles sont les principales variantes de la reconstitution
antéfuniculaire, qui nous semble être en honneur à l'heure
actuelle puisque après le Bassini auquel beaucoup sont encore
restés fidèles, c'est elle qui est le plus souvent employée.

Nous avons, avant de l'exposer en détails, montré les raisons

qui l'ont fait adopter; elles sont importantes et peu contestables.
Mais il ne faut pas croire qu'on obtiendra toujours un résultat
présentant tous les avantages que nous avons attribués à cette
méthode. La valeur d'une technique varie avec l'anatomie du
sujet sur lequel on l'applique et dans le cas particulier qui
nous intéresse on ne pourra pas toujours supprimer le canal
inguinal et le remplacer par un simple orifice. Il existe un
assez grand nombre de sujets chez lesquels les muscles petit
oblique et transverse, formant un tendon conjoint développé,
vont s'insérer non seulement sur l'épine du pubis mais encore
en dehors sur le 1/3 externe de l'arcade crurale et quelquefois
plus loin ; ces sujets ont un point faible qui n'occupe pas, et il
s'en faut, toute la paroi postérieure. Qu'obtiendrait-on si
l'on pratiquait chez eux la reconstitution antéfuniculaire? On
pourrait facilement unir à l'arcade crurale le bord inférieur du
petit oblique et du transverse, en repoussant en dedans le cordon ; mais dès que celui-ci serait appliqué contre le bord externe du tendon conjoint, que faudrait-il faire?

1° Continuer les sutures en laissant le cordon derrière
elles? Mais on ne pourrait pas saisir le bord inférieur des
muscles puisqu'ils sont déjà unis à l'arcade. Si on piquait
alors le plan musculaire et si on l'abaissait à l'arcade au-devant
du cordon, on aurait derrière celui-ci comme paroi postérieure seulement le tendon conjoint non renforcé par des sutures.

2° Arrêter au tendon conjoint la reconstitution de la paroi
postérieure? on n'aurait pas réalisé la suppression du canal
inguinal, ou on aurait simplement reconstitué un autre plus
court, dont l'orifice profond serait formé en dedans par le
tendon conjoint, en dehors par les muscles abaissés. Cette
manœuvre en somme serait plus simple que celle de Bassini
et concourrait au même résultat : un canal inguinal avec deux
orifices et deux parois. Elle lui est cependant inférieure ; le
tendon conjoint, en effet, ne serait pas non plus renforcé
par des sutures et ne ferait qu'une médiocre paroi postérieure.

Par conséquent dans le cas où il existe un tendon conjoint s'insérant à l'arcade crurale, la reconstitution antéfuniculaire n'est pas indiquée, il est préférable de faire un Bassini qui refera toute la paroi postérieure. Lorsque le sac est lié, il faut examiner avec soin le canal inguinal du sujet pour choisir le procédé à employer. Dans les canaux inguinaux que nous avons disséqués (voir schéma 2), nous aurions pratiqué le Bassini dans le 5 et 8. Il faut remarquer cependant que cette dernière projection a été prise sur une femme, chez laquelle le procédé importe peu puisqu'on peut sans inconvénient prendre le ligament rond dans les sutures. Dans tous les autres cas nous aurions employé la reconstitution antéfuniculaire.

Certains chirurgiens prétendent que la reconstitution antéfuniculaire doit être le procédé courant, parce qu'elle est plus commode et plus rapide, tandis que le Bassini doit être réservé aux cas rares où une réfection autoplastique de la paroi s'impose. Pour nous, et nous avons expliqué longuement pourquoi, la reconstitution antéfuniculaire donne une paroi aussi solide, peut-être plus que le Bassini. Pour faire le choix du procédé, on doit se guider non sur la gravité du cas, mais seulement sur les particularités anatomiques. Cependant, avant de conseiller la reconstitution antéfuniculaire nous croyons qu'il est utile de préciser certains détails opératoires. Il faut remarquer que la partie essentielle de l'opération se pratique très en dedans au niveau de l'orifice superficiel, jamais au-dessous de lui. On doit donc faire une incision cutanée haute exclusivement abdominale; ensuite l'incision de l'aponévrose du grand oblique sera située non au milieu du canal inguinal mais sur le pilier interne, de façon à n'obtenir qu'un lambeau qui sera récliné en bas. Cette pratique présente plusieurs avantages, d'abord les sutures du plan aponévrotique et celle du plan musculaire ne sont pas superposables; on ne risque pas ensuite de prendre dans la suture profonde, en même temps que l'arcade crurale, une bonne partie du lambeau inférieur aponévrotique. Enfin et surtout on met bien à nu la région voisine du bord externe du droit, où doit passer le cordon. On peut ainsi disséquer avec soin à ce niveau les divers éléments anatomiques et les employer à faire un orifice du cordon épais et solide.

Ainsi précisé le procédé de reconstitution antéfuniculaire doit être employé dans la plupart des cas ordinaires.

E. RECONSTITUTION AUTOPLASTIQUE DE LA PAROI

Nous venons d'exposer les procédés que l'on doit employer dans les cas ordinaires. Mais parfois la paroi est tellement mauvaise dans certaines hernies de faiblesse, que les muscles petit oblique et transverse et le tendon conjoint, sont insuffisants pour constituer une barrière assez forte contre la poussée abdominale. Il était naturel de songer alors à prendre, dans le voisinage, des éléments musculaires ou fibreux et à les amener à la région inguino-abdominale par retournement ou par plissement; on pouvait ainsi renforcer les points faibles. Pour trouver dans le voisinage des lambeaux autoplastiques les chirurgiens n'avaient que l'embarras du choix; tous les muscles qui s'insèrent sur la branche horizontale du pubis (adducteurs) et surtout les droits de l'abdomen pouvaient les fournir facilement.

Les procédés autoplastiques que nous décrivons sont ceux de Poullet (de Lyon), de Schwartz, de Berger.

PROCÉDÉ DE POULLET

Méthode à lambeau fibro-apériostique. — « Après dissection du sac et réduction des viscères herniés, je fais la dissection et la toilette des deux piliers et du bord de l'orifice externe du canal inguinal.

« Je mets complètement à nu la bandelette aponévrotique qui sert de tendon d'insertion au 1er adducteur superficiel. Le bistouri est alors glissé à plat sous cette bande fibreuse que l'on sectionne à 3 ou 4 centimètres de son insertion au pubis.

Procédé de Poullet.   1.

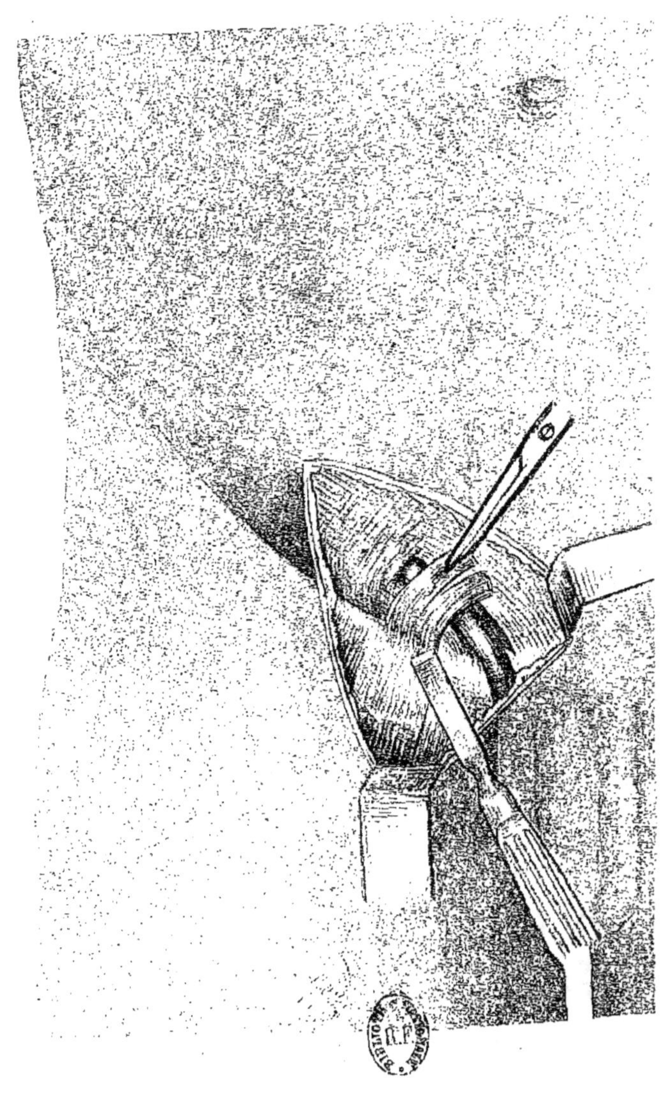

Procédé de Poullet.   2.

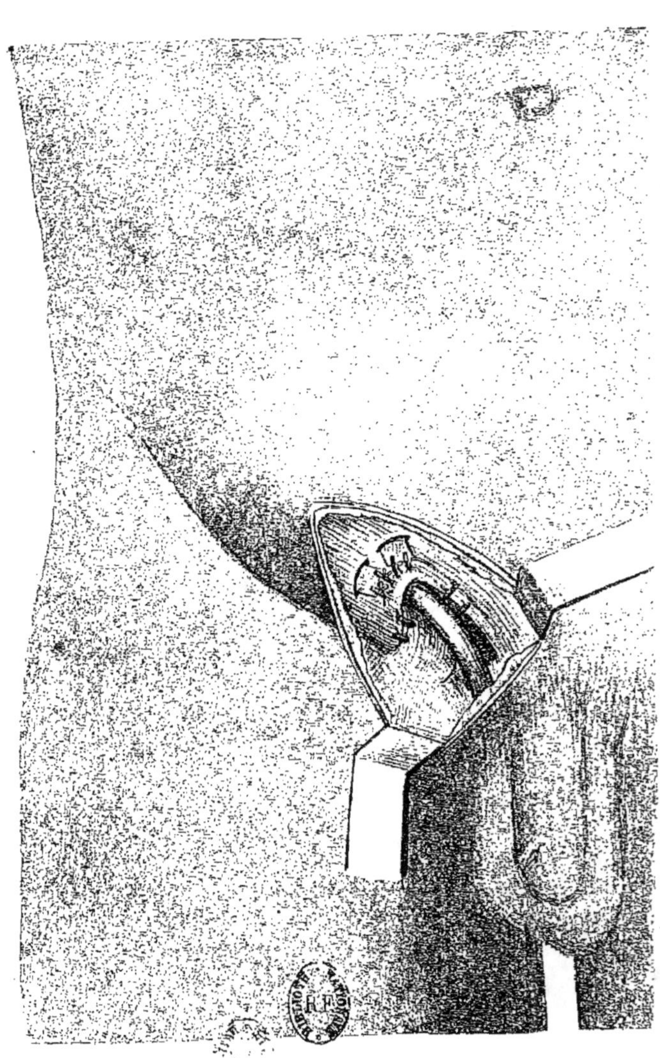

Ce tendon devient l'extrémité libre d'un lambeau qu'on finit de séparer avec la rugine tranchante ; on laisse à sa face profonde toute la masse de tissu fibreux qui recouvre le pubis (Voir planche XXXXIV).

« Cet os est dénudé dans une étendue verticale de 2 centimètres et transversalement depuis la ligne de la symphyse pubienne jusques et y compris l'épine du pubis qui est aussi déshabillée.

« On ménage avec soin la large insertion de ce lambeau au bord libre du pubis et on relève ce lambeau contre l'orifice externe du canal inguinal en le faisant passer sous le cordon. Les bords du lambeau sont suturés aux piliers par du catgut. Son extrémité libre est divisée en deux ou trois chefs qu'on passe de dedans en dehors à travers le bord de l'orifice, comme on ferait pour de petites courroies qu'on veut rabattre en avant.

« Quelques points de catgut fixent le tout en place, puis on fait la suture (Voir pl. XXXXV). »

Résultat sur 42 opérés depuis 18 mois, 3 récidives (mais ces 3 cas remontent au début de la méthode).

Il nous semble étonnant d'avoir recours à l'autoplastie pour obturer seulement l'anneau inguinal superficiel alors qu'on n'a pas même incisé l'aponévrose du grand oblique pour voir l'état de la paroi postérieure. Encore une fois nous ne pensons pas qu'il soit suffisant d'obturer l'anneau superficiel pour éviter une nouvelle hernie qui pourra être interstitielle.

Le procédé d'autoplastie de Poullet nous paraît trop compliqué pour le résultat qu'il donne. Il est très facile de renforcer l'anneau superficiel par une manœuvre plus simple, ne serait-ce que le placement des fils en croix comme Estor.

Paul Berger, incise la gaine du droit, et s'en sert pour pratiquer l'autoplastie dans le cas de hernie interstitielle.

PROCÉDÉ DE P. BERGER

(V. planches XXXXVI à XXXXIX et schéma 31).

« J'eus recours à un procédé que j'emploie souvent quand j'ai à traiter des hernies inguinales de faiblesse, particulièrement des hernies directes. Après avoir, par le procédé ordinaire, préconisé par Bassini, libéré et suturé le bord inférieur des muscles petit oblique et transverse réunis et le tendon conjoint au bord interne de l'arcade de Fallope dans toute sa longueur, je découvre la face antérieure de la gaine du muscle grand droit de l'abdomen, en relevant le bord supérieur de l'incision de l'oblique externe ; je pratique sur la face antérieure de cette gaine une incision longitudinale de 8 à 10 centimètres, parallèles à son bord externe, à un travers de doigt en dedans de ce bord, jusqu'à ce que les fibres musculaires soient à découvert dans toute la hauteur de cette incision ; puis je rabats de dedans en dehors, en la retournant face profonde en avant, la lèvre externe de l'incision de la gaine en la séparant du bord du muscle ; la ramène de dedans en dehors et de haut en bas, par dessus la ligne de réunion du petit oblique et du tendon conjoint à l'arcade de Fallope, et je la réunis au bord supérieur de l'arcade de Fallope par un certain nombre de points de suture à la soie audessus et un peu en avant de cette première ligne de sutures.

« Pour empêcher le bord du muscle droit de se rétracter en dedans et pour éviter l'éventration, véritable laparocèle, qui pourrait se produire le long de ce bord, j'ai coutume de fixer par quelques points de suture au catgut le bord du muscle au bord de la loge fibreuse qui le renferme ; il faut, en le faisant, se méfier de la blessure possible des vaisseaux épigastriques qui abordent la gaine du grand droit en cet endroit. Pour refermer la gaine du muscle grand droit, et pour ajouter de nouvelles garanties de solidité à cette réfection de la paroi, j'eus ici recours à un mode particulier de réunion de l'incision de l'aponévrose du grand oblique, précaution additionnelle dont

Procédé de Berger. 1.

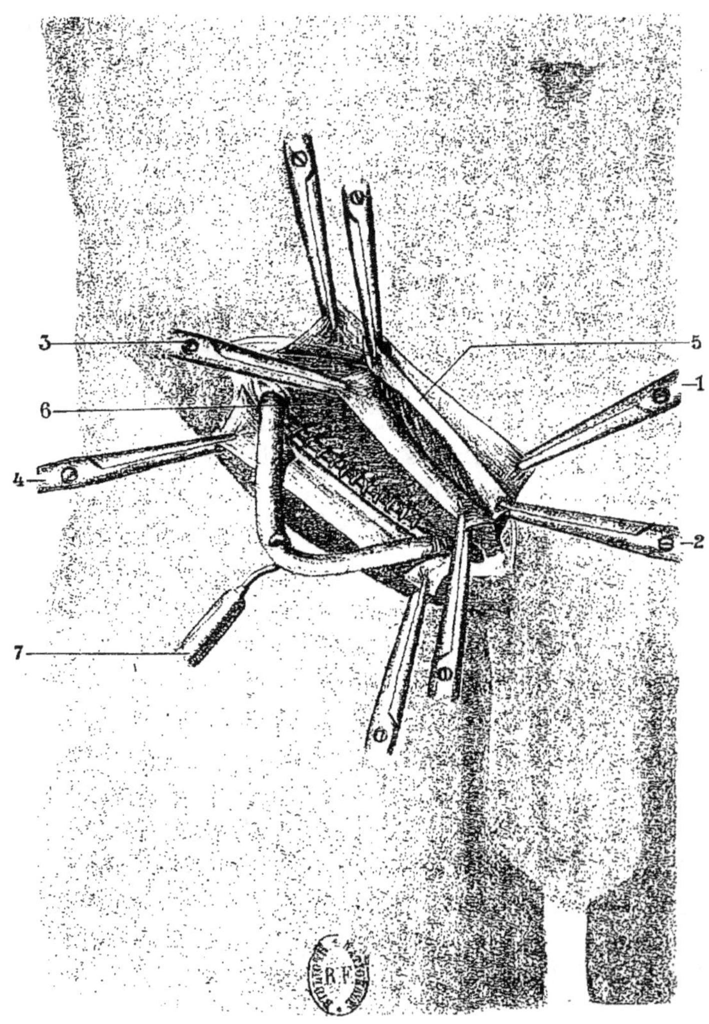

1, Lèvre interne de l'Aponévrose du Grand Oblique ; — 2, Lèvre interne de
la gaine incisée du Muscle Grand Droit ; — 3, Lèvre externe de la gaine
incisée du Muscle Grand Droit ; — 4, Lèvre externe de l'Aponévrose du
Grand Oblique ; — 5, Muscle Grand Droit ; — 6, Muscle Petit Oblique ; —
7, Cordon.

Procédé de Berger. 2.

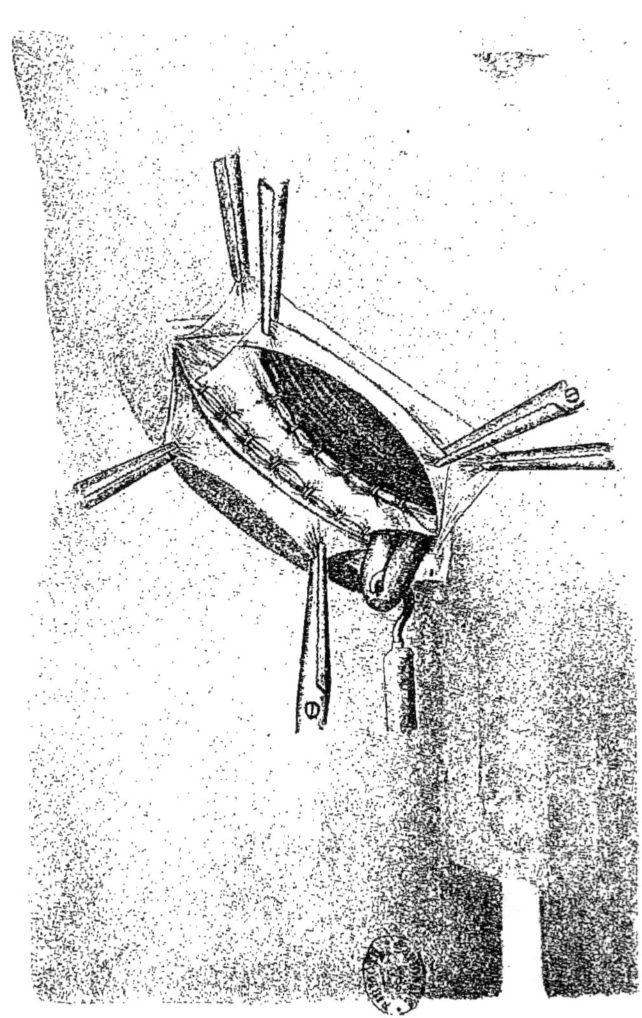

Procédé de Berger.   3.

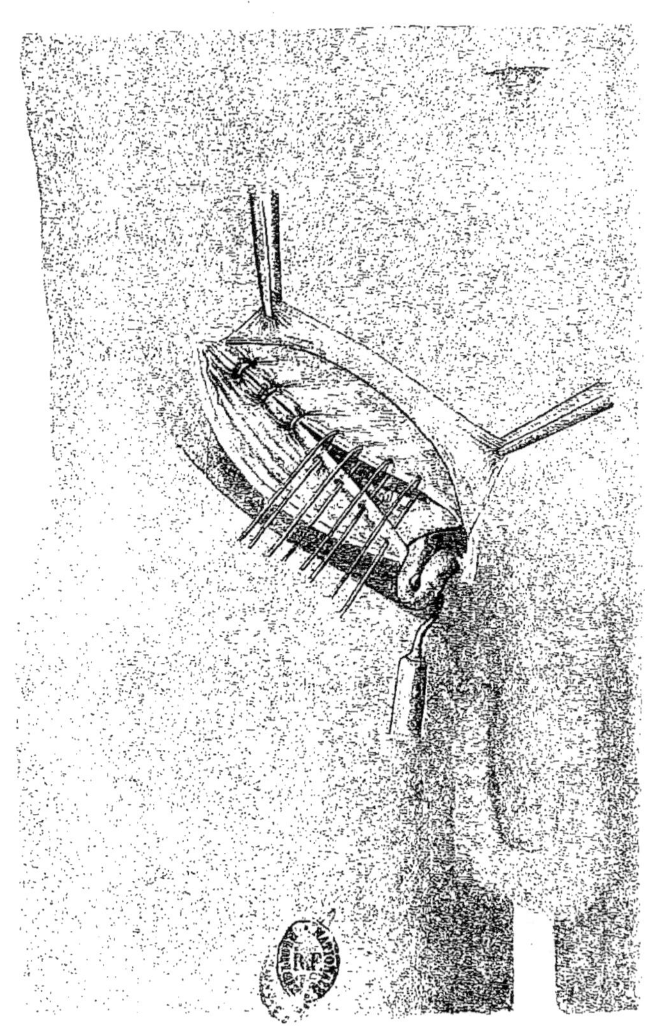

Procédé de Berger.   4.

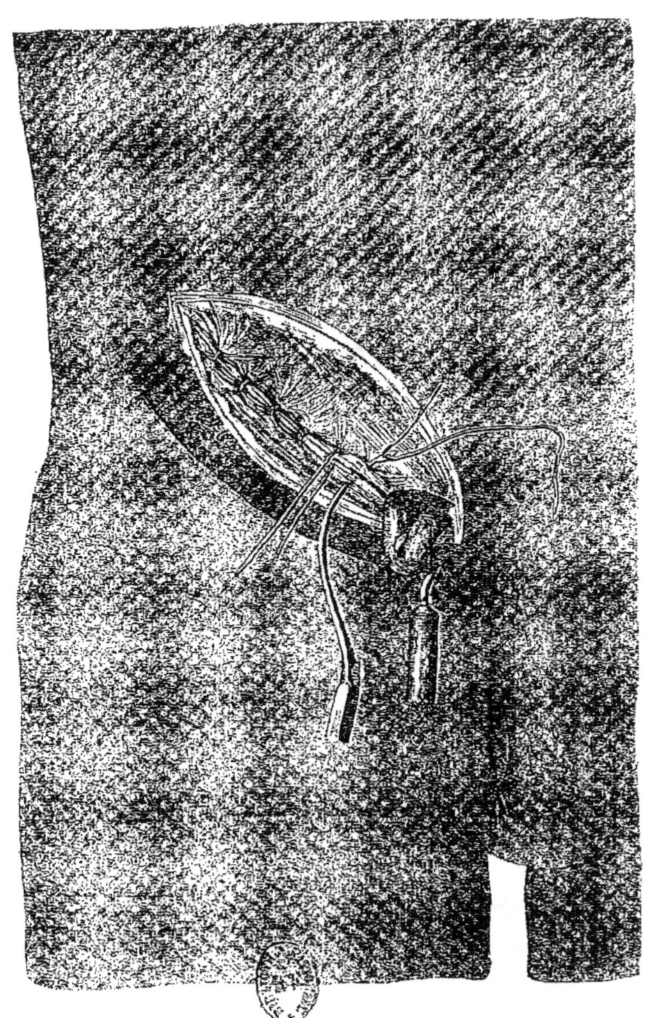

l'idée me fut suggérée par M. Rochard qui m'aidait dans cette opération. Comme je l'ai dit, l'aponévrose du grand oblique était très relâchée ; je pus, sans difficulté, relever le bord inférieur de l'incision qui la divisait jusqu'au contact de la lèvre interne de l'incision de la gaine du grand droit, l'y fixer par une rangée de sutures ; puis par-dessus cette réunion, je rabattis comme un rideau la lèvre supérieure de l'incision de l'aponévrose du grand oblique et je l'attirai jusque près de l'insertion de cette aponévrose au bord antérieur de l'arcade de Fallope où je la fixai par plusieurs points de suture au catgut. Ainsi se trouvaient superposées et croisées les deux moitiés de l'aponévrose d'insertion du grand oblique, à la manière dont se rabattent l'un sur l'autre les deux pans d'une redingote croisée ; ainsi se trouvaient reconstituées solidement du même coup la gaine du muscle grand droit et la paroi abdominale dans toute la région inguinale ; à ce niveau la suture du tissu cellulaire sous-cutané au catgut et celle de la peau au crin de Florence étant achevées, la superposition des sections était la suivante :

« *a*) Ligature entrecroisée au catgut sur le pédicule du sac et sur le cordon spermatique ;

« *b*) Suture, à la soie, du bord des muscles petit oblique et transverse et du tendon conjoint à la lèvre interne de l'arcade de Fallope ;

« *c*) Suture à la soie de la lèvre externe de l'incision de la gaine du muscle grand droit de l'abdomen, au bord supérieur de l'arcade ;

« *d*) Suture au catgut, de la lèvre externe de l'incision, de l'aponévrose du grand oblique à la lèvre interne, de la gaine du muscle grand droit ;

« *e*) Suture au catgut de la lèvre externe, de l'incision du grand oblique à la face antérieure de son aponévrose près de l'arcade ;

« *f*) Réunion du tissu cellulaire sous-cutané au catgut ;

« *g*) Enfin suture de la peau au crin de Florence. »

Lorsque ce procédé est bien exécuté et que le malade guérit

sans suppuration, il doit avoir une paroi inguinale très solide puisqu'on superpose au-devant, tous les plans que nous venons d'énumérer. Cependant on peut faire à ce procédé quelques objections auxquelles Berger lui-même a répondu : « Toutes ces sutures perdues n'entraîneraient-elles pas des chances de suppuration et dans ce cas, quelle interminable et désolante perspective que l'élimination de tant de fils.

Il est vrai que Berger prétend qu'actuellement on ne doit admettre l'infection à aucun titre et que le chirurgien qui n'est pas absolument sûr de son aseptie ne doit pas se mêler d'opérer des hernies.

Les cas de suppuration dans la hernie sont rares, mais point exceptionnels ; peut-on être sûr d'opérer absolument à l'abri des germes ? En tout cas il ne faut pas risquer d'en apporter d'autres dans les plaies ou de permettre le développement de ceux qui peuvent y être en multipliant les fils à suture. Certes ils ne prétendent pas que l'élimination d'un catgut soit une rarissime exception ceux qui ont mis à l'œuvre toute leur imagination pour trouver des procédés de suture à fils enlevables ? ils trouvent que même dans l'état actuel laisser des fils à demeure peut être un danger quand on peut les éviter. La multiplicité de ces procédés, les nombreuses thèses dont ils ont été l'objet sont une preuve qu'il faut compter encore avec l'infection et la suppuration des fils à suture et que par conséquent il faut les réduire au minimum !

Mieux encore que les adducteurs, (Poullet) le muscle droit de l'abdomen présentait aux partisans de l'autoplastie une ressource commode : il est plus près et surtout plus volumineux. On peut facilement en détacher un lambeau pour le rabattre vers la région inguinale. C'est le procédé de Schwartz, décrit au Congrès de chirurgie de 1893.

LÉGENDE DU SCHÉMA BERGER

1. — Peau.
2. — Tissu cellulaire sous-cutané.
3. — Aponévrose du grand oblique.
4. — Gaine du grand droit.
5. — Muscle petit oblique.
6. — Muscle transverse.
7. — Fascia transversalis.
8. — Tissu cellulaire sous-péritonéal.
9. — Péritoine.
10. — Muscle grand droit.
11. — Cordon.
12. — Arcade crurale.
13. — Suture des muscles petit oblique et transverse à l'arcade.
14. — Suture de la lèvre externe de la gaine incisée du grand droit à l'arcade crurale.
15. — Point de soutènement unissant le muscle grand droit à la lèvre externe de sa gaine incisée.
16. — Suture de la lèvre interne de la gaine incisée du grand droit à la lèvre externe de l'aponévrose du G. O.
17. — Suture de la lèvre interne de l'aponévrose du G. O. à la lèvre externe de la même aponévrose.
18. — Fil de suture cutanée.
19. — Os du pubis.

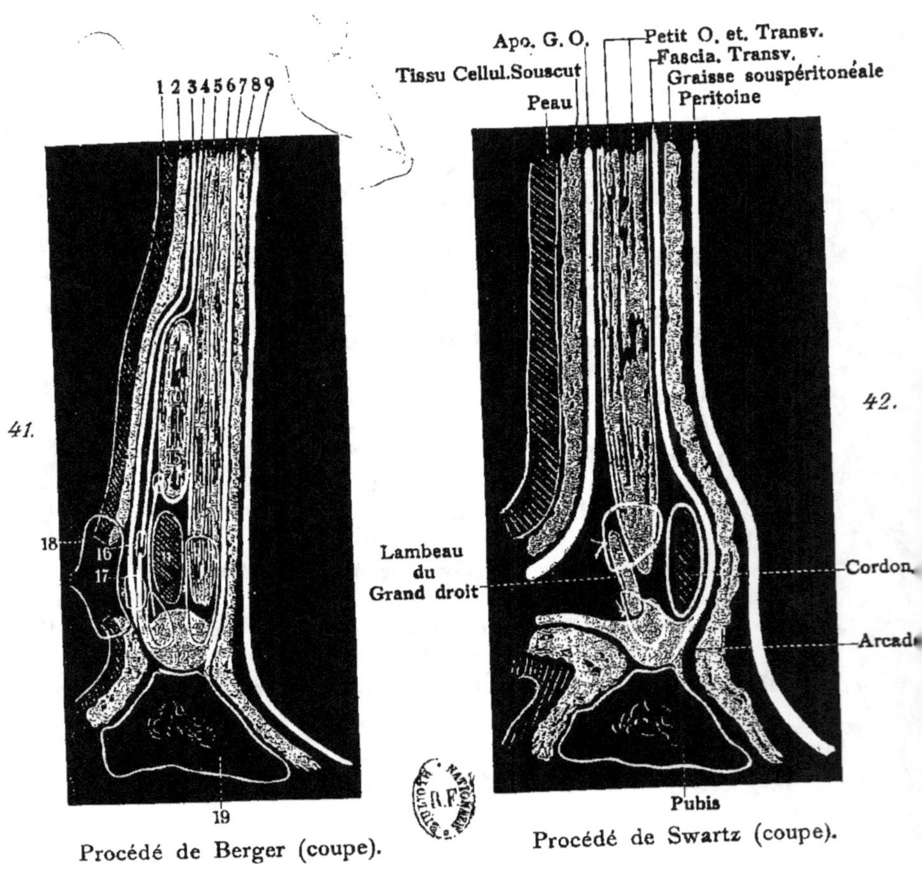

Procédé de Berger (coupe).   Procédé de Swartz (coupe).

Procédé de Swartz. 1.

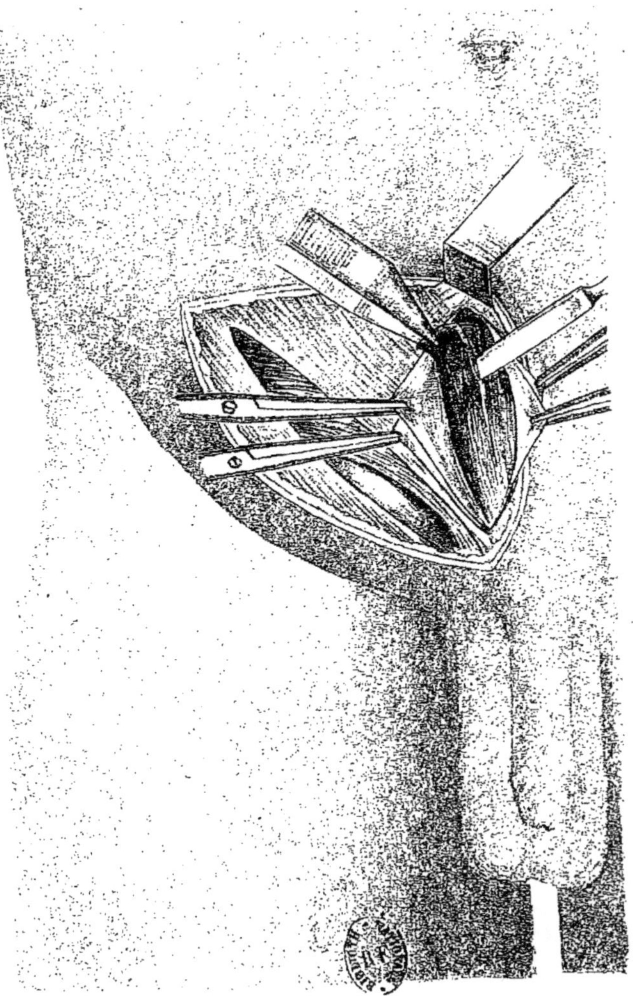

Procédé de Swartz. 2.

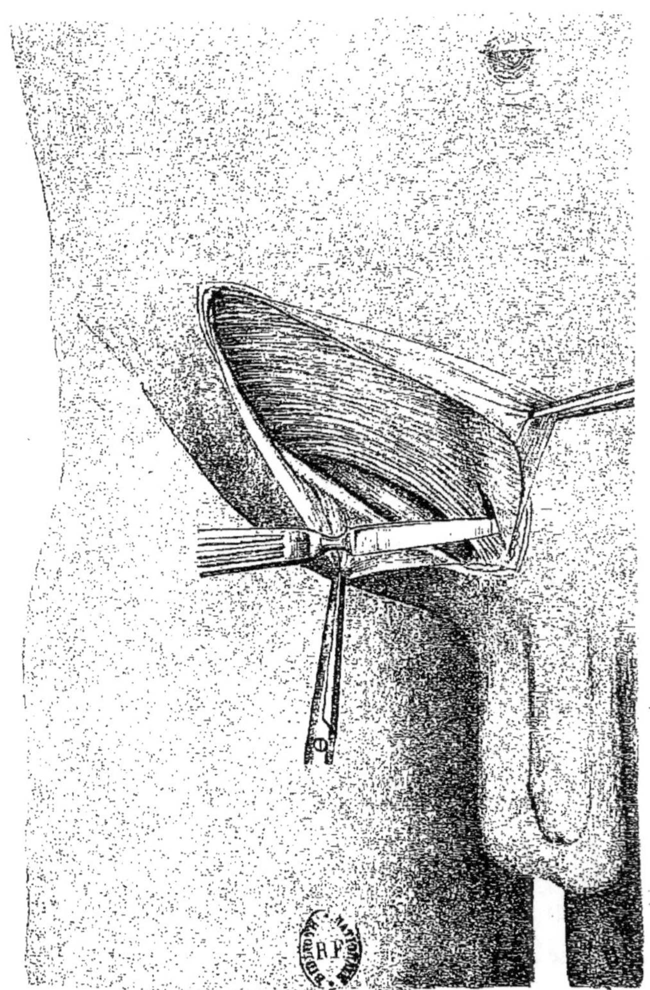

Procédé de Swartz. 3.

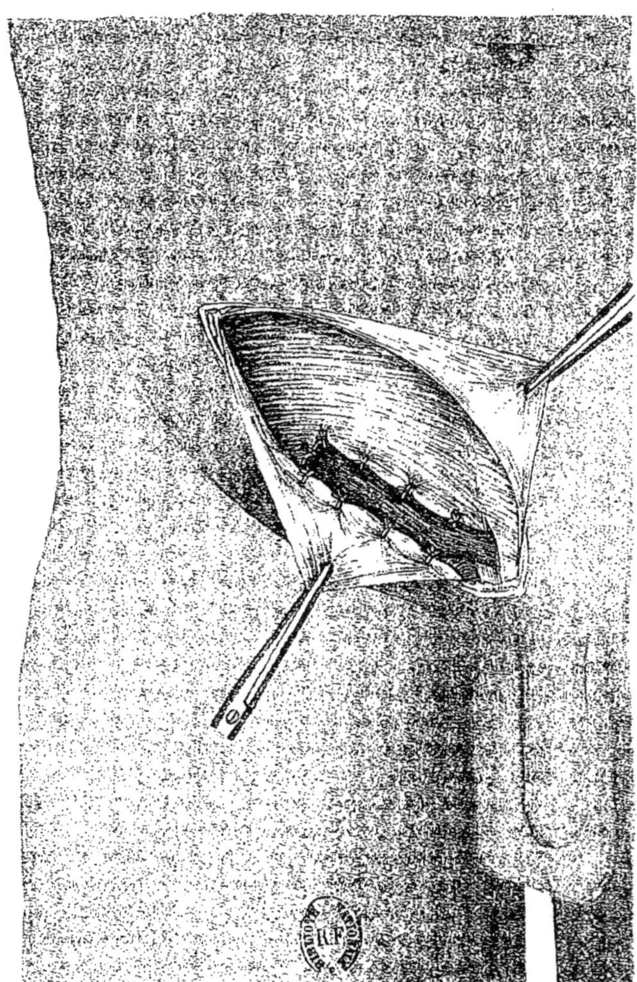

PROCÉDÉ DE SCHWARTZ

(V. planches L à LII et schéma 32),

« La cure radicale de la hernie inguinale par le procédé myoplastique présente les mêmes temps que d'habitude, jusques
et y compris la ligature avec résection du sac, après incision
large du canal inguinal. Toutefois, l'incision cutanée doit être
reportée un peu plus en dedans que de coutume et remontée
assez haut sur la paroi de l'abdomen.

« Le sac étant lié et réséqué de manière à ce que son pédicule
se retire le plus loin possible, voici comment se présente le
champ opératoire : une incision a sectionné la paroi antérieure
du trajet inguinal ou plutôt a séparé l'un de l'autre les deux
piliers de l'anneau herniaire sur une longueur de 4 à 5 centimètres. On voit alors du tissu celluleux et le bord inférieur
du muscle petit oblique plus ou moins dissocié, au-dessous
duquel passe le cordon spermatique chez l'homme, le ligament rond chez la femme.

« Nous pratiquons alors le long du bord externe du grand
droit à l'endroit où le pilier interne se jette au-devant de lui,
une incision oblique en haut et en dehors qui ouvre sa gaine
en traversant l'aponévrose du grand oblique, puis le feuillet
antérieur du petit oblique. La gaine ouverte, nous séparons
du droit antérieur un lambeau musculaire qui comprenne à
peu près la moitié de son épaisseur et qui ait 5 à 6 centimètres
de long. Le lambeau est disséqué facilement à la sonde cannelée pour éviter la blessure de nombreuses artérioles musculaires ; il tient par un pédicule inférieur et on le sectionne
transversalement à 5 centimètres au-dessus. Cela fait, le bistouri est insinué à plat derrière le pilier interne de l'anneau
inguinal, et pénètre jusque dans la loge du grand droit en y
pratiquant une brèche qui donne passage à une pince. A l'aide
de celle-ci, on saisit le lambeau musculaire, on le renverse en
dehors en l'engageant derrière le pilier interne et on double

avec lui tout le trajet herniaire. Quelques points de suture à la soie fixent le lambeau musculaire à la paroi postérieure en arrière, en dehors au petit oblique, en bas, à l'arcade crurale, en ayant soin de ne pas blesser le cordon.

Quand le lambeau est fixé, on referme par des sutures à la soie fine la gaine du grand droit, puis on réunit au-devant du muscle les deux piliers de l'anneau inguinal en ayant soin de les unir au lambeau par un ou deux points de suture. De la sorte, on reconstitue une paroi abdominale au niveau du trajet inguinal, comprenant d'arrière en avant : le péritoine et son pédicule, les tissus cellulo-graisseux sous-péritonéaux, ce qui reste des muscles petit oblique et transverse, le lambeau musculaire du grand droit, enfin l'aponévrose reconstituée du grand oblique. On n'a pas à s'occuper du cordon qui passe au-dessus de l'arcade musculaire. »

Ce procédé nous paraît très ingénieux ; on ajoute aux éléments faibles de la paroi un bon supplément musculaire qui semble bien nourri et peu déplacé. Mais, et la lecture du procédé peut le prouver, une opération de hernie ainsi exécutée est singulièrement allongée et compliquée. Cette taille de lambeau qui comporte deux incisions délicates dans la gaine du droit : une pour le libérer, l'autre pour le déplacer, nous semble indiquée dans des cas très exceptionnels. Nous en avons déjà donné la raison, le muscle droit ne peut que renforcer la paroi interne du trajet inguinal, par conséquent on doit s'en servir plus simplement et surtout faire contribuer à la reconstitution sa gaine aponévrotique forte et résistante qui n'est que la continuation du tendon conjoint.

Procédé de Thiriar.

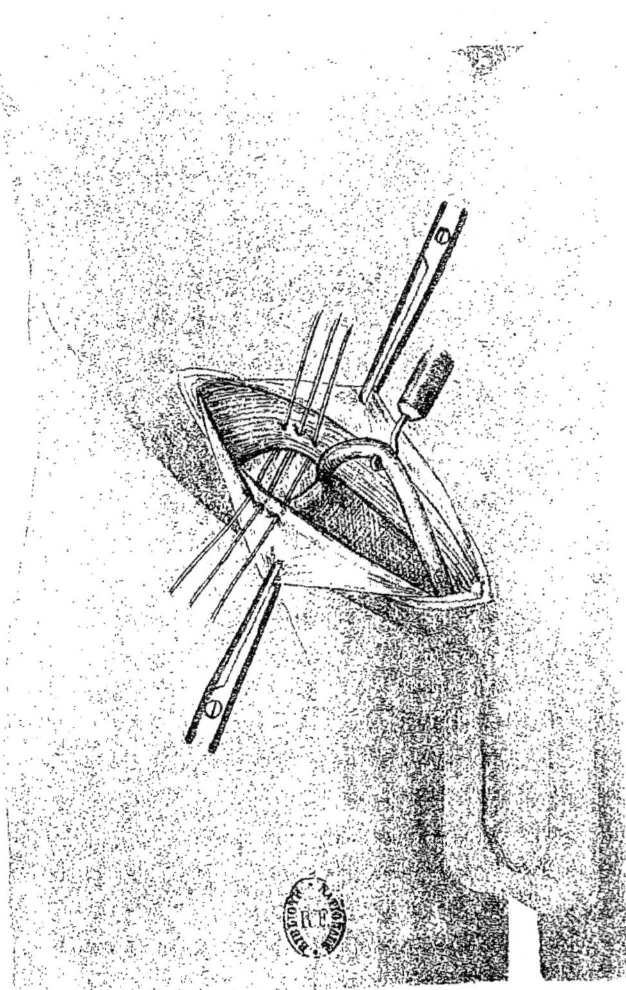

F. RECONSTITUTION HÉTÉROPLASTIQUE DE LA PAROI

De l'autoplastie pratiquée à l'aide d'organes voisins, il n'y a qu'un pas pour arriver à l'autoplastie pratiquée avec des éléments pris au dehors. Tandis qu'il est long et compliqué de tailler un lambeau, que d'ailleurs on peut rarement appliquer ce lambeau exactement sur le point faible ; avec des transplants, osseux surtout, on peut faire une autoplastie exacte qui constituera comme un bandage intérieur et permanent.

Déjà Niehans avait pratiqué cette autoplastie avec une lamelle périostique empruntée au tibia d'un lapin et placée juste au devant de l'orifice herniaire. C'est surtout Thiriar qui est le défenseur des plus chaleureux de ces procédés.

Après avoir soigneusement disséqué le sac, traité son contenu et fixé son collet par le procédé de Barker il reconstitue la paroi postérieure qu'il renforce encore avec une plaque d'os décalcifié (V. pl. LIII). Il faut faire « disparaître la fossette moyenne, cette amorce constante pour la formation ou la récidive des hernies. Mac Even atteint ce résultat par le pelotonnement du sac qui plissé est transformé en une sorte de bouchon solide jusqu'au-dessus de l'anneau profond où il vient faire saillie sous le péritoine. En interposant une plaque osseuse fixée par deux ou trois points de suture, j'obtiens en outre la restauration de l'obliquité du canal, chose importante à réaliser comme vous le savez. J'ai pu m'assurer de la réalité de la saillie produite dans la cavité péritonéale non seulement par des expériences sur le cadavre mais encore par une autopsie, que j'ai eu l'occasion de faire d'un de mes opérés mort subitement d'hémorragie cé[illegible]brale trois semaines après mon opération. J'ai pu constater qu'au lieu d'une fossette existait sur la paroi abdominale une saillie produite par le transplant osseux.

« Ce transplant joue le rôle de soutien ; il se résorbe peu à peu, il ne persiste pas, ne s'ossifie naturellement pas puisque les éléments nécessaires lui manquent pour cela, mais il est remplacé au fur et à mesure de sa disparition par un tissu fibreux, solide, résistant, qui se fusionne avec les parties voisines, pour fermer complètement l'orifice herniaire interne.

« On peut le considérer comme une charpente dans laquelle le tissu embryonnaire, destiné à se transformer en tissu cicatriciel solide, est déposé graduellement de la périphérie vers le centre. Il disparaît donc peu à peu, sans trace, mais laisse, comme effet durable, un tissu fibreux, solide, véritable barrière qui s'oppose dans l'avenir à toute nouvelle effraction de la part des viscères abdominaux.

« A la dissection du sac, à l'interposition d'un transplant osseux, il est absolument nécessaire d'associer la restauration des parois du canal par le procédé de Bassini, lorsqu'il y a effondrement de ce canal, lorsque celui-ci est remplacé par un large orifice. »

Ce procédé n'est pas très employé ; il est, en effet, difficile de se procurer un transplant osseux ; c'est d'ailleurs inutile, puisque des procédés plus simples donnent d'aussi bons résultats. Pourquoi donc introduire dans le trajet inguinal un corps étranger risquant de suppurer ou de s'éliminer ? On pourrait cependant appliquer quelquefois la technique de Thiriar dans les cas de grosse hernie et surtout de grande faiblesse musculaire de la paroi.

G. PROCÉDÉS QUI DÉTOURNENT LE CORDON
DE SON TRAJET NORMAL

Dans l'opération de la hernie inguinale, le gros écueil, c'est le cordon. C'est la dilatation du trajet qu'il suit au travers de la paroi abdominale qui permet la production des hernies. C'est la dilatation de ce même trajet conservé après l'opération radicale qui rend possible la récidive. On comprend en effet combien il est difficile de borner les dimensions de ce trajet à celles qu'il doit présenter pour laisser passer le cordon, et seulement le cordon ; et il est bien naturel de penser que la paroi faible qui a laissé se constituer une hernie en permettra la récidive. Pour se convaincre de la facilité et de la sécurité donnée par la suppression du cordon, il suffit de considérer combien est simple en même temps que meilleure en ses résultats l'opération de la hernie chez la femme, où le ligament rond peut être sacrifié sans inconvénient. Se débarrasser du cordon c'est ramener aux mêmes données le problème de la cure radicale chez l'homme et chez la femme. Pour ce faire les chirurgiens ont proposé deux solutions :

1° Supprimer le cordon ;

2° Le détourner de sa voie normale et le faire passer par un nouveau trajet plus résistant ou plus facile à défendre que celui qu'il suit normalement dans la région inguino-abdominale.

Le premier de ces procédés : la castrastion, est connu de longue date. C'était à lui que recouraient les hernieux du moyen âge ; et l'on rapporte encore l'habileté avec laquelle ils supprimaient le testicule et faisaient disparaître le corps du délit en le jetant à leur chien qui prenait ainsi à l'opération une part un peu imprévue. C'est à ce procédé que l'on a recours aujourd'hui dans certains cas de hernies inguinales compliquées d'ectopie testiculaire avec notable atrophie de la glande, ou encore lorsqu'il s'agit de hernie de gens âgés chez lesquels les testicules ne sont plus que des attributs sans grande signification. Mais cette méthode par trop simpliste ne peut être qu'une méthode d'exception. Elle répugne au chirurgien et encore plus au malade.

Aussi a-t-on cherché mieux, et ne pouvant se débarrasser du gêneur, les chirurgiens ont essayé de le déplacer et ont décrit, selon ce principe, un certain nombre de procédés que nous allons maintenant examiner. Ces procédés appartiennent à deux groupes : Le premier comprend ceux qui font passer le cordon dans un tunnel percé au travers du pubis ; ce sont les procédés décrits par Franck en 1892, dans le *Wiener-Medicin. Wochenschrift*, et par Nelaton et Ombredanne dans la *Presse médicale* du 31 juillet 1897.

Le second groupe de procédés comprend ceux qui, après avoir libéré le testicule de ses adhérences scrotales, l'avoir rentré dans l'abdomen, le font sortir entre les deux muscles grands droits. A ce groupe, appartiennent ceux de Cucciopoli (de Naples), de Wolfer et de Frey (*Soc. méd. de Styrie*, février 1893).

Tous ces procédés atteignent bien le but qu'ils se proposent et les malades opérés suivant leurs règles ont une paroi hermétiquement fermée qui les met à l'abri de toute récidive. Mais en dehors des défauts qu'ils présentent chacun en particulier et que nous examinerons en détail après les avoir décrits, ils sont susceptibles d'un certain nombre d'objections générales, que nous allons exposer immédiatement.

1° Ils nécessitent une manipulation plus grande du cordon et entraînent dans leur application le chirurgien à toucher presque fatalement la peau du scrotum, d'une désinfection si difficile et toujours si douteuse.

Procédé de Nélaton et Ombredanne. 1.

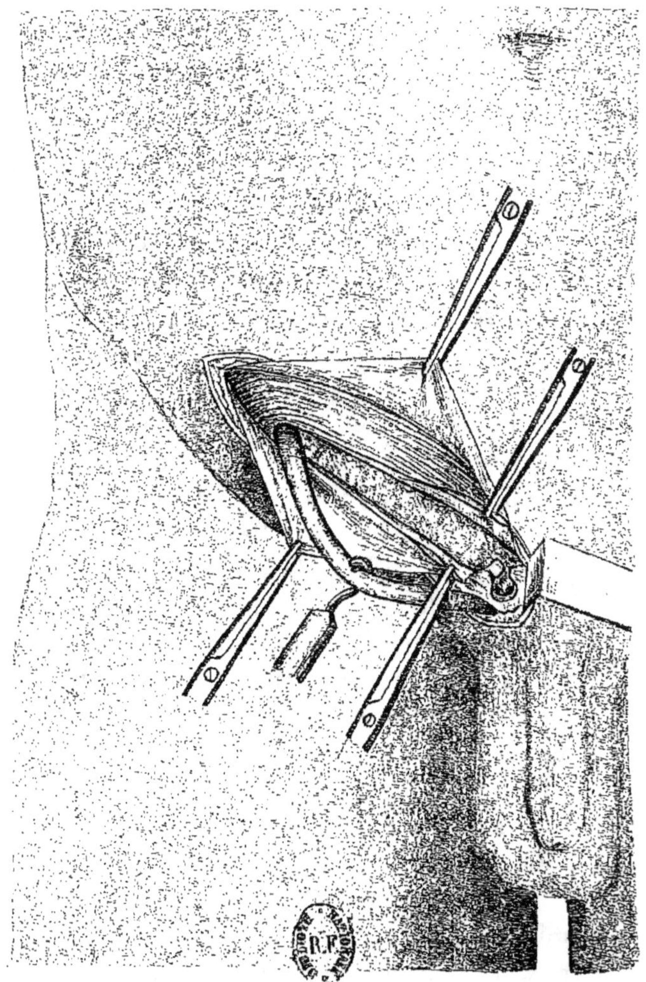

Procédé de Nélaton et Ombredanne. 2.

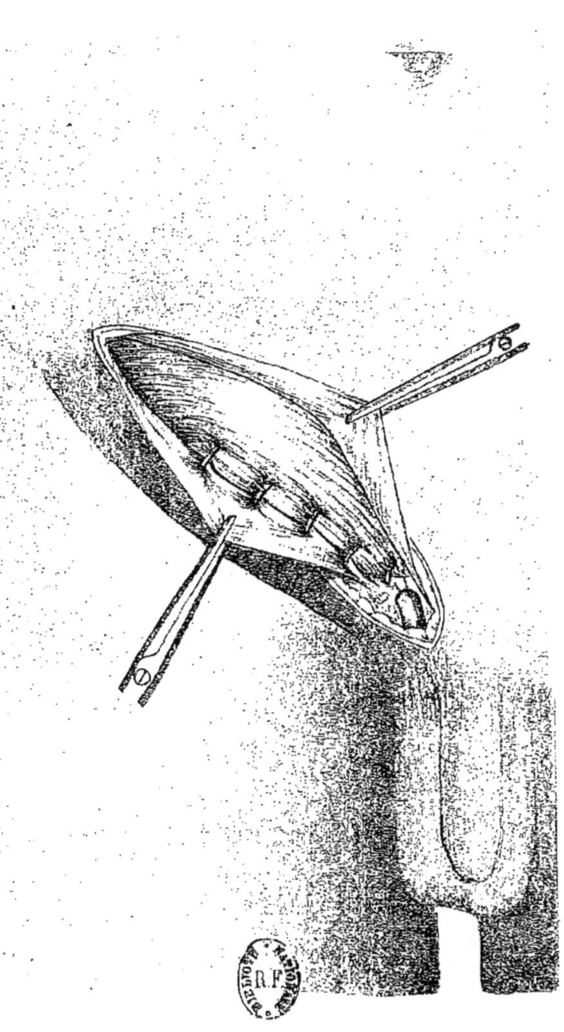

2° Ils font parcourir au cordon un trajet toujours plus compliqué et bien souvent plus long que le trajet normal. De ce fait, l'on compromet la circulation du testicule qui, dans bien des cas, ne peut être remis à sa place physiologique.

Examinons maintenant séparément chacun de ces procédés :

1er *groupe*. — Procédés qui font passer le cordon par un canal façonné dans le corps du pubis. Nous prendrons pour type le procédé de Nelaton-Ombredanne, et nous emprunterons sa description à l'article qu'ils ont publié dans la *Presse médicale* du 31 juillet 1897.

PROCÉDÉ DE NÉLATON ET OMBREDANNE

(V. planches LIV et LV).

« La paroi antérieure du canal inguinal est incisée sur toute sa longueur, soit environ sur 5 centimètres. Puis, après avoir réséqué le sac, on libère le cordon de ses adhérences et de ses connexions avec les fibres crémastériennes, avec d'autant plus de soin que le testicule a plus de tendances à rester près de l'anneau.

« Réclinant en bas le cordon, on insinue au ras du bord supérieur du pubis une sonde cannelée qu'on pousse ensuite de bas en haut derrière la totalité des éléments de la paroi postérieure, qui sont incisés jusqu'à l'orifice péritonéal du canal inguinal et jusqu'à l'épigastrique ; on saisit alors, avec des pinces de Kocher, les deux volets ainsi obtenus, comme on fait pour ceux taillés dans l'aponévrose du grand oblique.

« On arrive alors sur des pelotons de tissu adipeux très lâche, n'adhérant nullement à la face postérieure du pubis et remplissant la cavité de Retzius. En haut, ils contiennent au milieu d'eux l'artère et la veine épigastrique que nous n'avons jamais blessées, mais qui seraient bien faciles à saisir et à lier.

« Puis, au moyen d'une pince emporte-pièce construite par Collin, nous enlevons d'un seul coup, dans le corps du pubis,

15

au niveau de la portion mince, c'est-à-dire 8 millimètres environ au-dessous du bord supérieur, une rondelle osseuse de la taille d'une pièce de 1 centime environ. La scie à chaîne sectionne le pont osseux sus-jacent à son extrémité interne. Puis avec une pince à séquestre, ce pont est relevé en dehors sur sa charnière périostique.

« Le cordon est ensuite couché dans le tissu adipeux prévésical, puis au fond de la gouttière osseuse pubienne. Le pont qui va transformer la gouttière en un anneau est rabattu et maintenu par un point de catgut passé dans son périoste antérieur, d'une part, dans celui de l'angle pubien d'autre part.

« On répare ensuite la paroi abdominale en deux plans : l'un, profond, est formé par la suture en surjet, de haut en bas, du tendon conjoint à l'arcade de Fallope. A ce moment, on fait passer le catgut dans le périoste du bord supérieur du pubis, l'autre, superficiel, est constitué par l'aponévrose du grand oblique, suturée de bas en haut au moyen du même fil.

« L'opération terminée on a une paroi abdominale formée de deux plans dont aucun ne présente d'orifice. Le cordon émerge facilement d'un orifice arrondi, percé en plein corps du pubis. »

Les auteurs de ce procédé lui ont trouvé de multiples avantages. Nous avons déjà montré combien les idées théoriques qui les avaient amenés à le préconiser étaient justes et dignes de considération. Nous reconnaissons avec eux que leur procédé, non seulement supprime cette région de moindre résistance, constituée par le passage du cordon au travers de la paroi abdominale, mais encore substitue « à l'anneau plus ou moins extensible ménagé dans une paroi affaiblie un anneau inextensible ». Il font remarquer avec raison que leur technique n'empêche pas de défendre par des procédés myoplastiques cette paroi dont ils suppriment la principale cause de faiblesse. Il est vrai aussi que dans les cas d'ectopie testiculaire peu accentuée, lorsque le testicule peut descendre dans les bourses, mais qu'il ne peut y être maintenu, ce qui est fréquent, ce procédé empêche matériellement cette ascension du testicule dans

Procédé de Cucciopoli. 1.

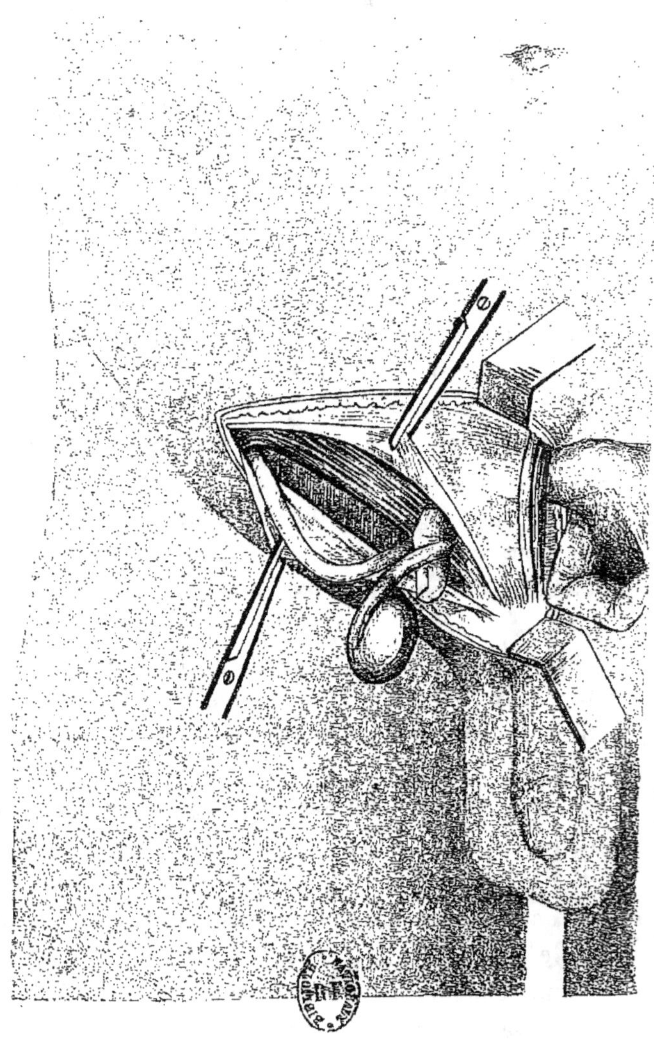

Nota. — C'est par erreur que, dans cette planche, le doigt passe en avant des muscles petit oblique et transverse; il doit cheminer, en arrière de ceux-ci, dans le tissu cellulaire pro-péritonéal.

Procédé de Cucciopoli.   2.

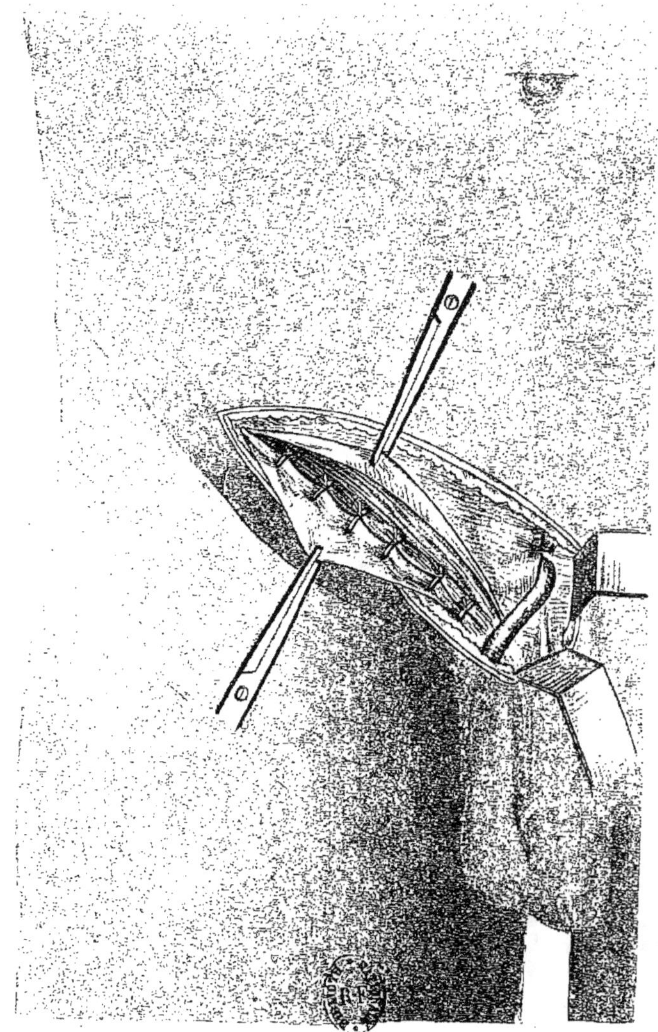

le canal, sans qu'on ait pratiqué sur la glande la moindre manœuvre. Nous ne voulons pas invoquer les difficultés pratiques de l'opération, la moindre résistance du pubis ainsi perforé. Nous admettrons aussi avec les auteurs que le canal néoformé ne se resserre pas par prolifération osseuse, quoique le petit nombre des observations et le peu de temps écoulé entre l'application du procédé et sa publication ne permette pas de réfuter avec certitude cette objection. Mais cet étranglement ne peut-il avoir une autre cause ? S'il n'est pas produit par le rétrécissement du canal osseux artificiellement créé, ne peut-il provenir de l'augmentation de volume du cordon et de ce fait, la moindre des inflammations, la plus bénigne des funiculites ne présenteraient-elles pas une gravité exceptionnelle, qu'elles soient causées par un traumatisme, par une faute d'asepsie ou par toute autre cause ? Enfin la relation plus intime que cette opération établit entre le cordon et la paroi osseuse ne rend-elle pas ce dernier plus sensible aux traumatismes ?

Passons maintenant à l'examen des procédés du 2ᵉ groupe.

2ᵐᵉ *Groupe*. — Procédés qui font passer le cordon entre les deux grands droits de l'abdomen (Frey, Cucciopoli, Wolfler).

Nous reproduisons la description du procédé de Cucciopoli donnée par Paucot dans sa thèse (Bordeaux, 1897).

PROCÉDÉ DE CUCCIOPOLI (DE NAPLES)

(V. planches LVI et LVII).

« Après avoir extirpé le sac herniaire, suivant la méthode de Bassini, l'opérateur déplace l'angle inférieur de l'incision cutanée inguino-scrotale, jusqu'à ce qu'il arrive sur la ligne médiane, immédiatement au-dessus du pubis. Cette manœuvre réussit d'habitude facilement ; dans le cas contraire, on peut la remplacer par une incision cutanée médiane. Ensuite, au moyen d'une petite incision transversale faite au ras de la symphyse pubienne, on découvre l'interstice qui sépare les muscles droits de l'abdomen et on pratique, sur la ligne blanche, une incision verticale d'une longueur suffisante pour donner passage au testicule. Ceci fait, on écarte les muscles droits, on sectionne le fascia transversalis, et on arrive ainsi sur le tissu cellulaire prévésical, comme s'il s'agissait d'une taille sus-pubienne. La vessie doit avoir été vidée au préalable. Le chirurgien glisse alors son index sur la face postérieure du muscle droit correspondant au côté opéré, en restant toujours en dehors du péritoine, jusqu'au canal inguinal ouvert, saisit le testicule et lui fait suivre en sens inverse la voie que le doigt vient de parcourir, c'est-à-dire qu'il fait suivre la face postérieure du muscle droit, puis le passe à travers l'incision de la ligne blanche et le fait glisser sous la peau jusque dans le scrotum. Le cordon spermatique se trouve ainsi placé dans le tissu conjonctif propéritonéal, autrement dit en arrière des couches qui seront suturées. Si, au cours de l'opération, on éprouvait de la difficulté à tenir écartés les muscles droits de l'abdomen, au moyen de crochets mousses on pourrait pratiquer de petites incisions transversales au niveau des insertions pubiennes de ces muscles, comme on le fait souvent dans l'opération de la taille sus-pubienne.

« Pour fermer l'incision médiane des parois abdominales, on suture la plaie de la ligne blanche et les muscles droits, en laissant au niveau de l'angle inférieur de l'incision, au-dessus du pubis un petit orifice pour le passage du cordon spermatique. Les tissus musculo-aponévrotiques de la région inguino-abdominale sont suturés couche par couche ; enfin, la plaie cutanée est fermée au moyen d'une double suture rompue et continue ».

Le procédé de Wolfler est un peu différent de celui de Cucciopoli. En effet, alors qu'il fait passer le cordon entre le grand droit et le feuillet postérieur de sa gaine, le chirurgien de Naples le passe en arrière de cette gaine dans le tissu cellulaire propéritonéal ; mais cette différence est plus théorique que pratique : il est facile de s'en rendre compte si on réfléchit qu'à ce niveau la gaine postérieure du grand droit n'est autre chose que le fascia transversalis lui-même.

On peut donc unir tous ces procédés dans une même critique. — C'est à eux surtout que l'on peut reprocher le trajet compliqué suivi par le cordon. Les coudes décrits par cet organe le raccourcissent d'autant. Le testicule ne peut alors aller réintégrer sa place physiologique, il reste appliqué contre la face antérieure du pubis, plus exposé et plus sensible à tous les traumatismes. Le trajet sinueux des vaisseaux testiculaires peut ralentir le cours du sang et compromettre la nutrition de cet organe, d'autant plus que toute contraction des muscles grand droit entraînera une compression du cordon plus ou moins grande suivant le degré de musculature du sujet. — Cette compression, et la sinuosité du cordon entraveront encore la circulation de retour, entrave qui pourra amener la production de varicocèle pour peu que le sujet y soit prédisposé, et tous les chirurgiens savent combien est souvent défectueux le système vasculaire des sujets à paroi faible.

Enfin, au point de vue simplement opératoire, on a avec raison montré combien le procédé de Wolfler et celui de Cucciopoli exposaient à des blessures de la vessie.

Pour toutes ces raisons, nous rejetons absolument les procédés de ce deuxième groupe, leur préférant, malgré tous leurs inconvénients, ceux du premier.

H. PROCÉDÉS SANS FILS PERDUS

Nombreux ont été les essais et les tâtonnements des chirurgiens avant d'arriver, dans la cure radicale des hernies inguinales, à une solution concernant l'emploi de fils de suture destinés soit à fixer le sac, soit surtout à renforcer le trajet herniaire : successivement fils de soie, crin, catgut, tendon de renne ou de kanguroo, fils d'argent, etc., furent employés et, résorbables ou non, laissés à demeure dans les tissus.

On ne fut pas cependant sans s'apercevoir bientôt de quelques inconvénients qu'entraînait cette méthode générale des fils perdus, inconvénients d'autant plus sérieux qu'ils pourraient, d'après certains, parfois compromettre le résultat de l'opération. Les arguments invoqués contre eux sont de deux sortes : Les uns s'adressent aux fils non résorbables, les plus importants ; les autres aux fils résorbables, au catgut lui-même.

Contre les fils non résorbables, contre la soie en particulier, on a invoqué des suppurations survenant à plus ou moins brève échéance. Les suppurations peuvent se produire d'une façon précoce et il ne s'agit alors que de défaut d'asepsie dans l'opération ou dans la stérilisation du fil de soie. Par contre, nombre de chirurgiens ont constaté un, deux, et même sept mois après (Corvin et Vicol de Jassy) la cicatrisation complète de la plaie, la formation d'un de ces « Faden abcesse » des Allemands, qui enfin se terminent en laissant après eux des fistules. Ces suppurations désorganisant le tissu affaiblissent la paroi et sont l'amorce de récidives. Ces cas incontestables, plus nombreux d'ailleurs autrefois qu'aujourd'hui, et qui assombrissaient si tristement les statistiques anciennes (jusqu'à 50 0/0 de suppuration dans certains cas) ne sont point à mettre sur le compte d'un défaut d'asepsie ; des expériences le prouvent et ils se produisent encore, quoique moins souvent, avec les fils d'argent ou même les fils d'aluminium, portés à une haute température immédiatement avant d'être employés et par suite parfaitement stérilisés.

Pour expliquer ces accidents, on a incriminé l'infection par les microbes de l'intestin. Pourquoi ces microbes seraient-ils la cause de l'infection des fils de la paroi et pourquoi les fils qui enserrent le moignon épiploïque et sont en contact direct avec les anses intestinales ne seraient-ils pas davantage contaminés? Seraient-ce des microorganismes apportés par le sang? Forgue et Reclus incriminent, pour la soie, l'action capillaire qui permettrait à un point aseptique d'être infecté secondairement grâce à la texture lacunaire de la soie. Poppert considère ces accidents comme d'origine mécanique. Les fils nombreux et trop serrés provoquent la nécrose des tissus qui deviennent un « locus minoris résistentiæ » où se développe à plaisir l'infection, et il conseille de ne placer que des points très distants et de serrer les fils médiocrement. On peut aussi penser dans ce cas que ces fils à demeure ont joué à la longue le rôle d'agents irritatifs, de corps étrangers créant une suppuration, qui est peut-être aseptique.

Pour toutes ces raisons, l'immense majorité des chirurgiens préfère employer le catgut.

Mais le catgut et les autres matériaux de suture résorbables ont eux aussi des adversaires ; on leur a reproché d'être résorbés trop vite, de ne pas maintenir assez longtemps en contact les deux lèvres de la plaie. Barton, Banks, Edwards et Stokes notamment les accusent de ne pas coapter pendant un temps suffisant les surfaces en contact, si bien que, sous l'influence d'efforts violents, peu de temps après l'opération, la cicatrice, encore peu solide, céderait facilement. En réalité si on étudie les statistiques, on voit combien rares peuvent être les accidents de la sorte, et que même ces accidents doivent être attribués à d'autres causes.

On peut adresser au catgut le même reproche qu'aux fils

non résorbables : le catgut provoque parfois de la suppuration, il se forme parfois des abcès, une fistule par laquelle s'élimine à la fin un catgut. Le catgut est difficile à stériliser. « Fort mit dem Katgut ! » « au Diable le catgut ! » disait un chirurgien suisse.

Voyons donc comment les chirurgiens, frappés par les inconvénients des fils à demeure, se sont ingéniés pour résoudre le problème de la cure radicale des hernies inguinales.

Depuis longtemps déjà les chirurgiens avaient pratiqué la cure radicale sans fils perdus. Nous ne ferons que mentionner les procédés d'Agnew et de Wood. Celui de Banton était très ingénieux : il consiste à enfoncer de dehors en dedans par un mouvement de spirale un tire-bouchon à travers les lèvres du trajet herniaire. Ainsi enfoncé jusqu'à ce que sa pointe aille faire saillie à la naissance des bourses, il maintenait les tissus jusqu'à cicatrisation complète, puis était retiré.

Parmi les nombreux procédés qu'il a inventés, Poullet (de Lyon) semble avoir été, dans ce sens, le rénovateur d'une méthode. Il pose le principe : « qu'il ne doit rester après quelques jours, dans l'orifice inguinal obturé, aucun fil, ni corps étranger aux tissus de l'organisme » et résout le problème par ce procédé curieux de l'autoplastie tendineuse. Il s'adresse au tendon de la longue portion du triceps crural, qui, s'insérant à l'épine iliaque antéro-inférieure, peut fournir une lanière fibreuse longue de 12 à 15 centimètres et large d'un centimètre environ ; il conduit l'extrémité de cette lanière avec une grosse aiguille dans le canal inguinal en pénétrant à travers la paroi du canal à 2 centimètres en dehors du pilier externe, et s'en sert comme d'un fil pour suturer en quelque sorte le trajet inguinal, engageant finalement l'extrémité de ce tendon dans l'épaisseur du muscle pyramidal et grand droit de l'abdomen et le fixant à ce niveau par deux points métalliques conduits à la peau, qui sont retirés quelques jours après. Tel est le procédé de Poullet très curieux par l'emploi du tendon voisin de la région, il ne l'est pas moins par cette idée de le faire servir à la suture pour supprimer tout fil perdu. Nous le donnons surtout à titre historique, car, malgré quelques résultats, il ne s'est point généralisé.

Les chirurgiens qui ont suivi la voie ainsi tracée ont résolu un peu différemment le problème. Certains ont continué à se servir de matériaux étrangers, et particulièrement de fils non résorbables, fil d'argent, soie, crin de Florence ; mais chacune des sutures qu'ils effectuent vient sortir à la peau et peut être enlevée au bout d'un certain temps, dès qu'on pense la cicatrisation effectuée : ce sont des fils qu'on ne laisse pas à demeure, *des fils temporaires*. D'autres ont préféré ne pas employer de matériaux étrangers à l'organisme, et se servir pour effectuer les sutures de lambeaux fibreux ou aponévrotiques, qui seront comme des fils pris sur place (auto-catgut de Stoyanow).

Nous étudierons donc successivement : 1° Les procédés à fils temporaires ; 2° Les procédés sans fils.

A. *Procédés à fils temporaires*

Parmi ces procédés :

1º Les uns ont pour caractéristique principale de lier le sac avec des fils temporaires (procédé de Defontaine, du Creusot).

2º Les autres de reconstituer la paroi abdominale : *a*) soit en un seul plan (procédé de Villar) ; *b*) soit en plusieurs plans (procédé de Del Greco); procédé de Jonnesco, de Dominguez, de Duplay et Cazin, de Gauthier.

Comme fils temporaires ont été employés : le crin de Florence, par Defontaine, Villar et Dominguez. La soie, par Jonnesco et Del Greco. Le fil d'argent, par Jonnesco, Duplay et Cazin.

1º PROCÉDÉS NE S'OCCUPANT QUE DU SAC :

PROCÉDÉ DE DEFONTAINE (DU CREUSOT).

Ce procédé a pour but de lier le sac le plus haut possible sans s'occuper du tout du canal inguinal : « ni Bassini, ni Lucas-Championnière, ni aucun autre procédé ne sont suffisants pour renforcer le trajet inguinal, toute méthode est impuissante à renforcer une paroi faible et prédisposée. »

Le sac est isolé le plus haut possible sans inciser la paroi antérieure du canal : puis on procède à sa ligature. Il est incisé et tiré par une pince en bas, on y introduit l'index gauche, l'aiguille d'Emmet est enfoncée à travers la peau au niveau de l'orifice inguinal profond, charge sur l'index d'abord la paroi antérieure du sac, puis l'index étant retiré et placé en arrière pour protéger l'intestin, charge la paroi postérieure du sac : deux crins sont passés dans le châs et l'aiguille retirée amène un chef de chacun d'eux au point où elle a pénétré dans la

Procédé de Villar.

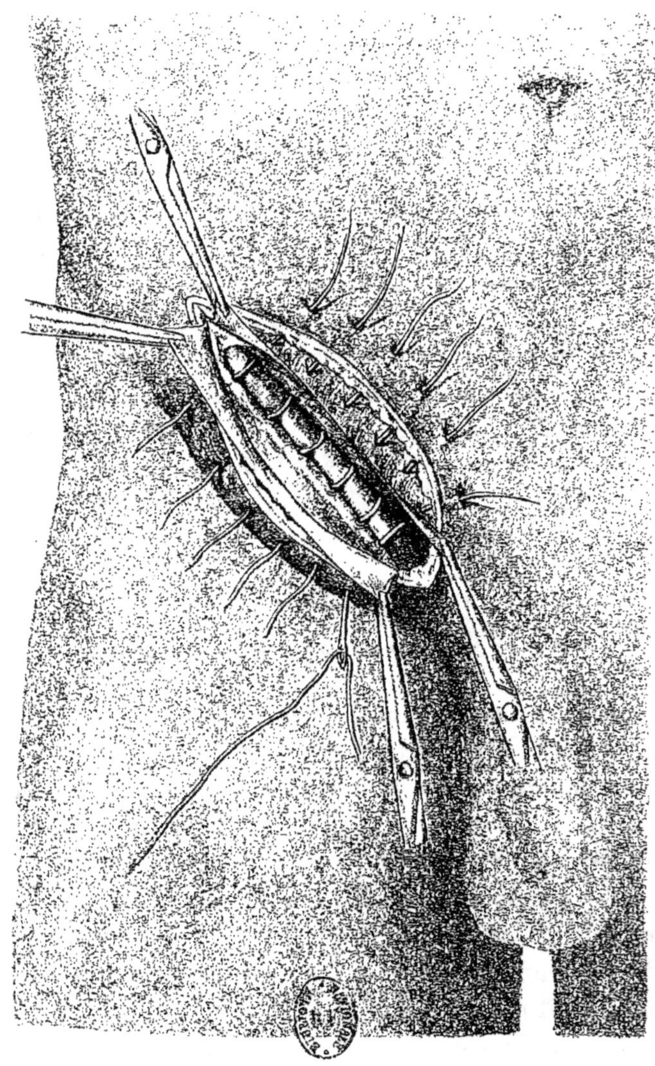

peau. Quant aux autres chefs situés dans la plaie ils sont chargés en dehors du sac par l'aiguille qui pénètre la paroi abdominale : pour l'un, 1 centimètre en dedans, pour l'autre 1 centimètre en dehors de son point d'entrée, cependant que l'index gauche enfoncé dans le canal inguinal protège toujours l'intestin. Les 4 chefs de ces crins sont ainsi amenés à la peau : on tend les crins, on supprime la traction exercée sur le sac qui remonte aussitôt dans l'abdomen, on noue chacun des crins sur un rouleau de gaze sans serrer beaucoup, puis le sac réséqué au-dessous du point lié ; 48 heures après l'opération, les 2 crins comprenant dans leurs anses le sac sont coupés et enlevés.

On le voit, ce procédé ressemble assez au procédé de Barker connu sous le nom de rebroussement du collet du sac, mais il est fait avec des fils temporaires ; il a toutefois le grand inconvénient de ne s'occuper nullement du canal inguinal. Quant au traitement particulier qu'il fait subir au sac, nous le trouvons trop aveugle et nous lui préférons de beaucoup le Barker, plus commode et qui doit donner de meilleurs résultats.

2° PROCÉDÉS S'OCCUPANT SURTOUT DE LA RÉFECTION DE LA PAROI ABDOMINALE

A. — En un seul plan.

PROCÉDÉ DE VILLAR (DE BORDEAUX)
(Voir planche LVIII)

Après avoir été un des vulgarisateurs en France du procédé de Bassini qu'il apprit à Padoue de son auteur lui-même, M. Villar, pour obtenir plus de solidité dans la reconstitution de la paroi abdominale, fit passer le cordon spermatique derrière cette paroi et le fit devenir sous-péritonéal : l'emploi de fils temporaires lui fut suggéré par une néphropexie qu'il avait été forcé par les circonstances de faire dans ces conditions ;

il les employa aussi dans les hernies. (Il a communiqué son procédé au Congrès de Chirurgie, en octobre 1897.)

Voici sa technique telle qu'elle a été décrite par Vanverts, un de ceux qui après lui l'ont le plus employée.

« 1° Incision oblique de la peau et du tissu cellulaire sous-cutané, correspondant au siège et à la direction du canal inguinal (moins horizontal que ce canal) mesurant six à sept centimètres et ne dépassant pas le bord supérieur du pubis ;

« 2° Section de la paroi antérieure du canal inguinal sur la sonde cannelée introduite par l'anneau inguinal superficiel ; cette section dépasse en haut la limite supérieure du canal inguinal, mais elle n'entame pas les muscles petit oblique et transverse. Chacune des lèvres de l'incision est repérée avec des pinces hémostatiques.

« 3° En dilacérant avec les doigts ou en sectionnant prudemment avec les ciseaux les tissus superficiels qui remplissent ce canal inguinal, on parvient à reconnaître et à dénuder le sac qu'on ouvre prudemment d'un coup de ciseau. L'incision du sac étant agrandie, on inspecte sa cavité. Si elle contient de l'intestin, on le réduit, si c'est de l'épiploon, on l'attire jusqu'à ce qu'on sente de la résistance, on place une ligature entrecroisée ou en chaîne à la soie plate, on le résèque, puis on le réduit.

« 4° On dissèque, avec les doigts, le sac, en ayant soin de ne garder que la séreuse. La dissection est poussée très haut jusqu'à ce qu'on aperçoive la graisse sous-péritonéale, grâce aux tractions des pinces hémostatiques qu'on a placées sur les lèvres de l'incision du sac. Si on traverse le pédicule du sac avec un fil de catgut n° 2 et on exécute le nœud du meunier. La partie sous-jacente est alors réséquée.

« 5° Avant de pratiquer la suture, on libère la face postérieure du muscle petit oblique et transverse sur une hauteur de deux à trois centimètres et on saisit leur bord inférieur avec une pince de Kocher. Le cordon spermatique est abandonné dans la profondeur. La main droite saisit une aiguille très courbe, montée à angle droit sur un manche. L'aiguille pénètre la lèvre supérieure de la peau près de son extrémité supérieure et à cinq à huit millimètres de son bord libre (1).

« Elle traverse le tissu cellulaire puis la lèvre supérieure du grand oblique à une grande distance de son bord libre, grâce aux tractions que l'aide exerce sur les pinces qui jalonnent ce bord ; elle traverse ensuite les muscles petit oblique et transverse à 2 centimètres au moins de leur bord inférieur, grâce aux tractions que l'aide exerce sur la pince qui jalonne ce bord. L'index gauche de l'opérateur appuyant sur le cordon, et protégeant les tissus profonds (vaisseaux iliaques externes), l'aiguille traverse, de la profondeur vers la superficie, l'arcade crurale et une forte épaisseur de la lèvre inférieure de l'aponévrose du grand oblique, grâce aux tractions que l'aide exerce sur les pinces qui jalonnent cette lèvre ; elle traverse enfin la lèvre inférieure de la peau à 5 ou 8 millimètres de son bord libre et en un point correspondant à celui où elle a pénétré la lèvre supérieure (2).

« Un crin solide ou double est placé dans le chas de l'aiguille, puis celle-ci est retirée.

« Les autres points de suture sont placés de la même façon en dessous du précédent et séparés par une distance de 8 à 10 millimètres. Leur nombre varie avec la longueur de la plaie ; mais il est en général de 5.

« Les fils inférieurs traversent le tendon conjoint et les piliers inguinaux.

« Le dernier fil est placé de telle façon que l'orifice qui donne passage au cordon soit suffisant pour que celui-ci ne subisse

---

(1) En traversant ainsi la peau près de son bord libre, on assure un rapprochement plus intime des tissus. La cicatrice cutanée est, en outre, moins disgracieuse.

(2) Cette manière de passer l'aiguille est préférable à celle qui consiste à la conduire de la lèvre inférieure vers la lèvre supérieure de la plaie. Elle est plus commode et elle met certainement à l'abri de la blessure les vaisseaux iliaques externes au moment où l'aiguille traverse l'arcade de Fallope, puisque cette aiguille pénètre l'arcade de la profondeur vers la superficie pendant que l'index gauche déprime et protège les tissus profonds. Mais cette manœuvre ne peut être faite avec une aiguille dont la direction est celle du manche qui la soutient.

pas de compression. Les deux chefs de chaque fil sont alors serrés en commençant par le supérieur (1).

«Quelques crins superficiels assurent un affrontement exact des lèvres de la plaie. Les fils de suture sont retirés du neuvième au douzième jour. »

Ce procédé de reconstitution antéfuniculaire de la paroi abdominale est extrêmement simple et facile à exécuter ; mais, on peut, en raison de sa simplicité même, lui faire quelques reproches. Dans une laparotomie, quand on est obligé de reconstituer la paroi avec une seule anse de crin, le résultat peut être aussi bon que lorsqu'on a effectué avec soin la suture séparée de chaque plan. Mais dans la réfection en bloc de la paroi inguinale, n'est-il pas à craindre que les divers plans ne se coaptent pas exactement et laissent un chemin à la récidive ? Il faut remarquer en effet que les deux lèvres qui, réunies, formeront le plan profond de la paroi reconstituée sont assez éloignées l'une de l'autre : bord inférieur des muscles, petit oblique et transverse, et arcade crurale sont séparés dans toute l'étendue du point faible par une distance de 3 à 4 centimètres. Les plans superficiels au contraire ne sont séparés que par la ligne d'incision. D'autre part l'ensemble des tissus à suturer forme une masse considérable puisqu'elle comprend toute l'épaisseur de la paroi. Si l'on prend tout cela dans une seule anse de fil, comment vont se comporter les divers plans quand on nouera cette anse ? En la serrant, le chirurgien agit presque exclusivement sur la partie superficielle de la paroi au point d'émergence des fils à la peau : une fois que ces parties superficielles sont bien réunies elles empêchent par leur contact intime de rapprocher davantage les chefs du fil et de réunir suffisamment les lèvres de la paroi profonde. Si on venait à disséquer une anse de fil ainsi placé et serré on observerait un triangle dont la base répondrait aux tissus de la paroi postérieure non entièrement réunis et le sommet au nœud cutané.

____

(1) La striction des fils doit être moyenne ; suffisante pour amener en contact intime les tissus ; insuffisante pour déterminer du sphacèle.

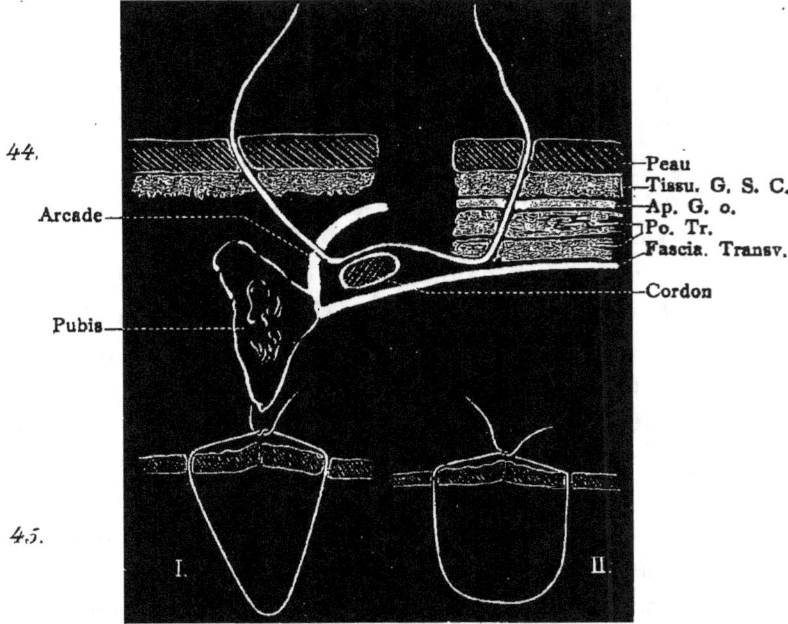

Manière de Suturer.
Sutures.

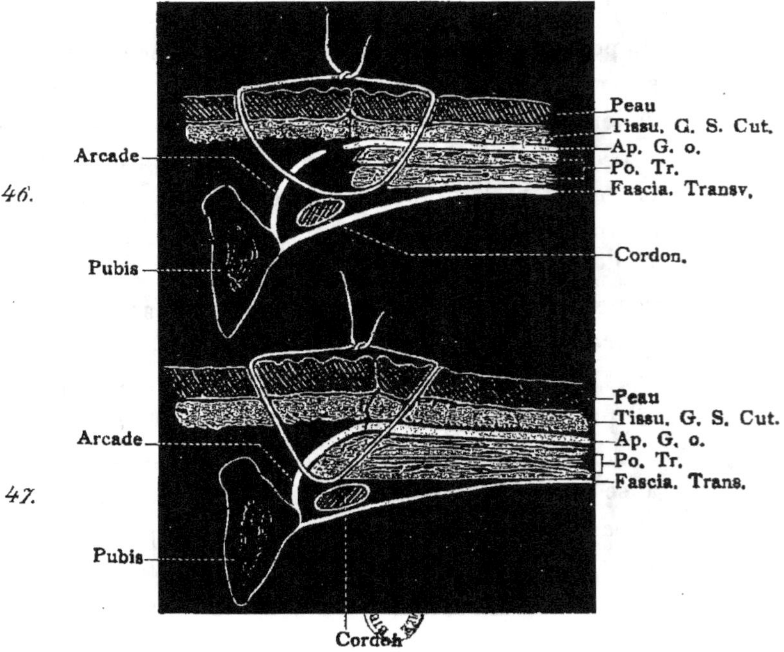

Ce qu' est la suture (Villar).
Ce qu' elle doit être.

Or dans le cas de reconstitution de la paroi inguinale il est absolument nécessaire de réunir intimement les éléments constitutifs du plan profond pour leur permettre de former une bonne cicatrice qui résistera à l'ablation des fils : s'ils sont tant soit peu éloignés les uns des autres, leur réunion sera à peu près impossible et une fois les fils enlevés, les muscles, par leur élasticité, s'écarteront de l'arcade crurale. Il semble donc beaucoup plus sûr de reconstituer la paroi en plusieurs plans par plusieurs séries de sutures qui les maintiendront intimement unis (V. schémas 44, 45, 46, 47, 48).

Cependant le procédé de Villar nous paraît offrir de précieux avantages, il est simple, facile et extrêmement rapide. Quand pour une cause quelconque on est pressé de finir vite l'opération, ou bien quand les muscles ne sont pas trop éloignés de l'arcade et que le point faible n'est pas très étendu, cette technique peut être employée avec avantage.

B. Procédé reconstituant la paroi en plusieurs plans.

PROCÉDÉ DE DEL GRECO (FLORENCE)

Il y a deux parties dans ce procédé : l'une concernant le traitement du sac; l'autre concernant la reconstitution du canal, qui se fait suivant le procédé de Bassini mais avec des fils temporaires.

1° *Traitement du sac.*

Le sac est tordu cinq ou six fois sur lui-même ; une pince de Kocher est placée à la base et le ferme. Puis déroulant la portion de sac restée au-dessous de la pince, on la sectionne longitudinalement formant ainsi deux lanières, on y fixe deux fils de soie qu'on passe à travers les aponévroses du grand oblique : un point de suture qui les traverse les fixe à la peau. La pince de Kocher est enlevée et le fil est noué.

2° *Reconstitution du canal.*

Selon le procédé de Bassini. D'abord premier plan de suture à la soie par la paroi postérieure ; les deux chefs du fil ressortant pour les deux lèvres de l'incision cutanée ; puis le cordon ayant été mis en place, deuxième plan superficiel pour l'aponévrose du grand oblique suivant la technique suivante : le Pr Del Greco enfonce l'aiguille 1 cent. environ au-dessus de l'angle supérieur de l'incision cutanée, en traversant la peau, le tissu cellulaire, puis il pique à 1/2 centimètre environ sur l'aponévrose du grand oblique d'un côté puis de l'autre et ainsi de suite d'un bord à l'autre. L'aponévrose ainsi suturée, il repasse l'aiguille à travers la peau à l'angle inférieur et interne de l'incision cutanée ; les deux chefs du fil se trouvent ainsi aux deux angles de la plaie. On peut alors les lier et comme ils traversent la peau on peut enlever le fil au moment voulu.

Après suture définitive de la peau suivant un procédé spécial en 8 à Billroth, la suture à languettes (languettennath), on serre les points profonds : on fait ensuite un nœud avec les deux chefs de la suture continue destinée à rapprocher les deux lèvres de l'aponévrose du grand oblique.

Les fils superficiels enlevés le 7 ou 8e jour, les fils profonds le 11e ou 14e jour. Dans ce procédé le traitement du sac a pour but de faire disparaître l'infundibulum péritonéal en même temps que de faire concourir le sac au renforcement du plan aponévrotique. Combien toutes ces sutures sont compliquées ? Combien elles sont longues à faire ! alors qu'on a tant de procédés plus simples et donnant d'aussi bons si ce n'est de meilleurs résultats.

PROCÉDÉ DE JONNESCO

(Voir planches LIX et LX et schémas 50 et 51)

Jonnesco (de Buccarest) décrivit, dans la *Revista de Chirurgie*, du 23 mai 1897, un premier procédé à fils temporaires analogue au procédé d'occlusion du canal inguinal à fils perdus qu'il avait décrit dans le *Centralblatt für Chirurgie* de la même année, il ne comprenait qu'un seul plan de sutures.

Un an plus tard en 1898, il employa un autre procédé,

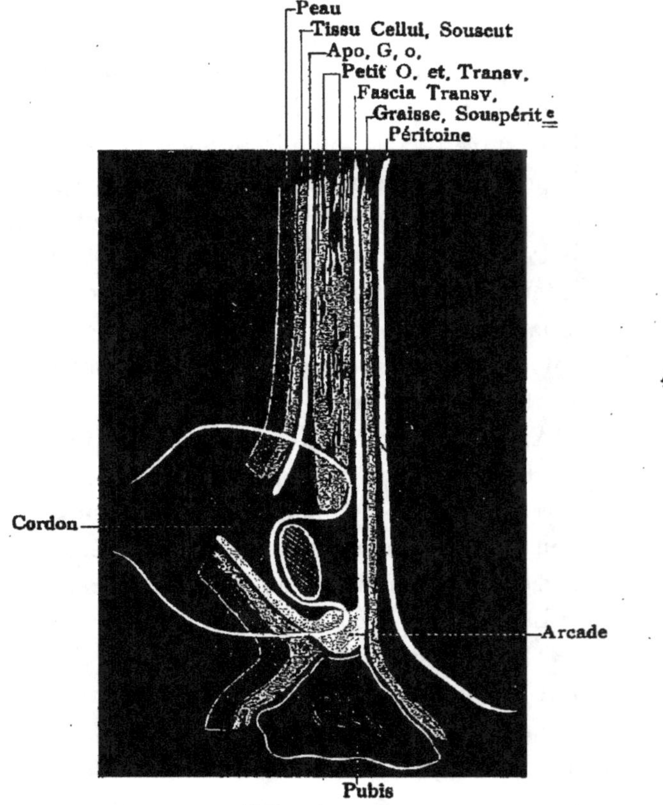

Villar (coupe).

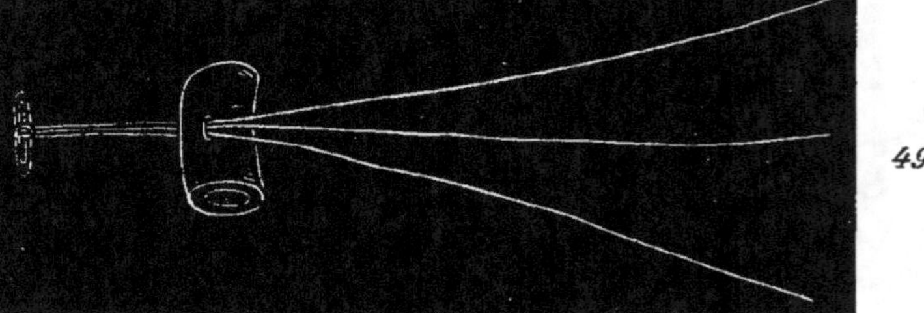

Procédé de Dominguez.

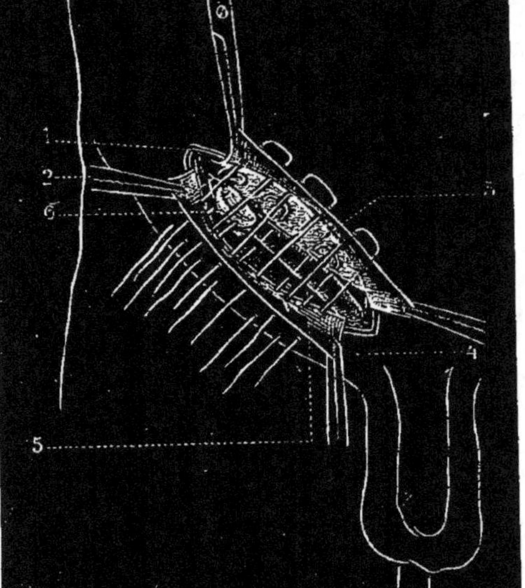

1. 2. Procédé de Jonnesco.

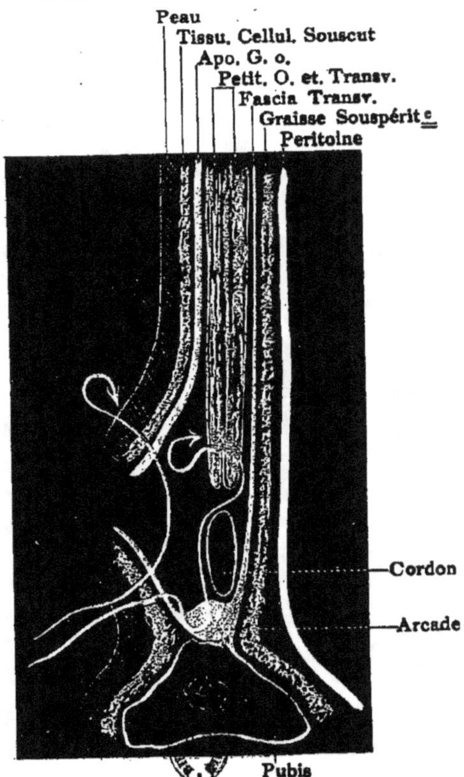

Procédé de Jonnesco (coupe).

Procédé de Jonnesco. 1.

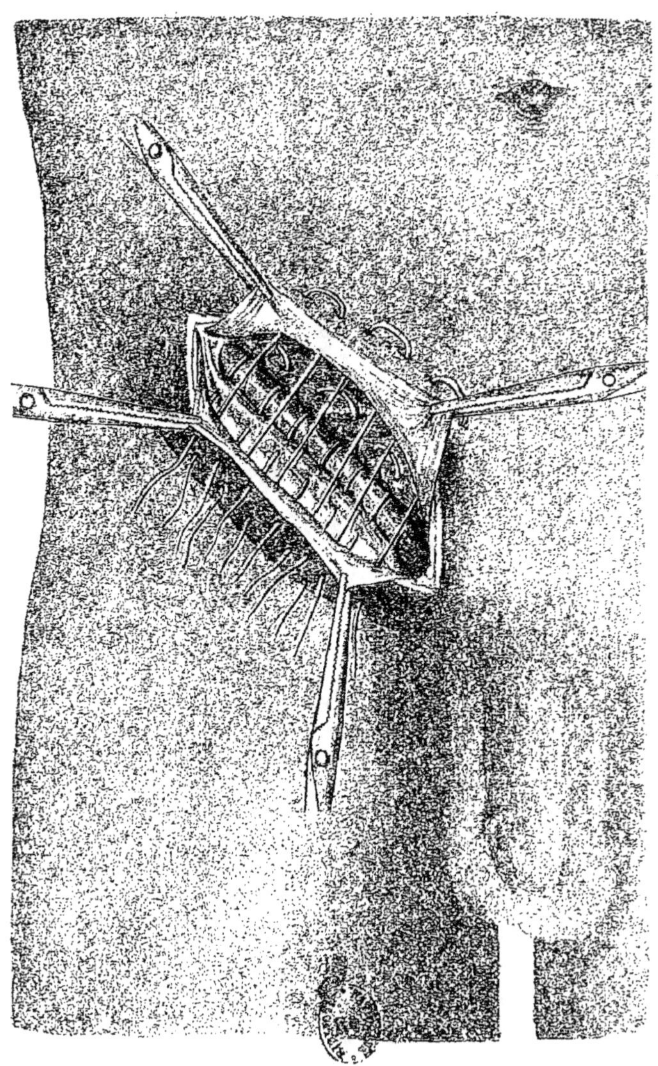

Procédé de Jonnesco.   2.

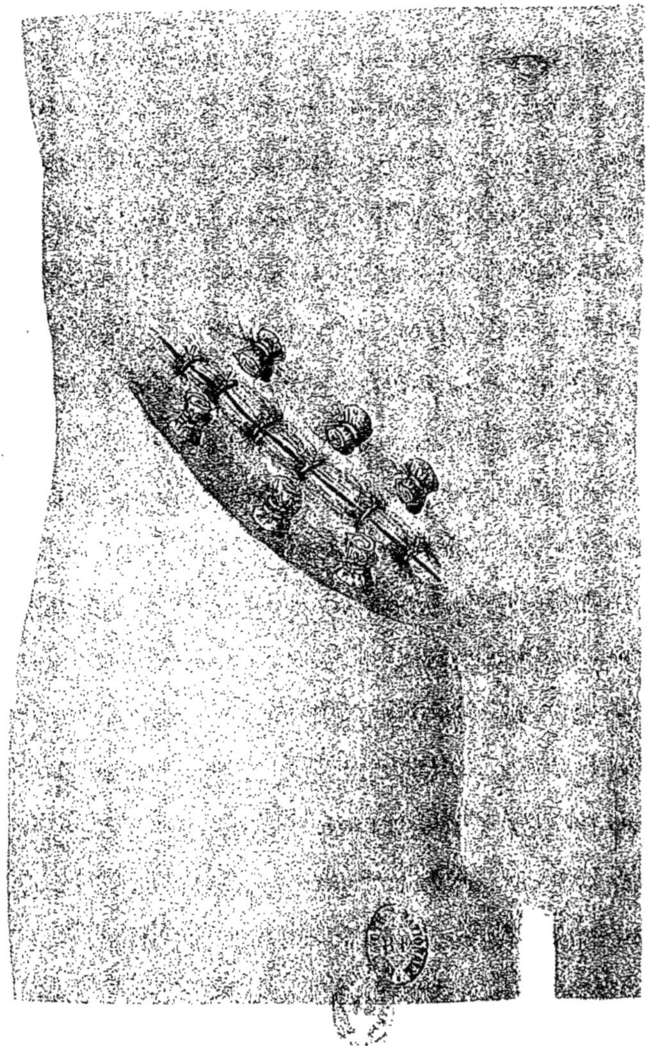

semblable au précédent, mais où il y avait deux plans de sutures, de façon à mieux renforcer la paroi. Voici la description qu'il en a donné lui-même à la Société de chirurgie de Bucarest dans sa séance du 11 mars 1898; d'abord de son premier procédé, puis de la modification qu'il y a apportée :

« Ce procédé comprend les temps suivants :

« 1° Incision abdominale.

« 2° Fente de la paroi inguinale antérieure et des muscles petit oblique et transverse.

« 3° Isolement et résection du sac, le moignon péritonéal étant pris dans deux pinces longues superposées, distantes de 1/2 centimètre l'une de l'autre ; le champ profond étant destiné à faire l'occlusion du péritoine pendant le temps de l'opération.

« 4° Passage des fils.

« Dans les premières opérations j'ai employé pour cela du gros fil de soie double, ensuite de la sétoline, et enfin du fil d'argent. Je me suis arrêté à ce dernier comme étant le plus aseptique de tous ceux employés. Ces fils étaient passés de la façon suivante : l'aiguille courbe d'Emmet, en commençant à l'extrémité externe de la plaie, sur la lèvre inférieure, était passée successivement par la peau à 3 centimètres du bord libre, par l'hypoderme, par l'arcade de Fallope, par les muscles unis, le petit oblique et le transverse, et passant par dessus le péritoine ; la bande transversale, et le cordon, par la lèvre supérieure de la plaie, pénétrant ces mêmes couches musculo-aponévrotiques, pour sortir par la peau de la lèvre opposée, toujours à 3 centimètres du bord libre ; l'aiguille est armée d'un des bouts du fil d'argent qui est passé avec l'aiguille par les mêmes couches que l'aiguille a traversées. Le bout de fil est ainsi amené sur la peau de la lèvre inférieure de la plaie.

« A 2 centimètres en dedans, l'aiguille est passée de nouveau, de la même façon, c'est-à-dire sur la lèvre inférieure de la plaie sur la peau de la lèvre supérieure où elle est armée du deuxième bout du fil d'argent, qui, à son tour, est ramené sur la peau de la lèvre inférieure de la plaie, traversant les mêmes couches que le bout précédent. Ainsi est constitué le premier

fil en U, dont l'anse se trouve sur la peau de la lèvre supérieure et dont les bouts sont libres sur la peau de la lèvre
inférieure.

« De cette façon sont passées trois anses, équidistantes, ce
qui est suffisant pour adapter les lèvres de la plaie dans toute
l'étendue de l'incision. Les deux fils de la deuxième anse sont
passés au niveau du collet du sac sectionné entre les 2 pinces
par les 2 lèvres péritonéales, en appliquant ainsi la séreuse
contre la séreuse et en fermant le péritoine. Au niveau de la
troisième anse, la lèvre inférieure manquant des muscles petit
oblique et transverse, les fils ne passent que par la peau et
l'arcade de Fallope, ou par le pilier externe de l'orifice inguinal
superficiel. Toujours à ce niveau, sur la lèvre supérieure, nous
trouvons le tendon conjoint, le pilier interne et le tendon du
grand droit, par lequel passent les fils. Contre le pubis, le
dernier fil est passé à une distance calculée de façon à conserver
un orifice, suffisant, mais juste, pour le libre passage du cordon spermatique, orifice qui se trouve limité en bas, par l'arcade de Fallope et le pilier inguinal externe, en haut par le
tendon conjoint, le tendon du grand droit et le pilier inguinal
interne, et, en dedans par la surface pubienne.

« Ainsi tous les fils sont passés par dessus le cordon spermatique qui devient sous-péritonéal, exactement comme dans le
procédé d'occlusion du canal inguinal à fils perdus que j'ai
décrit dans le *Centralblatt für chirurgie*, 1897, n° 82, car après
avoir resserré les fils on obtient la disposition du canal inguinal
normal.

« 5° Dans le cinquième temps on resserre les fils et on ferme
la plaie. Pour cela on met dans chaque anse des trois fils en U
un rouleau de tifon stérilisé, les bouts de chaque fil sont tirés
avec assez de vigueur pour appliquer d'abord les lèvres de la
plaie et sont tordus sur un autre tampon de tifon stérilisé. Le
clamps profond qui fait l'occlusion du sac n'est retiré que quand
le deuxième fil qui passe par les lèvres séreuses est assez
serré pour appliquer ces lèvres et éviter la possibilité de l'introduction d'une anse intestinale dans l'orifice du sac et de

donner ainsi naissance à un étranglement possible de l'intestin au moment où l'on serre les fils.

« La plaie cutanée est fermée par quatre points de suture avec des fils d'argent fins.

« Les fils sont enlevés du 12e au 13e jour, temps suffisant pour la formation d'une cicatrice solide, même dans les cas où une hernie volumineuse nécessiterait une grande incision et où les parois abdominales présenteraient une résistance inférieure.

« J'ai employé ce procédé 16 fois ; les résultats ont été très satisfaisants et, jusqu'à ce jour, je n'ai pas constaté un seul cas de récidive. Malgré cela, dans les derniers temps, j'ai apporté à ce procédé une modification importante, par laquelle on obtient certainement un affrontement plus parfait des différentes couches qui composent les parois de la région inguinale et par suite une cicatrice plus puissante. J'ai employé le nouveau procédé pour la première fois le 17 janvier 1898. Voici en quoi il consiste :

« L'incision abdominale, la fente de la paroi inguinale antérieure et des muscles petit oblique et transverse, l'isolement et la résection du sac se font comme dans le procédé précédent.

« *Le 4e temps, le passage des fils* est décomposé en deux temps chacun, comprenant un étage de fils en U, ceux-ci étant disposés sur deux plans, l'un profond et l'autre superficiel.

« Le plan profond est constitué ainsi : en commençant de l'extrémité inférieure de la plaie et de la lèvre inférieure, l'aiguille d'Emmet est passée successivement par la peau, à 3 ou 4 centimètres du bord libre, par l'hypoderme en dessous de l'arcade de Fallope, par la lèvre inférieure des muscles unis, le petit oblique et le transverse, à un centimètre au-dessous de son bord libre : l'aiguille est armée d'une des extrémités d'un fil d'argent, de grosseur moyenne, extrémité qui est amenée avec l'aiguille sur la peau de la lèvre inférieure de la plaie où elle est maintenue par une pince à forcipressure, à 1 centimètre 1/2 en dedans, l'aiguille d'Emmet est passée de nouveau par ces mêmes couches jusqu'à la lèvre supérieure des muscles unis, le petit oblique et le transverse, où elle est armée de la deuxième extrémité du fil d'argent. Celui-ci étant amené sur la peau de la lèvre inférieure est pris dans la même pince que le précédent. Nous passons ainsi le premier fil profond en U dont l'anse embrasse la lèvre supérieure des muscles unis, le petit oblique et le transverse et dont les extrémités libres se trouvent sur la peau de la lèvre inférieure de la plaie. Toujours de la même façon sont passés les deux autres fils en U, à une distance d'à peu près 2 centimètres l'un de l'autre. Le deuxième fil est passé également par les deux lèvres du sac herniaire, comme dans le procédé précédent. Au niveau du deuxième et du troisième fil, ou seulement au niveau du troisième fil, suivant le cas, la lèvre inférieure de la plaie, manquant des muscles petit oblique et transverse, le fil ne passe que par la peau et l'arcade de Fallope tandis que sur la lèvre supérieure, le fil passe par le tendon conjoint.

« Le deuxième plan de fils est disposé de la façon suivante : en commençant toujours de l'extrémité supérieure de la plaie et sur la lèvre inférieure, l'aiguille d'Emmet est passée à 1 centimètre au-dessus du plan profond de fils, par la peau, l'hypoderme, l'aponévrose du grand oblique, la lèvre inférieure des muscles unis, petit oblique et transverse, la lèvre supérieure de ces muscles, l'aponévrose du grand oblique, sortant sur la peau de la lèvre supérieure de la plaie à 3 centimètres de son bord libre. L'aiguille est armée d'un fil d'argent de grosseur moyenne, dont l'extrémité est amenée sur la peau de la lèvre inférieure, de la même façon et à 2 centimètres à peu près de distance, l'aiguille est passée par la lèvre inférieure et par la lèvre supérieure de la plaie où elle est armée de la deuxième extrémité du fil, qui, elle aussi, est amenée sur la peau de la lèvre inférieure ; ainsi est constitué le premier fil en U superficiel dont l'anse se trouve sur la peau de la lèvre supérieure et les extrémités sur la peau de la lèvre inférieure.

« De la même façon et à une distance de 2 centimètres l'un de l'autre, sont passés les deux autres fils en U. Le deuxième fil n'est pas passé par les lèvres de l'orifice du sac, comme le fil correspondant de la couche profonde, mais passe par dessus lui. Le troisième fil est passé par les deux piliers de l'orifice inguinal superficiel.

« En résumé, grâce à cette façon de passer les fils ; nous nous trouvons en présence de deux plans de suture, l'un, profond, rattache la lèvre supérieure des muscles unis, le petit oblique et le transverse ainsi que le tendon conjoint à la lèvre inférieure de ces muscles et à l'arcade crurale, adaptant en même temps les deux lèvres de l'orifice péritonéal. Le cordon spermatique étant placé sous cette paroi musculaire ainsi constituée, l'orifice profond du canal inguinal est supprimé, le cordon pénétrant de l'abdomen dans les bourses par un petit orifice laissé le long du pubis et limité en haut et en dedans par le tendon conjoint et en bas et en dehors, par l'arcade crurale, et en dedans par la surface pubienne.

« Par le deuxième plan de sutures, qui est solidaire avec le précédent car les fils passent également dans leur chemin par les lèvres des muscles unis, petit oblique et transverse, sont appliqués, aussi bien ces muscles que les deux lèvres de l'aponévrose du grand oblique dans toute l'étendue du canal inguinal, excepté un orifice suffisant, mais ni trop large, ni trop étroit, situé au niveau du pubis, en face de celui formé par le plan profond de sutures et circonscrit par les 2 piliers de l'orifice inguinal superficiel.

« Pendant le passage des fils profonds certains accidents sont possibles qu'il faut connaître d'avance pour les éviter, car plusieurs vaisseaux importants peuvent être lésés par l'aiguille, donnant naissance à des hémorragies plus ou moins graves, accident qui peut être évité très facilement si l'opérateur est prévenu.

« La première chose qu'il faut observer est que chaque plan qui sera soumis au passage de l'aiguille soit bien isolé du plan subjacent ; après la fente de l'aponévrose du grand oblique, fente qui se fait par l'introduction de l'index dans l'orifice inguinal en levant seulement l'aponévrose, les deux lèvres aponévrotiques sont prises au moyen de quatre pinces, deux pour chacune placées aux deux extrémités. Au moyen d'une sonde cannelée la face profonde de l'aponévrose est dégagée sur toute l'étendue de la surface de section des muscles sous-jacents, l'arcade crurale se mettant bien en évidence sur toute l'étendue du canal inguinal et sur la lèvre supérieure le tendon conjoint est dégagé et mis en évidence. La section du plan musculaire profond se fait également sur l'index introduit sous l'arcade formée par les muscles petit oblique et transverse réunis, et les lèvres musculaires résultant de la section sont prises successivement avec des pinces pour empêcher la rétraction des muscles, surtout de la lèvre supérieure. Les deux lèvres supérieures sont de même décollées avec la sonde du fascia transversalis profond et des vaisseaux épigastriques du côté de l'extrémité extérieure de la plaie. Après que le sac a été ouvert et réséqué, les deux pinces longues sont appliquées sur l'orifice péritonéal de la façon que nous avons indiquée dans le procédé précédent. Au moment du passage de l'aiguille pour l'application du plan profond de suture et pour éviter la blessure, soit des vaisseaux fémoraux, quelquefois très superficiels, soit des vaisseaux épigastriques, soit de la veine circonflexe antérieure, l'opérateur doit passer l'aiguille, plan par plan, l'index de la main gauche pénétrant sous l'arcade crurale et en dirigeant l'aiguille qui passe au dessus de l'index qui protège de même et le fascia transversalis et les vaisseaux épigastriques, alors que l'aiguille passe de sur la lèvre inférieure de la plaie sur la lèvre supérieure des muscles réunis, petit oblique et transverse.

« *Cinquième temps, serrement des fils et occlusion de la plaie.* — Ce temps commence par les fils du plan profond, les extrémités libres de ces fils sont tirées sans violence pour appliquer les lèvres musculaires profondes et sont tordues sur un tampon de tifon stérilisé, ayant un diamètre un peu plus grand que l'espace entre les deux extrémités des fils en U. Le deuxième fil qui fait en même temps l'occlusion du péritoine est serré avant qu'on ne prenne la pince profonde qui maintient l'occlusion séreuse, et garantit l'impossibilité de l'introduction d'une anse intestinale entre les deux lèvres de l'orifice pendant le temps des manœuvres opératoires, faisant éviter ainsi la possibilité d'un écrasement de l'intestin au moment de la fermeture du plan profond.

« Après que nous nous sommes assurés d'une adaptation parfaite de la lèvre musculaire supérieure à la lèvre inférieure et à l'arcade crurale, ainsi que la dimension suffisante de l'orifice réservé au cordon, alors nous passons au serrement des fils du plan superficiel. Pour cela nous appliquons, dans chaque anse des fils en U, un tampon de tifon stérilisé tandis que les extrémités libres de chaque fil sont tirées avec assez de vigueur pour assurer une adhésion complète des lèvres de la plaie, et sont tordues sur le même tampon sur lequel sont déjà fixées les extrémités du fil profond correspondant à une distance d'un centimètre l'un de l'autre.

« La fermeture de la plaie cutanée est complétée par quatre points de suture interrompus comprenant seulement la peau et faits avec l'aiguille courbe de Reverdin, au moyen de fil d'argent fin. Les fils superficiels sont enlevés le 8ᵉ ou le 10ᵉ jour, en sectionnant une des extrémités au niveau du tampon appliqué sur la lèvre inférieure et en tirant par l'extrémité opposée ; ainsi sont enlevés tous les fils et les tampons de sur la lèvre supérieure et il reste les fils et les tampons sur la lèvre inférieure ; en même temps on enlève aussi les fils cutanés. Les fils du plan profond sont enlevés le 14ᵉ ou le 15ᵉ jour par le sectionnement d'une extrémité du fil au niveau du tampon et en tirant l'extrémité opposée. Cette couche profonde de fils doit être laissée plus longtemps que la couche superficielle, parce qu'elle assure la formation de la couche profonde de la paroi abdominale au niveau de la région inguinale, couche qui formera la principale barrière contre le relâchement de la paroi abdominale à ce niveau. De plus la persistance plus longue de ces fils profonds assure la formation, dans ce même temps, d'une cicatrice superficielle solide, les plans superficiels étant ainsi à l'abri des efforts.

« Quelques détails opératoires inhérents à ce temps doivent

être bien connus pour la parfaite réussite de l'opération ; ainsi chaque fil profond en U doit être passé de façon qu'il embrasse dans son anse de 1 à 1 1/2 centimètre de tissus, pour que la réunion des lèvres musculaires se fasse à la surface et non pas punctiforme. Toujours dans ce but, il faut employer, surtout pour cette couche, du fil d'argent assez gros pour qu'il n'ait pas la tendance à couper les tissus et pour qu'il résiste à la traction assez puissante qu'il faut faire pour l'occlusion parfaite du plan profond. Toujours dans le but d'avoir une adhésion à la surface, il faut que les tampons sur lesquels se doublent les fils aient au moins un diamètre égal à la distance qui sépare les deux extrémités, distance qui est égale à l'épaisseur des tissus embrassés par l'anse du fil. »

On le voit le procédé de Jonnesco a deux caractéristiques : d'abord la façon dont il traite le sac herniaire qu'il étreint dans une des sutures destinées à supprimer le canal inguinal et qu'il laisse ainsi adhérent et fixé à la paroi ; ensuite l'occlusion complète du canal inguinal qu'il supprime, ne laissant qu'un petit orifice par lequel le cordon pénètre dans le scrotum et ramassant au-devant de lui de nombreuses couches en une forte cicatrice, ce qui a fait rentrer son procédé dans la catégorie de ceux décrits sous le nom de reconstitution antéfuniculaire de la paroi.

Nous ne discuterons pas ici de nouveau les avantages ou les inconvénients de cette reconstitution antéfuniculaire de la paroi ; l'ayant fait amplement ailleurs, nous ferons simplement quelques objections au sujet du traitement du sac. Un grand nombre de procédés s'inquiètent de ce que devient le moignon du sac et cherchent à éviter qu'après la cure radicale il ne persiste point une dépression du péritoine située en face de l'ancien orifice herniaire ; car cet infundibulum, comme l'a appelé Ramonède, favorise la récidive. La plupart des chirurgiens se contentent après ligature de laisser remonter le moignon dans la cavité abdominale, espérant que, grâce à la traction qu'ils ont opérée avant de le disséquer, il s'éloignera maintenant beaucoup du trajet inguinal. Jonnesco au contraire fixe le pé-

Procédé de Dominguez. 1.

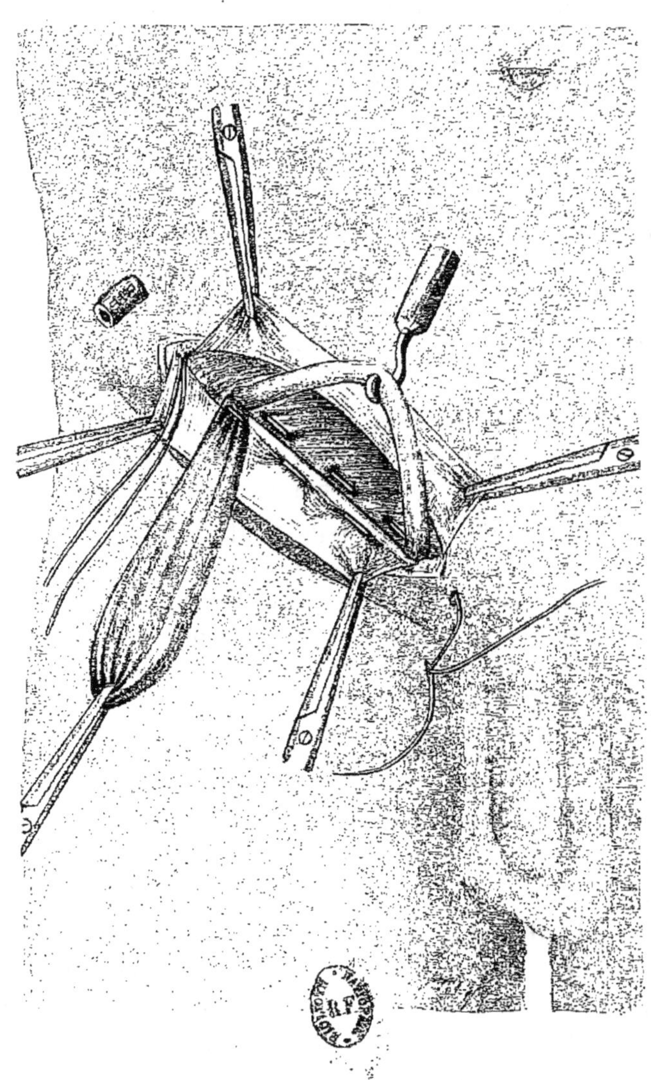

Procédé de Dominguez.   2.

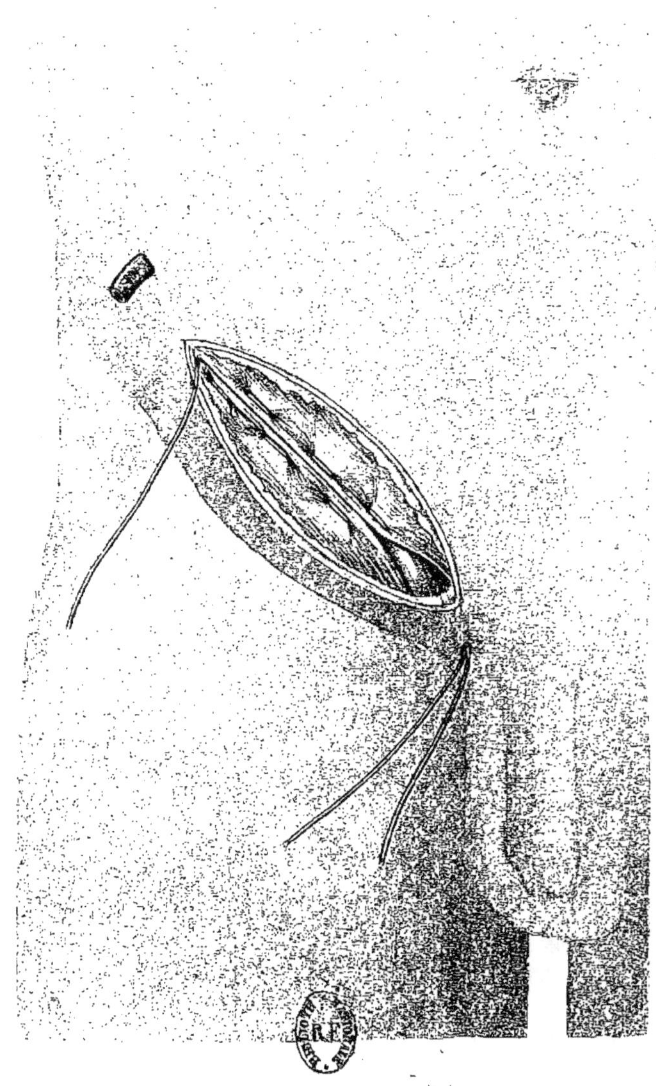

Procédé de Dominguez.   3.

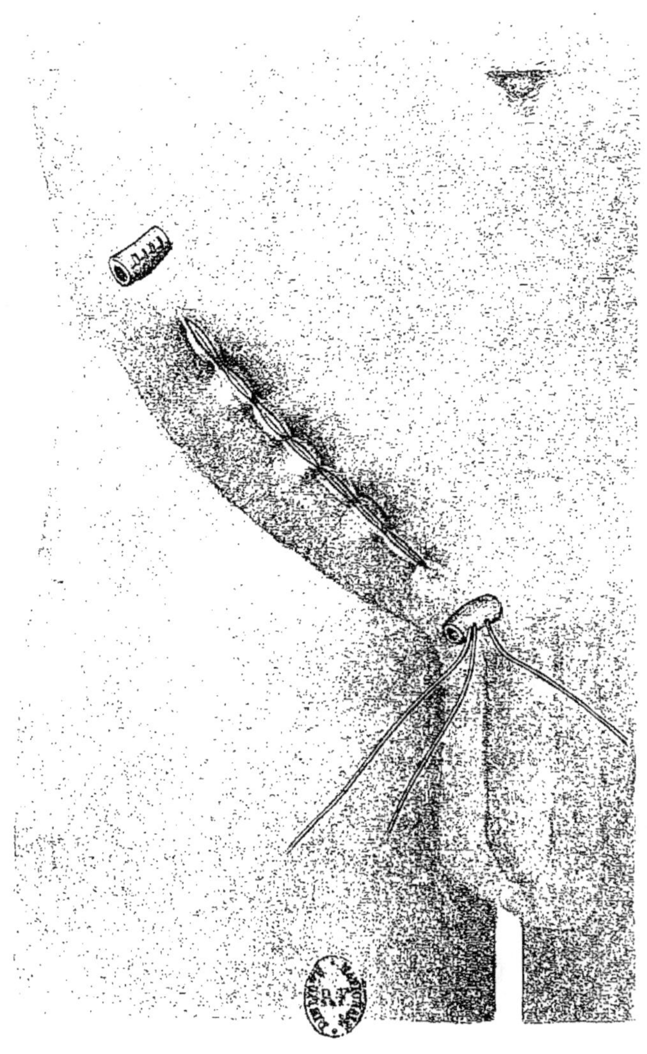

dicule du sac dans la plaie ; il a, sans doute, détruit le canal inguinal et pense avoir reconstitué une paroi assez forte pour éviter toute récidive ; n'empêche qu'il semble un peu paradoxal de laisser pour ainsi dire enfermé le loup dans la bergerie ; il serait plus rationnel de laisser le pédicule du sac libre pour détruire tout rapport du sac avec la plaie des parois abdominales.

PROCÉDÉ DE DOMINGUEZ

(Voir planches LXI, LXII, LXIII, et schéma 49).

Dominguez, professeur d'anatomie topographique et de médecine opératoire à la Havane, est l'auteur d'un procédé spécial, à fils enlevables, qu'il a publié en 1904 dans ses « Procedimientos operatorios ». Ce procédé très ingénieux diffère assez des procédés à fils temporaires précédemment décrits ; c'est encore une reconstitution de la paroi en plusieurs plans ; mais tandis que Jonnesco et Duplay-Cazin emploient un assez grand nombre de points séparés, points en U, pour le plan profond, points simples pour le plan superficiel, Dominguez n'emploie qu'un seul fil de suture pour chaque plan ; il se sert de crins de Florence, à cause de leur imperméabilité, de leur facile stérilisation et conservation et de leur résistance ; et n'en a besoin que de trois : un qui lui sert à réunir le plan profond, un second pour le plan superficiel, un troisième qui sert à la suture de la peau ; ces trois crins viennent seulement sortir à chacune des extrémités de la plaie. Cela est donc bien plus simple que les modes de suture jusqu'ici imaginés ; cela doit être plus court et en même temps plus esthétique ; la cicatrice obtenue est plus régulière : il n'y a dé chaque côté de la plaie aucun point d'entrée ou de sortie des fils ; ces points ne sont qu'aux extrémités de la plaie et de plus la suture de la peau est intradermique.

Voici d'abord comment Dominguez fut amené à la découverte de son mode spécial de suture : « A l'inconvénient des fils à demeure je trouvais bientôt une solution ; j'eus l'idée de laisser dehors l'extrémité des fils et de les nouer entre eux une fois la suture faite. Je me décidai donc et réalisai mes premières sutures en plans, laissant dehors les extrémités nouées entre elles : les premiers pas ne furent pas satisfaisants. Pour un opéré à qui je devais faire un plan de sutures profondes et un à la peau, j'employai les crins et fis les sutures en surjet. Dix jours après, au moment de les extraire, le fil du plan profond comme celui du plan superficiel résistaient à mes tractions et cela était dû à la façon dont s'entrecroisent les fils quand on fait un surjet. Mes tractions furent douloureuses pour le malade et je dus renoncer pour le moment à mes désirs d'enlever les fils ; ceux-ci furent enlevés peu à peu non sans que la plaie s'ouvrît de nouveau. Cet insuccès ne me découragea pas. Le jour suivant, comme je devais faire une suture de la peau pour une intervention à la jambe, je pratiquais une suture intradermique avec un crin dont je laissais les extrémités dehors ; à la fin de la semaine, lorsque je retirai le fil de suture, je remarquais l'extrême facilité avec laquelle le fil put être enlevé. Je me proposai d'utiliser cette forme de suture à l'avenir autant pour la peau que pour les plans profonds. Ainsi je fis dans un cas d'hydrocèle ; retirer le fil me fut cette fois très facile, mais j'eus de la difficulté à sectionner les extrémités, car jusqu'alors j'avais noué les fils les uns aux autres immédiatement contre la peau et les nœuds se trouvaient cachés pour ainsi dire au fond d'un puits : dans ce cas la peau était coupée par les crins et les nœuds perdus.

« Pour remédier à cet inconvénient je résolus de séparer les nœuds de la peau au moyen d'un tube de drainage, je fis ainsi ; depuis lors je n'ai eu aucun nouvel accident en ce sens. »

« Voyons maintenant quels sont les règles fixes pour réaliser ce genre de sutures :

1° Il est indispensable de disposer d'un crin pour chaque plan de suture.

2° Le crin doit avoir la longueur de la plaie, plus ce qui est nécessaire pour faire les nœuds des extrémités.

3° On ne reviendra jamais sur un point terminé.

Après nous avoir fait ainsi assister à la genèse de l'invention de sa suture, Dominguez nous explique comment elle se pratique :

Vous prenez un bout de tube de drainage ou une sonde de Nélaton ou en cas d'urgence un petit rouleau de gaze ; vous le traversez en son milieu par les crins. Quelle que soit la direction de la plaie ou sa profondeur, la façon de commencer est toujours la même. A deux ou trois centimètres du point où commence l'incision cutanée, on introduit l'aiguille de Reverdin de dedans en dehors, du tissu cellulaire sous-cutané au dehors ; une fois l'aiguille à l'extérieur, vous accrochez à son châs tous les fils et vous tirez sur eux. Que va-t-il résulter ? Par le point d'où sortit l'aiguille, le morceau de drain et les fils resteront assujettis et dans la plaie, dans le tissu cellulaire se trouveront les crins qui doivent être utilisés pour faire les sutures. Comme vous le voyez, jamais tous les fils ne seront introduits jusqu'au fond de l'incision. Avant de coudre vous devez débrouiller les crins, s'ils sont embrouillés et n'en prenant qu'un seul on l'enfile comme une aiguille ; on met les autres de côté et on les fixe par une pince de Péan. Une fois l'aiguille enfilée, on commence par réunir le plan profond. Il importe peu que les points soient petits ; ce qui est important c'est de ne pas revenir sur le point terminé et de ne pas utiliser d'autre forme de suture que celle déjà dessinée en forme d'une S horizontale, type qui correspond à la façon Pozzi et Chalot ; on ne le sectionnera qu'alors. Laissons d'ailleurs la parole au Pr Dominguez lui-même :

« Les trois crins étant préparés comme il a été indiqué, c'est-à-dire fixés à un drain vous faites pénétrer avec l'aiguille de Reverdin les 3 crins à deux centimètres de l'extrémité externe de l'incision cutanée en ne traversant pas plus que la peau, les fils devant rester dans le tissu cellulaire sous-cutané.

« Deux des crins assujettis avec une pince de Péan sont mis de côté et le crin qui reste est enfilé dans une aiguille, pour suturer le plan profond.

« Avec ce crin, vous traversez l'aponévrose du grand oblique et vous êtes alors à même de suturer le plan profond. Vous commencez par pénétrer dans les muscles petit oblique et transverse et quand vous avez tiré l'aiguille et le fil, vous tâchez de traverser le sac de la hernie ; vous le traversez en son extrémité la plus extérieure, passant l'aiguille immédiatement derrière la pince de Kocher qui l'assujettit et, le sac traversé, vous allez prendre un point d'appui dans l'arcade de Fallope. Ces points ne doivent jamais être perpendiculaires, mais obliques, le plus oblique possible par rapport à la direction de l'arcade et du bord des muscles.

« De l'arcade, l'aiguille retourne traverser le sac et le muscle et la suture continue entre les muscles et l'arcade comprenant dans l'intervalle le collet du sac. Une fois arrivé à l'émergence du cordon et le sac déjà complètement cousu, l'aiguille traverse le muscle ou l'arcade obliquement, le plus obliquement possible, en raison de la grosseur du cordon et une fois au côté interne de celui-ci, vous continuez à coudre avec la même forme de points, ayant soin de prendre en haut le fascia transversalis et les muscles afin de donner une grande résistance à la paroi, surtout entre l'artère épigastrique et le tendon conjoint, car c'est là le point le plus faible de cette paroi. Pour faciliter ces coutures, les éléments du cordon doivent être éloignés en haut ou en bas ».

On continue la suture jusqu'à ce que l'on ait suturé avec l'arcade crurale les muscles, le tendon conjoint et le bord externe du grand droit de l'abdomen. Les points pourront se faire à peu près de 3 à 4 millimètres de longueur au minimum.

« Lorsque vous aurez terminé le plan profond, vous retirez l'aiguille en traversant tous les tissus jusqu'à la peau, à une distance de deux ou trois centimètres du point terminal de l'incision cutanée. Avant de retirer l'aiguille, il faut traverser avec le crin le morceau de tube qui restera placé en ce point.

« A l'extrémité du fil qui a servi pour faire la suture, vous placerez une pince de Péan et vous vous disposerez à reconstituer le deuxième plan.

« Il ne diffère en rien du plan précédent ; il faut seulement redoubler d'attention quand on passe l'aiguille profondément pour ne pas accrocher les fils du plan en dessous, cela empêcherait l'extraction des fils. Quant à la manière de terminer, vous tâcherez, lorsque vous traverserez le drain final, que les fils soient divisés méthodiquement, c'est-à-dire que s'il y a quatre crins, vous les mettrez deux à deux et s'il y en a trois vous traverserez le tube en un même endroit par deux crins, laissant l'autre suffisamment distant pour qu'ils puissent être noués. Avant de faire le nœud final, il est nécessaire de vous assurer que les crins sont bien tendus, et une fois assuré de cela on fait le nœud d'ajustement et la suture est terminée.

« Une fois la cicatrisation terminée quand il s'agit de retirer les fils, cela se fait simplement en sectionnant les crins au niveau du drain inférieur terminal et en tirant sur le drain initial placé à la partie supérieure de la plaie ou inversement ».

Après l'explication de son mode de suture en général, Dominguez expose comment il opère les hernies inguinales, comment il traite le sac, comment il applique son mode de suture à la hernie : « l'incision faite, le sac une fois trouvé est isolé et ouvert ; une pince de Kocher est placée à la base du sac, la pointe de la pince dirigée vers le canal.

Il s'agit alors de reconstituer la paroi, car le sac, laissé à demeure, sera compris dans la suture des plans profonds et on retire l'aiguille en traversant tous les plans plus superficiels, y compris la peau. L'aiguille doit sortir à 2 centimètres de l'extrémité finale de l'incision cutanée et une fois dehors, elle traverse le tube de drainage que l'on a laissé à cette extrémité.

« On place une pince de Péan à l'extrémité terminale de ce fil et on tâche, avant de placer la pince, de le rendre un peu glissant. Cela fait, on réalise la section du sac, prenant pour guide la pince de Kocher que l'on a placée. On sectionne le sac au delà de celle-ci : on retire la pince, on exerce une légère traction sur le fil et le sac reste comme dans la planche LXI où l'on peut voir le plan profond déjà terminé. On prend un des deux crins que l'on a laissé séparé et enfilant l'aiguille, on procède à la suture de l'aponévrose du grand oblique, comme il est indiqué dans la planche LXII et une fois que l'on est arrivé à la limite de l'orifice externe, si l'incision est descendue dans les bourses on peut poursuivre en suturant plus au delà de l'aponévrose dans le tissu cellulaire ; l'aiguille sort après avoir traversé la peau et percé le drain près du fil du plan profond (à 1 centimètre).

« Avec le crin qui reste, on fait la suture de la peau. Celle-ci doit être intradermique et en terminant elle traverse la peau et le drain tout comme le fil qui sert à la suture de la paroi superficielle du canal, c'est-à-dire avec le second crin. (Voir planche LXIII).

« De cette façon on peut faire le nœud, ce que je fais après avoir bien tendu les crins. Le nœud se fera ensuite, avec deux crins d'un côté et un de l'autre (celui du plan profond).

« Nous avons terminé la suture et pour mieux isoler la cicatrice et les tubes, je vernis avec du stérésol la superficie et je termine l'opération avec un bon pansement et sur tout cela un bandage de spica bien ajusté...

« A quelle époque enlevons-nous les crins ? Cela dépend de l'état des parois. Il n'en est pas de même d'une petite hernie et d'une grande dans laquelle les parois sont amincies et les fibres désagrégées.

« De toutes façons, entre le 14e et le 21e jour, je retire les fils et je base la durée de leur séjour sur le volume de la hernie et l'état de ses parois.

« Comment enlève-t-on les crins ? Il y a peu de temps, je coupais le nœud terminal, mais maintenant je préfère couper le nœud initial et tirer sur le terminal. Les fils qui sont ensemble (celui de la paroi antérieure et celui de la peau) sortent facilement et quand on les retire au bout de 25 jours, les trois sortent avec une extrême facilité. Toutefois, le sac étant inclus dans le plan profond, le crin qui suture ce plan présente quelque difficulté à être retiré ; c'est pour cela que je préfère l'extraire en tirant sur le nœud final, car une fois la difficulté franchie, le reste sort facilement, en faisant autrement tout le crin passerait par le sac.

« L'extraction des fils terminée je recouvre les cicatrices avec du stérésol et j'applique du coton et un bandage. Mes malades ne se lèvent pas avant un mois accompli après avoir été opérés et je profite de ce temps pour que l'orthopédiste leur fasse un bandage herniaire. Ne vous alarmez point de m'entendre parler de bandage herniaire après une cure radicale; les deux semblent contradictoires mais il n'en est pas ainsi.

« Le bandage herniaire que je fais confectionner pour mes opérés a sa pelote plane et modelée sur la cicatrice, l'appareil est de peu de pression et l'opéré le porte seulement 6 mois au maximum. »

Tel est le procédé de Dominguez ; nous ne pensons point que ce procédé ait été jusqu'ici employé en France. Nous citerons cependant deux cas où pendant le courant de l'année 1905, il a été employé ici à Montpellier avec succès par le P\u02b3 Soubeiran : la suture a été faite suivant le procédé spécial à Dominguez, avec des crins de Florence, attachés à leurs deux bouts à des drains, mais avec cependant quelques modifications : dans les deux cas, au lieu de faire, comme le recommande Dominguez, la suture de la peau intradermique et avec un des crins attenant au drain, on l'a faite simplement à crins séparés. D'autre part si, dans un des cas, on a fait, comme Dominguez, la reconstitution des deux plans, profond et superficiel, selon la méthode de Bassini, on a essayé une autre fois d'adapter ce mode de suture à la reconstitution antéfuniculaire de la paroi, ce qui a parfaitement réussi. Enfin autre particularité, le sac n'a pas été pris dans la suture profonde, mais bien sectionné et refoulé dans la cavité abdominale, comme on le fait d'habitude. On voit donc que, dans ces deux cas, c'est moins le procédé Dominguez dans son ensemble que son mode spécial de suture que le P\u02b3 Soubeiran a employé.

Dans ces deux cas les fils ont été facilement enlevés vers le 12\u1d49 jour et le succès a été complet.

Nous avons dit, avant d'exposer en détail ce procédé, combien il nous paraissait simple et facile ; mais permet-il de reconstituer très solidement la paroi ? Nous n'en sommes pas bien convaincus.

Il est difficile de tendre d'une façon bien complète ces fils que l'on noue sur le drain terminal. Se détendent-ils ou bien se produit-il une rétraction des tissus après l'intervention ? En tout cas nous avons pu constater, dans les cas que nous avons vus opérer, que lorsqu'on venait de faire le pansement 8 à 10 jours après l'opération, il existait une certaine mobilité des crins ; les tubes en caoutchouc n'étaient pas comprimés aussi bien que nous l'aurions pensé contre la peau, ils étaient mobilisables et les fils dansaient un peu dans la plaie. Les tissus cependant étaient bien réunis.

Dominguez insiste sur la direction oblique qu'il faut donner à l'aiguille et au fil, lorsqu'ils traversent le bord des lèvres à rapprocher, sinon il serait impossible d'enlever ensuite les crins. Mais ces crins obliques ne peuvent pas prendre beaucoup de tissus, ils se contentent presque d'accoler les bords. Cela n'est point l'idéal dans la cure radicale et les points séparés placés perpendiculairement à la ligne d'incision qu'ils dépassent largement de part et d'autre, en ramassant beaucoup de tissus, forment, lorsqu'ils sont serrés, un gros bourrelet musculaire qu'on sent bien qui sera une barrière importante à opposer aux récidives. Ce bourrelet n'existe pas dans le Dominguez.

Un seul crin est destiné à coapter tout un plan musculaire, c'est à sa seule traction que celui-ci doit sa solidité ; or, cette traction réservée à un seul crin se faisant suivant l'axe même de l'incision ou un peu obliquement par rapport à elle, ne peut être aussi efficace quand il s'agit de réunir les deux lèvres, qu'une traction répartie entre 4, 5 fils ou plus si c'est nécessaire, et disposés perpendiculairement à cette ligne d'incision.

Procédé de Duplay et Cazin.

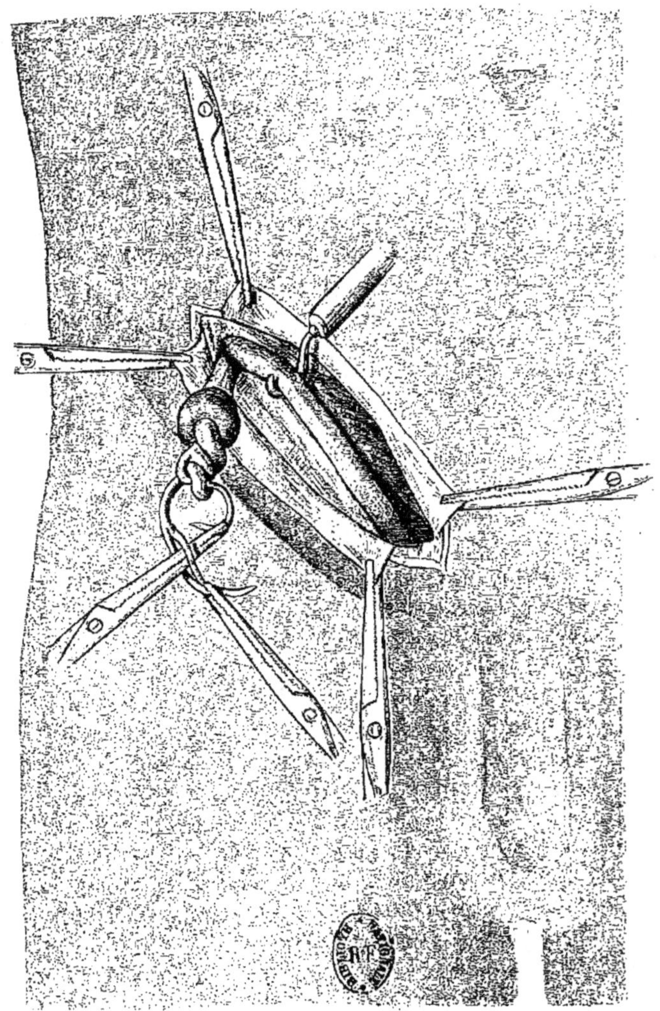

PROCÉDÉ DE DUPLAY ET CAZIN
(Voir planche LXIV)

Duplay et Cazin publient dans la *Semaine Médicale* en 1896 un procédé par lequel ils oblitèrent le sac en nouant les deux lanières résultant de sa fente, en même temps qu'ils finissent le canal par des fils d'argent temporaires. Puis en décembre 1897 modifient leur procédé qui devient un Bassini avec fils d'argent temporaires.

Voici d'ailleurs leur technique qui comprend elle aussi deux parties, correspondant aux deux buts poursuivis : un nouveau traitement du sac, une nouvelle suture de la paroi abdominale.

« 1° *Traitement du sac.* — Le sac est conservé, c'est là, la caractéristique. Après incision de la paroi antérieure du canal inguinal, le sac est soigneusement disséqué, puis, au lieu de le réséquer comme dans la plupart des procédés, on le garde comme dans le procédé de Mac Ewen, « un aide saisissant le sac à sa base, de façon à le maintenir très tendu, l'attire entièrement en dehors, pendant que l'opérateur fait avec la totalité du sac un premier nœud, qu'il serre seulement après l'avoir fait remonter le plus haut possible au ras de l'orifice inguinal, sur le pédicule fortement tendu. Pour empêcher ce premier nœud de se desserrer, on fait immédiatement, quand le sac est assez long, soit un second nœud et même un troisième semblables, soit un double nœud, puis fendant en deux le reste du sac dans toute sa longueur on noue ensemble, on noue une ou plusieurs fois les deux chefs ainsi obtenus. Quand le dernier nœud est achevé, il suffit de faire cesser la traction qui maintenait le sac au dehors, pour le voir disparaître en arrière de la paroi abdominale. »

MM. Duplay et Cazin pensent, par ce traitement du sac, bien fermer l'orifice herniaire, leurs nœuds successifs transformant, disent-ils, le sac en un véritable bouchon solide obturant le canal. Nous aurons toutefois à leur faire plusieurs objections : ce procédé n'est pas applicable dans tous les cas ; assez souvent le sac est un peu court, on ne peut arriver à le nouer sur lui-même, pas même une fois, et dans le cas où un seul nœud pourrait être fait, cela ne serait pas suffisant pour assurer toute tranquillité au chirurgien. Le nœud pourrait, sous l'influence d'un effort, se défaire brusquement. Dans d'autres cas cette technique est rendue impossible par l'épaisseur du sac qui n'est pas assez souple pour subir ces manœuvres ; parfois, au contraire, le sac mince se déchire, et ces nœuds, déjà difficiles à exécuter sur un sac normal, le deviendront encore bien davantage.

A côté de ces objections de détail, une autre objection plus générale : que deviendra ce péritoine ainsi tordu et noué plusieurs fois assez énergiquement pour que les nœuds soient solides ? Ne sera-t-il point facilement enclin au sphacèle rapide par suite de la gêne de sa circulation ? et le sac ne sera-t-il pas bientôt ouvert ? Le docteur Girou, chirurgien en chef de l'hôpital d'Aurillac, nous signale deux cas où cet accident lui est arrivé.

2° *Suture de la paroi abdominale.* — « Le cordon spermatique, isolé avec soin, est récliné en dedans et maintenu par un écarteur. On place une pince de Kocher, sur chacun des plans qu'il s'agit d'affronter, sur la lèvre postérieure de l'arcade crurale et le tendon conjoint. Un premier fil d'argent, de moyen volume, perforant la peau à 2 centimètres au moins au-dessous de la lèvre inférieure de l'incision cutanée, traverse obliquement les parties molles sous-jacentes, l'arcade crurale et charge de l'autre côté tout le tissu musculaire que soulève la pince placée sur le tendon conjoint ; le même fil, recourbé en U, traverse en sens inverse ces mêmes plans pour ressortir à 1 centimètre de l'orifice d'entrée. Deux ou trois fils d'argent sont ainsi placés pour reconstituer la paroi postérieure du canal.

« Le cordon remis en place, on passe à la réfection de la paroi antérieure, par des fils d'argent simple reliant les deux piliers, puis, les deux lèvres de l'incision. Alors seulement on serre les anses profondes des fils en U en interposant entre elles et la peau des rouleaux de gaze aseptique et en vérifiant du doigt la coaptation parfaite des plans profonds, on serre ensuite les points superficiels.

« Les fils superficiels sont enlevés au bout de 7 à 8 jours ; les fils profonds sont laissés 12 à 15 jours. »

A l'appui de ce procédé, une statistique de 35 cas a été publiée dans la thèse de Dezon (Paris, 1898) sur la cure radicale des hernies inguinales sans fils perdus et cette statistique ne compte que des succès. Sans doute ce procédé d'occlusion de la paroi nous semble supérieur au procédé de Villar, précédemment décrit, parce que, faisant plusieurs plans, comme le Bassini, il donne plus de solidité au canal ; il ne prend pas tous les tissus dans une même suture ; mais chaque plan a la sienne et l'ensemble devient par suite plus résistant. De plus, les fils en U appliqués sur le plan profond tirant directement les muscles vers l'arcade, permettent une réunion intime des plans profonds.

PROCÉDÉ DE GAUTHIER (DE LUXEUIL).

Présenté par Berger à la Société de Chirurgie en mars 1899, il a pour caractéristique un nouveau point pour les sutures profondes sans fils perdus. C'est le point de la machine à coudre. Il est pratiqué avec deux fils : l'un repose sur la face extérieure d'un des bords de la solution de continuité du plan fibreux qu'il faut réunir ; il envoie au travers de cette lèvre un certain nombre d'anses qui traversent le champ de l'incision, traversant de dedans en dehors la lèvre opposée de ce plan en constituant autant de boucles, au travers desquelles passe l'autre fil qui longe la face extérieure de cette autre lèvre ; les extrémités des deux fils sont passées au travers de la peau et nouées ensemble après avoir été serrées jusqu'à ce que les lèvres du plan fibreux divisé aient été ramenées en contact.

Voici ce que M. Berger reprochait avec juste raison à cette suture : c'est que si le fil vient à casser en un point ou se relâche, la suture, dans sa totalité, se relâchera. Or, il suffit que le fil coupe la peau pour que ce relâchement se produise.

B. *Procédés sans fils.*

Reste un procédé assez spécial de cure des hernies sans fil ni perdus, ni provisoires, le procédé de J. Faure.

PROCÉDÉ DE FAURE

(Voir planches LXV et LXVI).

Il ressemble un peu au procédé de Duplay et Cazin, en ce qu'il conserve le sac pour former dans le canal un bouchon qui l'obture ; mais ce qui l'en distingue, c'est qu'au lieu d'employer des fils d'argent pour ramasser les tissus, il n'emploie aucun fil de suture ; mais le sac lui-même sert de « véritable suture vivante, qui ne se résorbe pas comme le catgut, ne risque pas de s'éliminer comme la soie, et ne tarde pas à faire corps avec les piliers qu'elle est destinée à unir. »

Le sac étant isolé aussi haut que possible, jusqu'à l'orifice interne du canal inguinal, on donne un coup de ciseau suivant sa longueur pour le diviser en deux moitiés. Ces deux moitiés sont un peu tordues, un peu dégrossies pour les transformer en lanières plus maniables. Ces deux lambeaux péritonéaux sont alors noués par un double nœud qui ferme le péritoine aussi bien qu'une ligature de catgut ou de soie. Pour éviter que ce nœud ne se desserre, une pince de Kocher est placée sur le nœud jusqu'à la fin.

Restent deux chefs plus ou moins longs constitués chacun par une des moitiés du sac. Avec la pince de Kocher, on traverse les lèvres du canal inguinal, aussi bien dans les régions musculeuses que dans la zone aponévrotique, en entraînant les lumières péritonéales que l'on conduit ainsi en les entrecroisant d'un pilier à l'autre, comme le montrent les figures ci-

Procédé de Faure.   1.

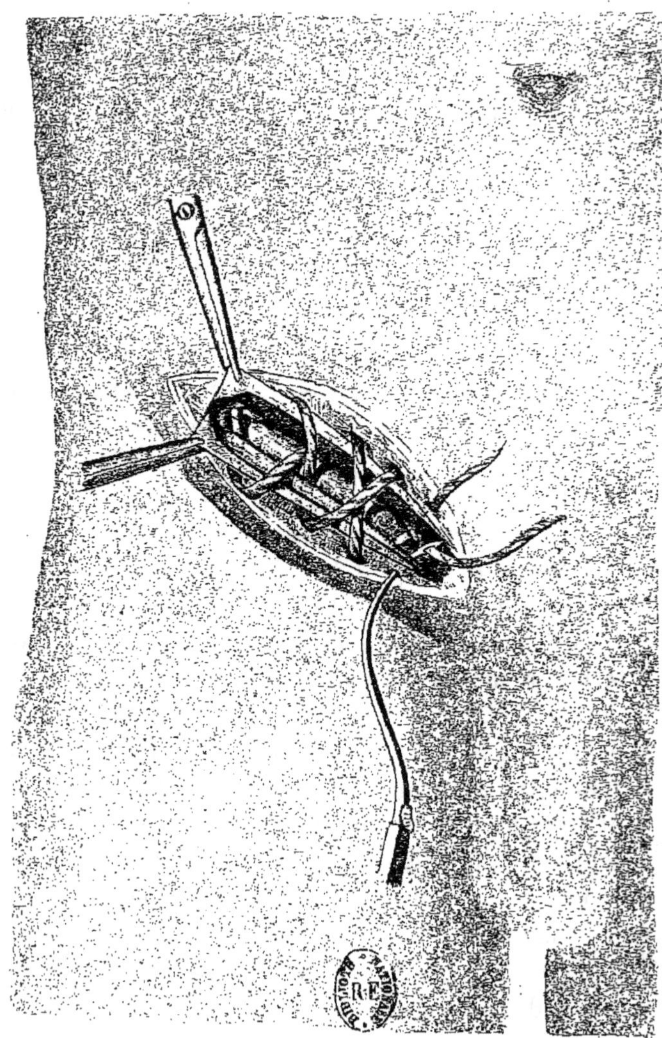

Procédé de Faure.   2.

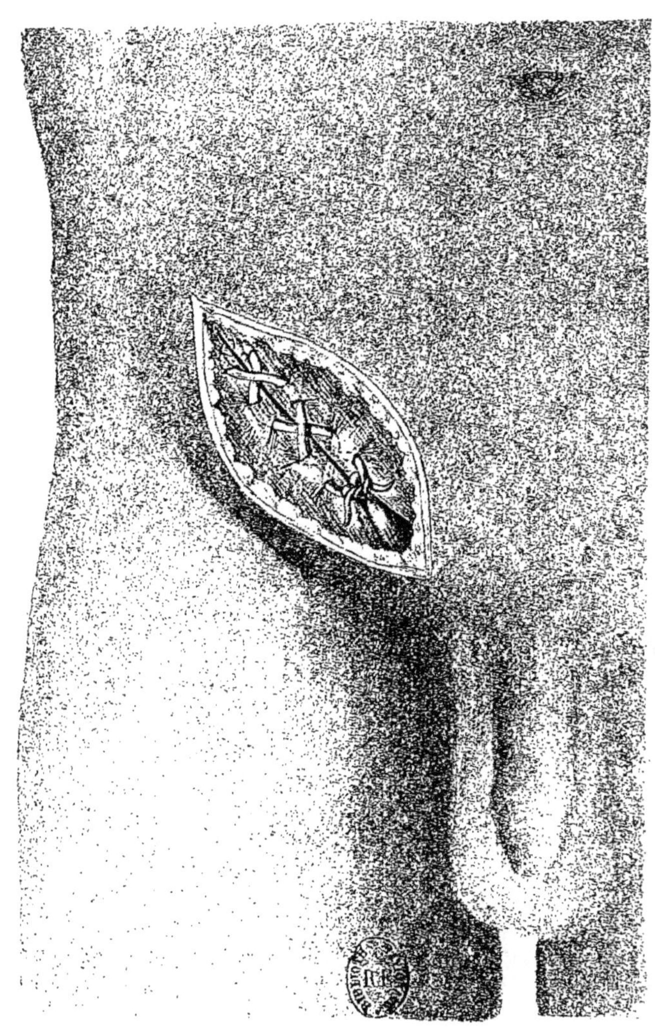

jointes. Une grosse aiguille de Reverdin, munie d'un chas énorme pouvant recevoir les lanières péritonéales, a été construite par Collin sur les indications de J. L. Faure, pour rendre l'opération plus commode. Ce double surjet forme donc « une suture en lacets de bottine », comme elle a été appelée par Cazin, suture assez solide au dire de son auteur.

Un double ou triple nœud arrête la suture en réunissant les deux chefs. Comme ceux-ci sont très élastiques et ont une tendance à glisser, il est bon, comme pour le nœud supérieur, de saisir le nœud inférieur avec les mors d'une pince de Kocher qu'on laisse en place jusqu'à la fin de l'opération. On a soin, pour éviter un relâchement du nœud après l'enlèvement de la pince, de le traverser par plusieurs crins superficiels qui chargent en même temps que la peau les berges du canal inguinal. Il est plus simple encore de terminer la suture par un nœud simple que l'on fixe avec un catgut perdu, abandonné ainsi comme sur un vaisseau et qui, en réunissant les extrémités des lanières péritonéales au-dessus du nœud inférieur, s'oppose à son relâchement : « les tissus vivants et plastiques qui forment la suture ne peuvent, en s'organisant, que la consolider encore. »

Ce procédé nécessite pour être appliqué un sac assez long et si l'on veut que la suture soit assez solide, un sac assez résistant. Sans doute ce procédé sans fils offre l'avantage d'éviter l'infection due aux matériaux de suture. Il présente cependant des inconvénients : les tractions exercées sur les lanières du sac, si l'on veut suturer solidement les parois inguinales, ont sans nul doute pour résultat d'attirer le pédicule du sac et de produire un infundibulum au niveau de l'orifice inguinal profond. Ces lanières vivantes doivent être solidement serrées pour que les deux parois du canal inguinal soient intimement accolées : elles sont par suite fortement comprimées dans les orifices qu'elles traversent et leur vitalité fortement compromise : elles peuvent se sphacéler rapidement, et dès lors le résultat de la cure radicale est en jeu, si la suture vivante lâche, si la paroi se désunit.

J. L. Faure pense pouvoir appliquer son procédé pour faire le Bassini : « pour y parvenir, on fera, avec une des lanières, un surjet simple dans la profondeur, sur la paroi postérieure du canal inguinal, et avec la seconde lanière un surjet analogue sur les berges musculaires et les piliers antérieurs. On arrêtera ces deux surjets en nouant l'un à l'autre le chef profond et le chef superficiel. »

Stoyanow, au lieu d'effectuer le procédé de Faure avec des lambeaux provenant du sac fendu, emploie, quand celui-ci est trop petit ou suppuré, des lanières détachées des piliers internes et externes de l'aponévrose du grand oblique, qu'il entre-croise comme des lacets de bottine.

Ces procédés sans fils nous paraissent devoir être abandonnés ; ils sont beaucoup plus compliqués et difficiles que les procédés habituels sans donner de meilleurs résultats et surtout sans réaliser une asepsie plus complète. On peut admettre qu'un fil d'argent, quand il a été bouilli puis flambé, un catgut quand il a été suffisamment dégraissé et antiseptisé par l'iode ou le phénol, sont exempts de microbes. S'ils suppurent quelquefois, c'est qu'ils sont souillés par les mains du chirurgien pendant la suture ou le nœud. Mais alors les lambeaux du sac ou les languettes aponévrotiques présentent les mêmes risques de souillure, puisque comme les fils ils servent à faire des sutures et des nœuds.

Par le nombre et la variété des procédés sans fils perdus, on voit que cette manière d'agir a beaucoup intéressé les opérateurs. Doit-on, en définitive, cesser d'employer des fils à demeure dont l'usage est si simple et si sûr? Nous ne le croyons pas et avec l'immense majorité des chirurgiens de notre referendum, nous estimons qu'on doit laisser de côté ces procédés sans fils perdus.

Il est difficile de posséder des statistiques bien exactes pour savoir si ces procédés donnent de bien meilleurs résultats que les autres : cela ne semble pas toutefois résulter de la pratique de certains chirurgiens.

Lambotte, chirurgien en chef de l'hôpital Stuivenberg d'Anvers, se plaint d'avoir eu deux récidives sur cinq cas quand il a employé pour les plans profonds des fils provisoires ; et Lambotte n'a eu cependant, sur plusieurs centaines d'opérations avec fils perdus, que deux récidives, après suppuration (V. Referendum). D'autre part ces procédés sont dans leur ensemble, plus compliqués que les procédés à fils perdus ; leur technique en est plus difficile. Or nous avons actuellement à notre disposition d'excellents procédés, tels que Bassini et surtout la reconstitution antéfuniculaire de la paroi, qui sont bien réglés et par suite assez simples et qui en même temps donnent de très bons résultats. Pourquoi changer ? à cause de l'objection de la suppuration que l'on a faite aux fils perdus ! mais cette objection est un peu surannée ; elle avait peut-être autrefois une grande valeur, lorsqu'on ne possédait pas des moyens sûrs et commodes de stérilisation des fils. Actuellement, sans vouloir dire qu'on ait complètement résolu le problème, après avoir beaucoup cherché, on est arrivé à des solutions très satisfaisantes et même, pour le catgut réputé si difficile à préparer, on a pu allier les qualités de souplesse et de résistance à une sécurité complète au point de vue de l'asepsie. Et il suffit d'opérer aseptiquement et avec des matériaux aseptiques pour ne point voir paraître de pus.

Cette objection de la suppuration possible des fils à demeure tombe d'elle-même. La question n'est donc plus de savoir s'il faut les abandonner pour recourir aux fils provisoires. Le problème se pose sous une autre forme, et que nous allons essayer de résoudre : parmi ces fils à demeure, quels sont ceux que nous allons de préférence employer ?

Il suffit de se reporter plus loin à nos tableaux statistiques pour voir que le catgut est, de tous les fils employés, celui qui compte le plus d'adeptes. C'est donc lui que nous conseillons de choisir de préférence à toute autre espèce de fil à sutures. Il offre sur tous les autres l'avantage d'une stérilisation plus facile et d'une conservation plus commode.

RÉCIDIVES

Au premier abord, il semblerait facile de contrôler la valeur des procédés déjà critiqués au point de vue chirurgical et anatomique, par une soigneuse statistique des récidives qu'ils entraînent; mais c'est une illusion. En effet, les hernieux ne sont nullement comparables; les uns présentent des hernies congénitales sans affaiblissement musculaire; d'autres, des éventrations plutôt que de véritables hernies. Chez ces derniers, les récidives sont infiniment plus fréquentes, car comme le dit Cahier : « Quand on a une toile d'araignée comme substratum, qu'importe la suture ! »

D'autre part, si toutes les hernies se ressemblaient la statistique des récidives serait bien plus difficile à cause de la difficulté qu'on trouve à revoir ses opérés. Doit-on conclure comme certains, que les malades qu'on ne revoit plus sont guéris? nous ne le croyons pas; ils sont peut-être allés se faire opérer ailleurs. Il nous a par conséquent été impossible d'établir un pourcentage des récidives qui suivent chacun des procédés étudiés et par conséquent de les critiquer par leurs résultats; nous donnons cependant la statistique particulière de chacun de nos correspondants.

La seule conclusion que nous voulions tirer, c'est que, la cause la plus fréquente de récidive, c'est la suppuration qui désorganise les sutures. Il faut donc, de ce chef, éliminer tous les procédés longs et complexes pour ne retenir que les plus simples qui réduisent au minimum les chances d'infection.

D'un autre côté, l'opération de la hernie est si sûre et si bien réglée qu'il faut, dans les cas moyens, pouvoir assurer la guérison au malade; s'il accepte l'anesthésie et les risques de toutes sortes que comporte toujours une opération chirurgicale, on ne doit pas se borner à une excision du sac et à quelques points de suture insuffisants, il faut que le malade sorte de l'hôpital avec, étant donné ses muscles, la meilleure paroi possible.

Le procédé qui nous paraît le mieux répondre à ces indications est la reconstitution antéfuniculaire de la paroi. En effet, elle se fait à l'aide de quelques fils seulement, sans déplacement d'aucun organe, éloignant ainsi toute cause de suppuration; ensuite elle donne une bonne paroi abdominale, barrière infranchissable aux récidives.

REFERENDUM

Nous publions dans les pages qui suivent, in extenso, les réponses que les membres du congrès de chirurgie ont eu l'amabilité d'adresser à notre maître, M. le Professeur Estor. Nous tenons, encore une fois, à les remercier de leur si grande obligeance. Toutes ces réponses sont classées par ordre alphabétique afin de faciliter les recherches du lecteur.

FAC-SIMILE DU QUESTIONNAIRE
ADRESSÉ AUX MEMBRES DU CONGRÈS DE CHIRURGIE

1° *Employez-vous le procédé de Bassini, tel qu'il a été décrit par ce chirurgien ?*

2° *Avez-vous modifié le procédé de Bassini ?*
   a) *Pour quelles raisons ?*
   b) *Quelles sont les modifications que vous lui avez fait subir ?*

3° *Employez-vous un autre procédé ?*
   Quel est-il ?

4° *Quels sont les fils employés par vous, pour les sutures profondes ?*

5° *Quel est le pourcentage des récidives ?*

Signature bien lisible :

Dr P. André, à NANCY, professeur agrégé de la Faculté de médecine, 9, rue de Serre.

1. Oui, pour les grosses hernies quand l'orifice est large et la paroi affaiblie.
2. Pour plus de facilité et de rapidité, quand la hernie est peu volumineuse, l'orifice peu large et la paroi, bonne, je fais seulement un demi-Bassini ne réparant que la paroi antérieure du canal. C'est ce que j'ai fait le plus souvent.
3. Non.
4. D'ordinaire la soie, malgré ses inconvénients. Quelquefois le crin de Florence, mais rarement.
5. Très difficile à dire. La plus grande partie des malades sont des opérés d'hôpital qui n'ont pas été revus. Je ne puis fixer de chiffre. Tout ce que je puis dire c'est que les récidives m'ont paru rares.

Dr Arragon, Médecin-major de 1re classe, à BASTIA (Corse).

1. Oui.
2. Mais avant de faire passer mes deux fils dans la paroi, je les passe dans le pédicule, un demi-centimètre au-dessus de la ligature, de telle sorte qu'il se produit une sorte de rouleau qui ferme bien plus hermétiquement et plus solidement la section du sac; je fixe ensuite les chefs sur la paroi comme il est prescrit.
3. Depuis lors plus de récidive, 2 cas seulement, il est vrai et de 7 et 6 mois. Donc ne préjugeons pas.
4. Fils de soie bouillis, et, est-ce hasard, mais aucun n'a jamais suppuré !
5. Ma statistique n'est pas grosse, 11 hernies, 3 récidives, dont 2 simplement pointes, mais elles sont récentes, 8 mois à 1 an, elles vont probablement s'accentuer. C'est à cause de ces récidives que j'ai fait la modification ci-dessus.

Dr J. Arrou, chirurgien de l'hôpital de Saint-Louis, 9, rue Bayard, PARIS.

1. J'ai repris le Bassini, après l'avoir abandonné... pour voir autre chose, et je crois que je le garderai dorénavant.
2. Je respecte le fascia transversalis. Il me semble que son incision est inutile, ou du moins non indispensable.
4. Catgut n° 3 pour les trois fils profonds (filière Leclerc).
5. Je n'ai pas de chiffres, mais je ne me rappelle qu'une seule hernie qui ait récidivé *sans avoir suppuré*. Autrefois quand on suppurait, les récidives étaient légion (1892, 1893), etc.).

Dr Auvray, professeur agrégé à la Faculté de médecine, chirurgien des hôpitaux. 50, rue Paul-Charron, PARIS.

1. Oui.
4. Toujours le catgut.

5. Impossible à préciser, car nos malades d'hôpital sont le plus souvent perdus de vue. Mais dans mon service de consultation externe où de nombreux malades viennent me consulter pour tout autre chose, j'ai en somme rarement l'occasion de constater des récidives chez d'anciens opérés de hernies.

Dr Baillet, chirurgien, 89, boulevard Alexandre-Martin, à ORLÉANS.

1. Je l'ai employé.

2. Je ne l'emploie plus, parce que les résultats définitifs qu'il donne ne m'ont pas paru satisfaisants (entre mes mains). Je l'ai employé systématiquement quelques années et consciencieusement et même écrit en sa faveur quelques articles.

3. Un procédé qui est plus ou moins celui de Championnnère; 2 plans: *profond* (important) bord du transverse et ligament de Gimbernat; *superficiel*, aponévroses.

4. J'ai longtemps utilisé la soie; j'emploie le catgut maintenant qu'il en existe de bon, conservant bien le nœud.

5. Mais un pourcentage en bloc n'a aucune valeur. J'ai très peu de récidives, mais je n'opère que dans une clientèle particulière et j'ai généralement affaire à de bons sujets.

Dr Barnsby, professeur suppléant à l'Ecole de médecine, 22, boulevard Heurteloup, TOURS.

1. Oui.

2. Mon incision est plus haute; l'extrémité inférieure doit arriver à deux centimètres environ au-dessus de l'orifice inguinal externe.

3. Procédé de Championnière pour les hernies par glissement.

4. Fort catgut (toujours).

5. 2 0/0 environ.

Dr Baron, professeur suppléant à l'École de médecine, rue Jeannin, Dijon.

1. Oui, mais pas d'une manière systématique.

3. Oui, celui de Lucas-Championnière.

4. Catgut n° 2.

5. Je n'en connais que d'extrêmement rares exemples, faute peut-être de suivre les malades.

Dr Bauby, professeur agrégé à la Faculté de médecine, 42, rue Pharaon, Toulouse.

1. Oui, je suture le tendon conjoint (petit oblique et transverse) au bord postérieur de l'arcade crurale.

2. Je me dispense de faire le Bassini quand la paroi postérieure est solide, alors je ne l'effondre pas.

4. Catgut fort.

5. Il est assez difficile de l'établir, on ne revoit pas la plupart des opérés, mais parmi ceux que j'ai suivis je n'ai guère de récidives.

Dr Bazy, chirurgien des hôpitaux, 85, boulevard Haussmann, PARIS.

1. Oui.

2. Non.

3. Chez les enfants je me contente d'enlever le sac, et ne touche au canal inguinal que s'il est trop affaibli.

4. Catgut n° 3 ou 4.

5. Je n'ai vu que deux ou trois récidives de ces opérés par mes internes.

Dr Bégouin, professeur agrégé à la Faculté de médecine, 6, cours du Jardin Public, Bordeaux.

1. Non, je ne l'emploie plus depuis quatre ou cinq ans déjà.

2. Je crois qu'au lieu de laisser dans une paroi affaiblie un canal et deux orifices, il vaut mieux ne laisser qu'un orifice en bas pour le passage du cordon.

3. Aussi ai-je adopté le procédé de Mugnaï sur lequel j'ai publié un article dans le *Journal de médecine de Bordeaux*, 1904. La paroi est reconstituée en un seul plan au devant du cordon qui traverse directement la paroi au niveau de l'orifice inférieur du canal inguinal.

4. Pour tous les cas de hernies avec parois suffisamment résistantes, catgut n° 2.

Si parois trop affaiblies fil d'argent perdu.

5. Sur 28 opérés en ces 2 dernières années *je ne connais* qu'une récidive survenue 6 mois après l'opération chez un jockey, *brusquement* à l'occasion d'une chute de cheval.

Dr Paul Berger, professeur à la Faculté de médecine, 16, rue de Bourgogne, PARIS.

1. J'emploie toujours le premier procédé décrit par Bassini.

2. J'ai substitué les sutures entrecoupées à la soie au surjet au catgut; dans certains cas, j'emploie des procédés myoplastiques ou plus ou moins complexes (avec celui que j'ai décrit pour les hernies interstitielles). Superposition des plans aponévrotiques, etc.

4. Toujours la soie stérilisée.

5. Je ne vois de récidives que pour les hernies adhérentes. Je ne puis donner

de pourcentage exact. Les cas de récidives *connus par moi* ne sont pas de un sur deux cents.

Dr Bilhaut, 5, avenue de l'Opéra, Paris.

1. Non.
3. Oui. Celui de Lucas-Championnière.
4. Catgut n° 3.
5. Je n'ai qu'une seule récidive, chez un opéré qui a fait un violent effort en soulevant une charpente métallique. 1 récidive sur 85 opérations.

Dr Oscar Bloch, professeur de clinique chirurgicale à l'Université de Copenhague (Danemark).

1. Non.
2. Non.
3. Le sac péritonéal, tiré en bas, est suturé au niveau de son col par des sutures à la Lambert qui prennent des parties assez larges du côté interne du péritoine (Serosa a Serosa). Alors le sac herniaire est séparé des parties extérieures par des frictions avec un tampon stérile de gaze hydrophile. Ainsi tout le sac herniaire est « exviscéré », et on l'excise par une incision au-dessous de la partie suturée.
4. Les fils sont : Catgut phéniqué alcoolisé, décrit par moi in *Revue de chirurgie*, 1898, 5 mai.
5. Je ne le sais pas.

Dr J. Boeckel, chirurgien de l'hôpital civil, 2, quai Saint-Nicolas, Strasbourg (Alsace).

1. Très rarement.
3. Celui de L. Championnière.
4. Les sutures métalliques perdues sur l'anneau.
5. Ne les employant que depuis peu je ne saurais encore me prononcer. Mais jusqu'à présent je suis très satisfait des résultats.

Dr Boquel, professeur à l'École de médecine, 21, rue St-Martin, Angers.

1. Rarement et seulement chez l'adulte homme en cas de faiblesse excessive de la paroi.
2. Non.
3. Le procédé de Broca d'une façon courante.
4. Presque toujours le catgut, toujours chez les enfants, quelquefois le fil de lin chez l'adulte.
5. Impossible à déterminer n'ayant pas revu la plupart des malades. Je n'ai jamais vu de récidive chez l'enfant. J'ai vu récemment une récidive d'un côté

chez une femme enceinte à terme, opérée d'une hernie inguinale double il y a 3 ans, après un accouchement. La hernie droite a réapparu au cours de la grossesse ; sûrement peu de récidives.

Dr H. Bousquet, professeur à l'École de médecine, 26, rue Blatin, CLERMONT-FERRAND.

Monsieur et cher Maître,

Depuis une douzaine d'années environ, je me sers pour la cure radicale des hernies du procédé Bassini pur, à moins qu'une circonstance spéciale ne s'y oppose. On opère en général 34 à 40 hernies inguinales étranglées ou non, chaque année, à ma clinique. Je revois assez fréquemment tel ou tel de mes opérés, et j'ai peu, bien peu de récidives; je n'ai pas de notes bien précises, mais j'estime à peine à 10 0/0 le nombre des récidives, et mes malades sont pour la plupart des ouvriers ou des cultivateurs.

Recevez, etc.

Dr Brunswic-Le-Bihan, chirurgien en chef de l'hôpital Sadiki, 10, rue Amilcar, Tunis.

Mon cher Maître,

Ayant égaré l'imprimé que vous m'avez adressé, je remplace par ces quelques lignes les renseignements demandés :

Procédé employé : Championnière légèrement modifié, section du G. O., dissection haute du sac, fermeture en prenant par de larges points en V les deux lèvres du G. O., mais aussi le P. O. et T. sous-jacent et un peu plus bas, le tendon conjoint, en somme réfection musculaire antérieure par pincement solide.

Pour finir, des crins de Florence prennent la peau et aussi la crête fibreuse des deux bords coaptés de la section du G. O.

Jamais de Bassini, compliqué et inutile, pas de soie, du catgut gros, jamais d'incident.

Récidives : rares, très rares, du moins à en juger par ceux qui reviennent sur un total d'environ 800 cas (et nous opérons un peu tout ce qui se présente) ; je n'en ai revu qu'une *quinzaine*, c'étaient en général des sujets âgés, une fois un jeune homme qui s'était levé le 6° jour post-opératoire, malgré la défense.

Veuillez croire, etc.

Dr Buscarlet, privat docent de chirurgie de l'Université, 12, rue Petitot, Genève.

1. J'emploie le Bassini, mais en outre je fais chevaucher les plans aponévrotiques l'un sur l'autre en insérant à l'arcade le bord interne de la plaie

aponévrotique. La surface d'adossement est ainsi plus large et la réunion assurée.

4. Catgut stérilisé à l'étuve sèche.

5. Je n'ai jamais eu ni vu de récidive avec ce procédé.

Dr Cahier, agrégé libre du Val-de-Grâce, médecin-principal, hôpital militaire, BELFORT.

1. Non. En principe, je ne sectionne pas la paroi antérieure, sauf quand il y a des parois franchement mauvaises ou des complications comme des adhérences épiploïques ou les difficultés de dissection de certaines hernies vagino-testiculaires à sac mince et très adhérent aux éléments du cordon.

2. Dans ce cas, je sectionne la paroi et fais la suture à la Bassini, mais en repoussant le cordon en arrière dans le tissu cellulaire sous-péritonéal. Je suture ensuite les deux lèvres de la paroi antérieure. Je crois, qu'en agissant ainsi, on renforce mieux les parois, d'autant qu'on change la direction du cordon et qu'on lui fait jouer profondément un rôle de tampon.

4. Le catgut n° 3 ou 4 stérilisé dans la solution éthéro-sublimée. Je n'ai jamais eu d'accidents d'infection et jamais de suppuration.

5. 1 0/0 environ au maximum. Quand on a de la toile d'araignée comme substratum, qu'importe la suture !

Procédé employé *ordinairement* chez les hommes de 20 ans ayant des hernies congénitales.

1. La paroi antérieure et respectée.

2. Le sac disséqué le plus haut possible.

3. Le doigt étant engagé profondément dans le canal, repoussant en arrière le cordon et protégeant les vaisseaux iliaques, je place avec une aiguille courbe dont la pointe est toujours reçue profondément sur le doigt « sentinelle et protecteur » quatre ou cinq anses de fil échelonnées de haut en bas sur le trajet inguinal, comprenant en même temps l'aponévrose du grand oblique, les muscles transverse et petit oblique en haut, en bas, l'arcade de Fallope dont le bord interne est accroché par l'index et aussi l'aponévrose du grand oblique. Les fils sont placés suivant la disposition que j'indique ; on obtient ainsi 3 plans aponévrotiques au lieu d'un seul sur la paroi antérieure.

Il faut du catgut très solide et une aiguille dans le genre de l'aiguille de Deschamps pour la ligature des vaisseaux.

Dr Cayla, chirurgien à l'hôpital de BERGERAC (Dordogne).

1. Quelquefois.

2. Je me contente chez les jeunes sujets de suturer les piliers et aussi le petit oblique en laissant le cordon en arrière (plus simple).

3. Le même procédé que le précédent avec crins (3 ou 4) enveloppant le tout (tous les tissus de la peau), pas d'espace mort, pas d'hématome, toujours le catgut.

5. Récidives rares (vieillards de 74 ans (4) guéris sans bandage).

Pr **Ceccherelli**, professeur de clinique chirurgicale à l'Université, 186, strada Victorio-Emmanuel, Parme (Italie).

1. Oui.
2. Non.
3. Non.
4. Soie pour les sutures profondes et une suture sous-cutanée ou les agrafes Michel pour la suture superficielle.
5. 3 ou 4 pour cent.

Dr **H. Chaput**, chirurgien des hôpitaux, 21, avenue d'Eylau, Paris.

Mon cher Collègue,

Voici la réponse à vos questions sur la cure de la hernie inguinale.

2. J'emploie le Bassini modifié de la façon suivante :

Je suture à l'arcade crurale, en masse, le muscle droit de l'abdomen, le bord inférieur des muscles petit oblique et transverse, et l'aponévrose du grand oblique, et cela, pour les raisons suivantes :

1º Le tendon conjoint est souvent difficile à trouver, nul ou faible.

2º Il n'y a aucun avantage à placer le cordon spermatique sous l'aponévrose du grand oblique ; cela a même deux inconvénients :

1º Les points de suture éraillent l'aponévrose et la déchirent.

2º L'aponévrose ainsi décollée a tendance à se nécroser, ce qui favorise les chances d'infection.

4. J'emploie de gros catguts pour les sutures profondes, j'en suis très content.

5. Les récidives sont très rares, elles dépendent de la faiblesse de la paroi (âge, ventre à triple saillie), de la suppuration de la paroi, des efforts violents nécessités par un métier trop pénible.

J'évalue les récidives à quelques unités pour cent, sans pouvoir fournir de chiffres exacts.

Croyez, etc.

Dr **F. Chênieux**, directeur et professeur à l'École de médecine, 10, rue Petiniaud-Beaupeyrat, Limoges.

2. Oui, je fais en plus des mouchetures : 1º sur la lèvre postérieure de l'arcade crurale ; 2º sur l'aponévrose du transverse et le bord externe du muscle droit. Ces mouchetures sont destinées à assurer l'union des bords affrontés par la suture qui reconstitue le plan profond du trajet inguinal. Je n'ai donc pas fait subir de modifications au procédé. J'ai simplement voulu obtenir plus sûrement la cicatrisation et par cela même la résistance de la paroi postérieure.

3. Je lie le sac par le procédé de Barker.

4. Catgut.

5. Je ne puis donner de chiffres, n'ayant pas fait de statistique et l'occasion se présentant rare de revoir les opérés. Cependant, depuis quelques années, j'ai toujours et invariablement de bons résultats.

Dr Chevassu, médecin principal de 1re classe, hôpital Begin, SAINT-MANDÉ (Seine).

1. Oui, mais seulement quand la paroi postérieure du canal inguinal est effondrée ou manque de solidité. Chez les malades que j'opère ce cas ne se présente guère qu'une fois sur dix.

3. J'emploie d'ordinaire le procédé de Championnière et suivant les cas la méthode de Barker.

4. Catgut ou crin de Florence.

5. Sur plusieurs centaines de hernies inguinales je n'ai pas vu plus de 2 0/0 de récidives. Le nombre de hernies que j'opère est de 4 à 5 par semaine.

Dr Coville.

1. Non.

2. Non.

3. Je fais les deux plans de sutures *en avant* du cordon par un procédé ana-ogue à ce qu'a décrit Rochard dans la *Gazette des Hôpitaux* du 18 avril 1905.

4. J'emploie les fils d'argent et je les passe comme l'a conseillé Jonnesco pour la suture de la paroi après laparotomie. Les chefs des fils sont tordus *en dessous* de l'incision.

5. Je ne puis donner un chiffre précis mais il est certainement très faible.

Dr Croisier, 26, quai Saint-Jean, à Blois.

1. Oui, pour les adultes seulement. Pour les enfants je pratique simple-ment la suture des deux piliers superficiels.

2. Non.

3. La suture simple des deux piliers superficiels quand la hernie est très faible et que le malade paraît assez fortement musclé.

4. Catgut n° 3.

5. Environ 5 0/0.

Dr Czerny, professeur à la Faculté, 1, Sophienstrasse, Heidel-berg (Allemagne).

1. Oui.

2. Non.

3. Pour les enfants suffit mon ancien procédé, résection du sac herniaire...

4. Ordinairement catgut préparé par sublimation ou soie mince bien que j'ai été le premier à faire usage de la soie cuite en 5 0/0 acide carbolique (1878).

5. (illisible).

Dr Delanglade, professeur à l'École de médecine, 25, rue Nicolas, MARSEILLE.

1. Oui, quand la paroi est médiocre.
2. Non.
3. Chez l'enfant le procédé de A. Broca. Chez l'adulte à bonne paroi le procédé de Kocher.
4. Catgut Leclerc, n° 2 ou 3.
5. Pas de statistique précise. Chez l'adulte j'ai eu quelques récidives mais rares. Chez l'enfant je ne m'en connais pas.

Dr Delangre, chirurgien directeur de l'Institut chirurgical, 49, Grande-Place, TOURNAI (Belgique).

1. Oui.
4. Gros catgut.
5. 4 0/0.

Dr Deletrez, chef du service de chirurgie et de gynécologie à l'Institut chirurgical, 7, rue de la Charité, BRUXELLES (Belgique).

2. J'emploie le Bassini en ayant soin d'attacher *très, très haut* le sac herniaire.
4. J'ai employé dans le temps la soie qui m'a donné beaucoup de déboires : suppuration, élimination, etc. Dans quelques cas, je me suis bien trouvé des sutures profondes avec crins de Florence ; actuellement, je ne fais usage que de catguts.
5. Il me serait difficile de répondre d'une façon exacte à cette question ; en général, je n'ai observé de récidive que dans les cas où la réunion s'est faite par 2e intention.

Dr Delore, chef de clinique chirurgicale à la Faculté de médecine, 22, quai de la Charité, LYON.

1. Après avoir employé d'autres méthodes, je suis revenu au Bassini.
2. J'emploie des fils de catgut chromique.
3. J'ai abandonné tous les autres procédés, moins bons à mon avis.
4. Toujours catgut, jamais soie ou fil d'argent.
5. Je n'en connais que deux cas sur plus de cent cinquante opérations.

Dr Demosthènes, chirurgien en chef de l'armée, professeur à la Faculté de médecine, 8, strada Prudentu, BUCAREST (Roumanie).

1. Oui, dans les hernies volumineuses et surtout incoercibles.
3. J'emploie souvent ce procédé : ouverture du canal inguinal, recherche du sac, dissection de son collet très haut, section de celui-ci, abandon du sac,

introduction dans le ventre d'une pince longue recourbée, pour extraire l'épiploon, le lier et le reséquer, ligature et résection du reste du collet, suture bien serrée avec ou sans excision de la paroi inguinale de haut en bas en ne laissant qu'une très petite ouverture pour le cordon, suture des téguments avec le fil de Florence.

4. Les fils de soie souvent tressée.

5. Très minime ; mes opérés ont été surtout des jeunes gens.

Dr Depage, chirurgien de l'hôpital Saint-Jean, 75, avenue Louise, Bruxelles (Belgique).

Très honoré confrère,

En réponse à votre questionnaire voici ce que je puis vous répondre au sujet de ma pratique de la cure radicale de la hernie inguinale.

J'ai employé pendant plusieurs années le procédé de Villar, concurremment avec la méthode de Bassini. Je dois déclarer que les avantages restent à cette dernière que j'emploie actuellement d'une façon systématique.

Je n'ai apporté aucune modification au procédé tel qu'il a été décrit par l'auteur, mais j'ai bien soin de dénuder, au cours de la dissection, le ligament de Colles afin de pouvoir suturer le plan aponévrotique jusque sur le pubis et de ne laisser persister à ce niveau aucune ouverture. J'attribue à cette manœuvre une grande importance au point de vue de la récidive et c'est dans le même but que j'enlève autant que possible les fibres du crémaster. A mon avis c'est la suture du plan aponévrotique qui est le point essentiel d'une bonne cure de hernie ; quant à la ligature élevée du sac, je n'attribue à cette manœuvre aucune valeur.

Je suture les plans profonds au moyen d'un surjet au catgut.

Sur environ 300 cas, il ne m'a été signalé aucune récidive pour les opérations faites par moi-même. Je connais 2 récidives pour les cas opérés par mes élèves.

Veuillez agréer, etc.

Dr Desguin (Léon), chirurgien de l'hôpital Sainte-Elisabeth, 106, avenue des Arts, Anvers (Belgique).

1. Quelquefois.

2. Généralement, j'enfouis le cordon entre le péritoine et la paroi reconstituée. C'est plus facile et moins offensant pour le cordon. En outre, s'il devait survenir de la suppuration, les fils à demeure seraient extraits avec la plus grande facilité.

3. Quelquefois, je fais un vrai feutrage à la soie, quand le tissu musculaire fait défaut.

4. Soie de Turner n° 6.

5. Je n'ai pas de récidive en dehors des cas où celle-ci peut être prévue à priori par le fait de la dégénérescence graisseuse des muscles (ce qui fait envi-

ron 1 1/2 0/0). J'ai vu une couple de fois survenir une hernie crurale là où j'avais opéré une hernie inguinale.

Dr Desmoulin, Chirurgien de la Maison municipale de santé, 8, rue Dufour, Paris.

1. Oui, mais je ne l'emploie que chez les hernieux qui ont une faiblesse manifeste à la paroi. Je ne m'en sers pas, quand il s'agit de hernies congénitales, chez des individus jeunes Alors, je m'en tiens, après la résection du sac, à la réfection de la paroi antérieure du canal inguinal, par le procédé de Lucas-Championnière.

3. Dans quelques cas, je me suis servi du procédé suivant : la paroi étant très faible, ses différents plans à peu près méconnaissables, je laisse le cordon couché sur le péritoine et je suture tous les plans de la paroi ensemble, y compris la peau, avec du fil d'argent, sutures en un seul plan.

4. Quand je fais le procédé de Bassini, j'emploie les fils de catgut pour les sutures profondes, le crin pour la peau.

5. Je n'en sais rien, car la plupart de nos malades parisiens ne peuvent être suivis ; je crois cependant les récidives très rares, en opérant comme je l'ai dit.

Dr Djémil-Pacha, professeur de clinique chirurgicale à l'Ecole impériale de médecine, 8, Capalou-Fouroun, Constantinople.

1. J'emploie le procédé de Bassini dans le cas de hernie avec orifices très larges, ce qui m'a donné de très bons résultats.

2. Si l'orifice n'est pas très large et le sac assez long, j'emploie le procédé de Kocher (la méthode de transposition latérale ou bien transposition avec invagination).

3. Si le sac est petit avec les orifices presque normaux, j'emploie l'ancien procédé de Lucas-Championnière.

4. Le fil de catgut pour le sac et la paroi postérieure et le fil de soie pour la paroi antérieure. Quelquefois, tout en catgut.

5. Sur près de 860 cas de hernie, je n'ai pas eu de mortalité, il y a eu au moins 6 pour 0/0 de récidives.

Dr Dominguez, professeur à l'Ecole de Médecine de la Havane.

Monsieur et cher confrère,

Vous recevrez par la poste mon livre : Procedamientos operatorios et vous y trouverez la façon dont je fais le Bassini.

Veuillez, etc.

Dr Duret, professeur à la Faculté libre de médecine, 21, boulevard Vauban, Lille.

1. Rarement, car souvent il est peu applicable régulièrement, les plans musculaires et aponévrotiques étant amincis et dissociés.

2. Quand j'ai appliqué le Bassini, je me suis efforcé d'en suivre les divers temps.

3. Après séparation et ablation du sac, selon le mode de Lucas-Championnière, je fais une large suture en masse, au catgut fort ou moyen, de tous les plans musculaires et aponévrotiques dans toute l'étendue du trajet inguinal, qui a été largement ouvert et je ferme soigneusement la région correspondante aux orifices externe et interne, ne laissant que le passage strictement nécessaire au canal déférent et aux vaisseaux du cordon, je me rassure quand l'occlusion est complète, en constatant que l'introduction de l'index est impossible. Alors je ferme plus solidement encore l'*orifice externe*, en fixant par trois sutures séparées à la *soie fine*, les piliers et la partie sus-jacente. Ces trois sutures, séparées à la soie, *sont une garantie contre l'insuffisance de la suture continue au catgut*. Je termine par la suture de la peau avec 2 crins de Florence profonds, et des agrafes de Michel.

5. Quelquefois j'ai eu *tardivement* la suppuration et l'élimination d'un fil de soie.

Mais depuis que j'emploie le *procédé de garantie à la soie*, je n'ai pour ainsi dire plus de récidives.

Je n'en ai observé que dans les très grosses hernies. Dans ces dernières, il faut, pour la réussite définitive, employer des fils de soie très forts.

Il y a aussi des récidives, chez les ouvriers, qui soulèvent des fardeaux très lourds, et qui sont le résultat d'un nouveau déchirement.

Nous faisons dans notre service (un ami et moi) depuis quelques années de 60 à 70 cures radicales par an, et je n'ai guère observé chaque année que 3 ou 4 récidives.

Mais je n'ai jusqu'à présent pas fait de relevé statistique régulier.

Dr **Faure**, professeur agrégé à la Faculté de médecine, chirurgien des hôpitaux, 10, rue de Seine, PARIS.

1. Non.

2. Le Bassini me paraît ne pas faire mieux que les autres, tout en étant plus compliqué.

3. Suture en bloc des piliers, muscles et aponévroses, parfois un plan postérieur, mais rarement.

4. Catgut. Dans les hernies à paroi faible 3 ou 4 crins de Florence perdus.

5. Je n'ai pas de statistique précise, récidives *rares*.

Dr **Fontan**, médecin en chef de la Marine, professeur à l'Ecole de médecine navale, 9, avenue Colbert, TOULON.

1. Sur plus de 900 cures rad. de hernies inguinales je n'ai employé le Bassini que 18 fois et alors à peu près tel que ce chirurgien.

2. Non, mais je ne l'emploie pas généralement parce qu'il convient aux parois effondrées, et que la plupart des hernies inguinales que j'opère chez des

hommes jeunes de 18 à 25 ans, militaires ou marins, ont encore une paroi antérieure bonne ou utilisable.

3. Procédé d'élection très simplifié, section de la paroi antérieure 4 à 8 c., résection épiploïque large, résection du sac élevée, avec ligature, sutures fortes, serrées, en 2 ou 3 plans. Réunion immédiate presque constante.

4. Catgut partout, surjet profond mêlé de points d'arrêts sur l'aponévrose et les muscles en réduisant autant que possible l'anneau externe ; surjet intermédiaire souvent sur les tissus sous-cutanés ; surjet à la peau, quelquefois 2 ou 3 crins, jamais de soie.

5. Je n'ai pas de statistique de récidive. J'ai la prétention, sur les sujets jeunes, de n'avoir presque pas de récidive. *J'en ai constaté 2.* Presque tous mes opérés, soldats ou marins, ont repris leur service après 2 mois, n'ont plus porté de bandage, et n'ont jamais été réformés. J'ai vu quelques récidives sur des hommes âgés et gras.

Dr Forgue, professeur de clinique chirurgicale à la Faculté de médecine, 18, boulevard du Jeu-de-Paume, Montpellier.

1. J'emploie, depuis plus de 5 ans (novembre 1899) le Bassini modifié (Bassini antérieur antéfuniculaire) que la thèse de M. Bouveret décrira. Je n'emploie le Bassini type que dans les cas où la réfection autoplastique de la paroi (hernies *volumineuses, anciennes* chez des *adultes* à *paroi affaiblie*) nécessite des soins particuliers de consolidation.

2. A cause des funiculites, orchites légères, phénomènes douloureux qui, dans un assez grand nombre de cas, résultaient du déplacement forcé du cordon.

3. Chez l'enfant, où l'opération est réduite à sa plus simple expression et où l'élément reconstitution de la paroi est ordinairement superflu, j'emploie le Championnière. Quel que soit le procédé, je fais toujours la manœuvre de Barker.

4. J'employais jusqu'à il y a deux ans les fils d'argent. Devant quelques cas (pas nombreux cependant) de suppurations persistantes (ayant 2 fois nécessité l'ablation des fils) je n'emploie que de forts catguts (4).

Jusqu'en 1900, 6 à 7 0/0 ; 5 à 6 0/0 de 1897 à 1900 ; depuis 1900, 2 à 3 0/0 (proportion variable selon le type de la hernie).

Dr Fournier, professeur à l'Ecole de médecine, rue Jules-Lardière, Amiens.

1. Oui avec peu de modifications. Suture du péritoine comme dans une laparotomie latérale.

4. Catgut préparé par moi-même.

5. 1 pour 80.

Dr Gaudier, professeur agrégé à la Faculté de médecine, 25, rue Inkermann, Lille.

1. Procédé personnel.

3. *Procédé spécial à l'enfant*. Essentiellement, par une incision parallèle à l'arcade crurale, externe, j'aborde l'anneau inguinal profond. Par cette voie, *sans ouvrir le canal inguinal*, je traite le sac, en attirant par cet anneau, sac, cordon, testicule (repérage exact des lèvres de l'anneau interne).

4. Résection du sac, traitement de la vaginale, si congénitale, fermeture de l'anneau interne après reposition des testicules dans les bourses, reconstitution soignée de la paroi en engageant sous l'anneau et en l'y fixant une bande musculaire du grand oblique, suture à points séparés et par plan (muscles à l'arcade ; aponévrose ; sans drainage, au catgut). Hémostase de tous les vaisseaux avec fil de soie très fin. Ligature du sac au catgut. Griffes de Michel, pansement simple bande de gaze sur l'incision et taffetas d'Angleterre. 227 opérations par le procédé, mes aides, suppléants et moi depuis 3 ans, sans récidive encore ?

Dr Gauthier, chirurgien, Luxeuil (Haute-Saône).

1. Oui, généralement.

2. Non.

3. J'ai employé un procédé à suture temporaire présenté à la *Société de chirurgie* en mon nom par le Dr Berger, en mars 1899, j'y ai renoncé depuis et emploie maintenant les fils d'argent tressés présentés aux Congrès de chirurgie de Paris, 1903 et 1904.

Pas de récidives depuis 3 ans avec les fils d'argent, dont l'élimination est plus rare.

Dr Gilis, professeur d'anatomie à la Faculté de médecine, rue de l'Observance, Montpellier.

1. Non.

2. Oui ; pour supprimer l'orifice profond du canal ; reconstitution antéfuniculaire de la paroi.

3. Non.

4. Catgut.

Dr Gillis E., 4, rue Léopold, Malines (Belgique).

1. J'emploie tantôt le procédé de Bassini, tantôt celui de Lucas-Championnière.

3. J'emploie volontiers aussi le procédé de Kocher : faire repasser le sac à travers le canal inguinal et à travers les aponévroses de la paroi abdominale.

4. Autrefois, toujours, exclusivement le catgut : aujourd'hui la soie.

5. Je ne prétends pas n'avoir jamais eu de récidives; mais du moins je ne sache pas en avoir eu une seule.

Dr Girard, professeur de clinique chirurgicale, 4, rue Vica, GRENOBLE.

1. Oui.
2. Non.
3. Renversement du sac dans le cas de hernie congénitale, avec dissection très difficultueuse.
4. Les fils de soie, après avoir renoncé à tous les autres; à points séparés — Ils donnent parfois un peu de suppuration, mais cela ne gêne en rien la solidité de la cicatrice, au contraire.
5. Bien difficile à établir, car les malades ne reviennent pas me voir. Mais cette dernière constatation me permet d'espérer que les récidives sont excessivement rares, car les opérés auraient tout intérêt à me voir à nouveau.

Drs Goullioud et Rafin.

1. Oui.
2. Non.
3. Parfois, mais le procédé de Bassini constitue le procédé de choix.
4. Catgut chromique.

Dr Goullioud, chirurgien en chef de l'hôpital Saint-Joseph, 7, quai Tilsitt, LYON.

1. J'emploie le plus habituellement ce procédé.
2. Je ne crois pas.
3. Quelquefois le Lucas-Championnère, quand les couches des lèvres du canal inguinal sont peu distinctes.
4. Le catgut chromique fin, à résorption très lente (des mois).
5. Récidive absolument exceptionnelle.

Dr E. Grinda, chirurgien de l'hôpital civil, 2, boulevard Gambetta, NICE.

1. J'emploie ce procédé exclusivement.
2. Non ; j'exécute, toutes les fois que c'est facile à exécuter, le temps qui consiste à fixer le moignon lié du sac derrière la paroi abdominale en dedans des piliers internes.
3. Non.
4. Pendant 9 ans, je me suis servi exclusivement de soie tressée plate n° 2. J'avais très rarement des éliminations, j'y ai néanmoins renoncé en même temps que j'y renonçais pour la gynécologie abdominale et j'emploie du catgut Robert ou Bardy, n° 3 depuis 6 ans.
5. 1,5 0/0 (environ 125 par an).

Dr Gross (Jules), médecin principal de l'armée, 19, quai aux Fleurs, PARIS.

1. Non.

2. Je fais toutes les cures radicales à la cocaïne.

3. Procédé mixte. *a*) Incision de la paroi antérieure du canal inguinal, alors suture profonde comme dans Bassini et chevauchement de la lèvre supérieure sur l'inférieure par les autres sutures, ou bien *b*) pas d'incision de la paroi antérieure, mais plissement de celle-ci par les sutures (proc. Delorme).

4. Soie pour le sac seulement. Crins de Florence pour toutes les autres sutures (sauf pour l'hémostase) s'il y a lieu.

5. 3 récidives opérées à nouveau avec succès sur 434 cas dont les observations ont été prises.

Dr Gross (Georges), Professeur agrégé à la Faculté de Médecine, 7, rue du Grand-Verger, NANCY.

1. *Oui*, pour tous les cas où l'anneau ou le trajet herniaire est large.

2. *Non.*

3. Lucas-Championnière pour toutes les hernies à orifice petit (souvent avec fixation du sac : Barker).

4. Des fils de soie.

5. 3 pour 100 constatées chez des revus.

Dr O. Guelliot, chirurgien de l'Hôtel-Dieu, 9, rue du Marc, REIMS.

1. Rarement.

3. Cordon laissé en arrière de la paroi *postérieure* du canal inguinal qui est refait à double suture. Procédé employé depuis plus de dix ans, recommandé depuis par Mugnaï, Noca, etc.

4. Catgut gros.

5. Sur 142 cas, 5 récidives *constatées*.

Dr A. Guinard, chirurgien de l'hôpital Saint-Louis, 20, rue Godot-de-Mauroi, PARIS.

1. Jamais.

2. Non.

3. J'emploie toujours le procédé de Championnière.

4. Toujours du catgut.

5. Impossible de le savoir.

Dr Harrisson, chirurgien de l'hôpital Saint-Peter, 6, Lower Street, LONDRES.

1. Toujours.

2. Non.

3. Non.

Dr Imbert (Léon), professeur de clinique chirurgicale à l'Ecole de médecine, 2, cours du Chapitre, Marseille.

1. Oui, ou plutôt tel qu'il est décrit sous ce nom, dans les traités français.

2. Aucune.

3. Je me borne quelquefois, pour les petites hernies, à la réfection de la paroi antérieure.

4. Catgut fort.

5. Je ne saurais le dire ; sur une quarantaine d'opérés, je n'ai vu qu'une récidive, mais je n'ai pas fait d'enquête approfondie.

Dr Jaboulay, professeur de clinique chirurgicale, 54, rue de la République, Lyon.

2. Après dissection et excision du sac, faite très haute, je le ferme avec un *tendon de renne* passé à travers ses parois ; puis je relève le cordon en totalité, je mets à nu l'éventration de la paroi abdominale au-dessous de lui, et je suture une lèvre à l'autre, dans la totalité de leur épaisseur, au moyen de *tendons de renne* toujours isolés et mis en aussi grand nombre qu'il est nécessaire.

Dr Jayle, chirurgien, 232, boulevard Saint-Germain, Paris.

Je n'ai opéré qu'un nombre restreint de hernies inguinales, presque toutes chez la femme. Je n'ai jamais eu recours au procédé de Bassini et n'y aurai jamais recours parce que je n'ai pas eu de récidives et que j'ai des cures remontant à une dizaine d'années. J'ai opéré le plus simplement du monde, comme Lucas-Championnière, et en n'utilisant que du catgut.

Dr Jeanbrau, professeur agrégé à la Faculté de Médecine de Montpellier.

1 et 2. Habituellement le Bassini, quand la paroi est mince ou affaiblie. Lorsque la hernie est petite et récente, lorsque les piliers sont solides et écartés, lorsque la portion inguinale des muscles petit oblique et transverse est épaisse et charnue, je crois que la dissection haute du sac péritonéo-vaginal est le temps important et je me borne à faire le « Bassini extérieur » que m'a appris mon maître M. Forgue. Ce procédé, que MM. Schwartz et Rochard ont parfaitement décrit ces derniers temps, est employé depuis bien longtemps par M. Forgue.

3. J'ai employé seulement cette année le procédé de Championnière (la colonne). Ce procédé moins anatomique et moins élégant que le Bassini, me paraît excellent et je l'emploierai désormais dans les cas où la paroi est atrophiée ou affaiblie. Je crois que bien souvent la suture de l'arcade au tendon conjoint (surtout avec des fils résorbables) est illusoire.

4. Gros catgut. L'idéal serait un fil résorbable au bout de quinze jours ou un mois.

5. La plupart de mes opérés sont des malades d'hôpital que je n'ai pas revus.

Dr Jeanne, professeur suppléant à l'Ecole de médecine, 14, rue des Carmes, ROUEN.

1. Oui, mais sans prédilection particulière.

2. Je le modifie souvent en reconstituant le plan profond, au-devant du cordon, qui repose alors directement sur le pubis.

3. Je n'emploie aucun procédé exclusivement. Mépris complet des procédés d'auteur. Suture à deux plans musculo-tendineux, comme je faisais après une laparotomie médiane. Pourquoi ne pas faire dans la région inguinale ce que vous faites sur la ligne médiane?

4. J'emploie le catgut d'Hallion et Cavrion.

5. Jamais de récidive, quand il n'y a pas eu suppuration. Sur une centaine je n'en ai pas vu quatre.

Dr Jeannel, professeur de clinique chirurgicale à la Faculté de médecine, allée Saint-Etienne, TOULOUSE.

1. Oui, un peu modifié.

2. Je place le cordon en arrière du tendon conjoint suturé à l'arcade par une ou deux anses de fil suivant les cas, je réunis l'incision de l'aponévrose au moyen d'agrafes de Michel en nickel ou en fer placées à l'aide d'une pince spéciale.

4. Fils métalliques. J'ai employé les fils d'argent, les fils de bronze alumineux. J'emploie le fil de fer.

5. Je ne vois pas de récidive ou plutôt je n'en vois plus depuis que je ne me sers plus de catgut.

Dr Kocher, professeur de clinique chirurgicale, à l'Université, 25, Villette, BERNE (SUISSE).

1. Exceptionnellement.

2. Quand je ne puis faire mon procédé, qui est de beaucoup plus simple et plus sûr. Veuillez voir Kocher Operations lehre, 4e édition, chez Fideles, Iena. Il s'agit de ce que j'appelle invaginations verlagerung.

3. Le procédé de Lucas-Championnière quand je ne puis employer les deux autres nommés.

4. Toujours la soie.

5. D'après les recherches des malades par le Dr Klisschkopf 153 cas de mon ancienne méthode (Verlagerung) ont donné 2,6 0/0 de récidives, le dernier procédé de Invaginations verlagerung (83 cas) a donné 1,2 0/0 de récidives.

Dr Krafft (Charles), médecin-chirurgien de la Clinique de Beaulieu, 5, boulevard de Grancy, Lausanne (Suisse).

1. Oui.
2. Non.
3. Non.
4. Soie, sans complications.
5. Je n'ai pas encore eu le loisir de l'établir.

Dr E. Kummer, privat docent de chirurgie à l'Université, 15, Plateau de Champel, Genève (Suisse).

1. Oui.
2. Oui, parce que j'ai eu des étranglements du cordon. J'ai conduit le cordon directement au-dehors, au niveau de l'orifice inguinal interne ; mais j'y ai renoncé depuis parce qu'il se produit là un point faible. Je suis revenu au procédé typique de Bassini, en ayant soin de ne pas trop serrer le cordon.
4. De la soie très fine, double, rien que de la soie, stérilisée par une coction pendant 1/2 heure dans une solution aqueuse de sublimé à 1 0/00, et conservée dans la même solution.
5. 5 0/0 *au plus*, je n'ai cependant pas fait le compte exact.

Dr Lagoutte, chirurgien en chef des Usines du Creusot (Saône-et-Loire).

1. Oui, pour les hernies avec large orifice et parois faibles.
2. Souvent, au lieu de reconstituer le canal à la Bassini, je fais passer le cordon en arrière et je suture les 2 plans (tendon conjoint et arcade, aponévrose du grand oblique), tous deux en avant du cordon, plus facile et aussi solide.
3. Pour les hernies congénitales, hernies des jeunes sujets avec parois solides, je me contente du procédé simple : résection du sac aussi élevée que possible, un point sur les piliers.
4. J'ai employé la soie, le catgut. Actuellement je me sers de tendons de renne.
5. Depuis six ans, j'ai opéré environ 150 hernies. Je ne me suis pas occupé de les rechercher. Je ne peux donc avoir une idée exacte du pourcentage des récidives. Je le crois peu élevé, parce que je revois peu de malades venant me retrouver pour récidive de leur hernie.

Dr Lambotte (Albin), Chirurgien en chef à l'hôpital Stuivenberg, 11, avenue des Arts, Anvers (Belgique).

1. Depuis plusieurs années, j'emploie constamment le procédé de Bassini, sauf chez les jeunes enfants où je me borne à la résection du sac herniaire.

2. Aucunement. J'ai essayé d'employer des sutures retirables pour le plan profond ; j'y ai renoncé après avoir eu 2 récidives sur 5 cas.

3. Dans les très grosses hernies, je combine l'opération de Bassini au procédé de Barker. C'est-à-dire que je remonte le pédicule herniaire dans le tissu sous-péritonéal, puis je fais la suture de Bassini typique.

4. J'emploie toujours le crin de Florence : points séparés sur le plan profond (3 à 6 fils) et surjet sur le plan aponévrotique superficiel. Le catgut ne présente pas une résistance assez longue à mon avis ; le soie est moins bien tolérée.

5. Nous n'observons quasi jamais de récidives. Je n'en ai vu que 2 ou 3 *après suppuration* sur plusieurs centaines d'opérations. Je considère le Bassini comme une opération si logique que je ne vois pas la possibilité de trouver mieux.

Dr Lanelongue, Professeur de clinique chirurgicale à la Faculté, 24, rue du Temple, Bordeaux.

1. Afin d'augmenter la résistance du trajet inguinal en réduisant au minimum son orifice supérieur qui est toujours le point faible, j'enfouis le cordon contre le fascia transversalis et au-devant de ce cordon, j'affronte tous les plans musculo-aponévrotiques à l'aide de trois ou quatre anses de fil d'argent, qui comprennent en bas la peau, le tissu cellulaire et le ligament de Fallope, en haut toutes les parties molles musculo-aponévrotiques situées au-devant du cordon enfoui.

3. Quelques crins de Florence superficiels parachèvent l'affrontement de la peau.

4. Le seul fil perdu est le catgut qui ferme le sac aussi haut que possible au-dessus du collet ; à celui-ci j'applique quelquefois le procédé de Kocher.

5. Impossible de fournir une statistique, la plupart des malades ne reparaissant pas.

Dr Lapeyre, professeur à l'Ecole de médecine, 25, boulevard Bérenger, Tours.

1. Quelquefois seulement.
2. Oui, procédé de Championnière.
4. Toujours du catgut.
5. 4 0/0.

Dr Lardennois, chirurgien des hôpitaux, 1, rue Thiers, Reims.

1. Ancien interne du Professeur Berger, j'ai appris chez lui la pratique du Bassini, mais depuis 5 ou 6 ans, j'ai modifié ce procédé.

2. Quand il y a récidive de hernies en mettant à part les cas de hernies par glissement du gros intestin, il n'y a pas récidive dans le canal inguinal et les bourses, mais bien plus souvent une sorte d'éventration, de boursouflure à la

19

partie supérieure et externe de la cicatrice. Le Bassini n'empêche pas cette boursouflure. Je trouve plus facile et plus efficace de refouler le cordon de l'abdomen et de suturer successivement par dessus un plan profond (arcade crurale et le tendon conjoint) puis le plan superficiel (aponévrose du grand oblique). Je ferme avec le plus grand soin la plaie du *côté externe*, c'est la partie la plus importante.

3. En plus, quand la hernie est volumineuse, je commence par le Barker,

4. J'emploie toujours pour les sutures profondes du catgut stérilisé à 120° dans l'alcool absolu.

5. A ma clinique particulière, je suis sûr de mon asepsie et de celle de mes aides, je ne crois pas avoir eu une récidive. A l'Hôtel-Dieu de Reims, j'opère dans de moins bonnes conditions d'asepsie, j'ai eu dans certains cas une élimination des fils et plusieurs fois une récidive. Si je mets à part les cures radicales dans le cas de hernies etranglées et dans le cas de hernies du gros intestin par glissement, je ne crois pas avoir plus de 3 ou 4 récidives sur 100.

Dr Lassabatie, médecin de 1re classe de la marine, professeur à l'Ecole de médecine navale, 2, rue Gimelli, Toulon.

1. Non, si ce n'est dans de très rares circonstances.

2. Non.

3. Oui, le procédé de Lucas-Championnière, mais surtout j'apporte le plus grand soin à la réfection de la paroi et j'attache une grande importance aux sutures.

4. Toujours du catgut.

5. Je n'ai pas de chiffre exact. Mais les récidives sont rares à tout prendre.

Dr Latouche, chirurgien en chef de l'Hôpital, 33, rue de l'Arbalète, Autun.

1. Non pas exactement.

2. Je résèque le sac le plus haut possible, sans le fixer à la paroi. J'isole bien le cordon et je refais le canal inguinal en deux plans, l'un profond sous le cordon, l'autre superficiel dessus. Je capitonne le plus possible.

4. Fil de lin ordinaire stérilisé à l'autoclave.

5. Rien de précis. Toutefois, je revois très peu de mes hernies. J'en conclus qu'elles n'ont pas récidivé.

Dr Launay, chirurgien des hôpitaux, 12, rue de Boëtie, Paris.

1. Non.

2. Oui. Parce que le plan superficiel, aponévrotique, situé au-devant du cordon me paraissait trop faible et inutile. Je lâche le cordon dans le tissu cellulaire sous-péritonéal, et je refais par dessus la paroi en deux étages *solidarisés entre eux* et correspondant aux deux plans du Bassini, un musculaire

attaché à la bandelette ilio-pectinée et un aponévrotique à l'arcade. Quelquefois je ne fais qu'un plan de sutures pour le tout.

3. Aucun autre.

4. Le catgut stérilisé à l'autoclave, et en surjets.

Je n'ai pas relevé de statistique, j'ai revu extrêmement peu de récidives sur d'anciens opérés à moi et j'ai opéré beaucoup de hernies inguinales, ayant eu pendant 5 ans (1899 à 1903) exclusivement un service composé uniquement d'*hommes*.

D' Le Bec, chirurgien de l'hôpital libre de Saint-Joseph, 26, rue de Grenelle, Paris.

1. Non de 1885 à 1902, oui depuis 1902.

2. Non.

4. Autrefois de la soie. Exclusivement du catgut depuis 1889.

5. Total des opérations 447. Pourcentage des récidives : Avant le Bassini, par élimination de soie, 8 0/0 ; par faiblesse générale de la paroi, 2 0/0. Depuis le Bassini, emploi du catgut seul, 2 0/0, est-ce faiblesse des parois ou échec du procédé ? J'ai soin de tenir les opérés un mois au lit après l'opération ; je regarde cela comme important pour obtenir une cicatrice solide.

D' Le Dentu, professeur à la Faculté de médecine, chirurgien de l'Hôtel-Dieu, 27, rue du Général-Foix, Paris.

1. Dans les cas exceptionnels où j'emploie le procédé de Bassini, je l'exécute ordinairement tel qu'il est décrit.

2. Quelquefois, lorsque l'étoffe manque un peu pour reconstituer une bonne paroi antérieure du canal inguinal, je place le cordon en avant.

3. Oui, celui que j'ai exposé dans la *Revue de chirurgie*, en 1900. Je recours au Bassini dans les cas de large effondrement du canal.

4. Catgut n° 3 ou 4, suivant que la hernie est plus ou moins prononcée.

5. Les résultats de mon procédé, que j'ai pu contrôler, ont été bons, mais je n'ai pas pu établir une statistique précise.

D' Le Fort (René), professeur agrégé à la Faculté, 44, rue Colbert, Lille.

1. Rarement.

2. Oui, je fais ordinairement (environ 300 fois) 3 plans de sutures au-devant du cordon que je refoule en arrière au contact du péritoine : 1° un plan musculaire (petit oblique), 2° un plan fibreux très serré fronçant les aponévroses ; 3° un plan cutané. Parce que c'est plus rapide, plus facile, que le cordon est moins serré et qu'à mon avis le Bassini type ne peut toujours être fait, le canal étant souvent mal fermé.

3. Parfois, suivant les cas, tantôt grosses sutures métalliques (Poulet), tantôt Le Dentu ; etc., etc., Faure, Toujours je fais le Backer.

4. 98 fois pour 100 au moins, rien que du catgut, jamais de soie. Très rarement du fil d'argent, seulement pour de très grosses hernies de vieillards.

5. Je ne puis donner un chiffre, il me paraît devoir être extrêmement faible (1 à 2 0/0?).

Dr Lenormant, chirurgien des hôpitaux, 5, cité Vaneau, Paris.

1. J'emploie toujours chez l'adulte, et habituellement chez l'enfant, le procédé de Bassini, c'est-à-dire la reconstitution de la paroi inguinale à 2 plans, l'un en arrière du cordon (suture du tendon conjoint et du bord postérieur de l'arcade crurale), l'autre en avant (apon. du grand oblique) suivant la technique employée et décrite par Beıger, laquelle diffère un peu, je crois, de celle de Bassini.

3. J'ai fait quelquefois, chez l'enfant, la suture de la paroi inguinale en un seul plan, au-devant du cordon.

4. Le catgut pour toutes les sutures perdues.

5. Je ne puis donner de chiffres précis.

Dr Lentz, chirurgien des hôpitaux civils, 1, rue Saint-Georges, Metz (Lorraine).

1. Oui.
2. Non.
3. Non.
4. Catgut.
5. Environ 3 à 4 0/0.

Dr Loison, agrégé du Val-de-Grâce, médecin-major de 1re classe, 15, rue des Bons-Enfants, Marseille.

1. Autrefois oui, maintenant non.
2. Le Bassini me paraît trop long et trop complexe.
3. Boutonnière à travers l'aponévrose du grand oblique, ou débridement de l'orifice inguinal superficiel, suivant les cas.
4. Après avoir employé les crins, je suis revenu à la soie, ne pouvant disposer de catgut stérilisé par les procédés physiques.
5. J'ai eu à constater une seule récidive sur les 61 cas faisant partie du petit travail que je vous adresse.

Dr Malherbe, directeur de l'Ecole de médecine, chirurgien en chef des hôpitaux, 7, rue Bertrand-Geslin, Nantes.

J'applique le principe du Bassini en ce sens que je suture l'arcade de Fallope avec le bord musculaire des grand et petit oblique dit tendon conjoint ; mais je me permets toute modification en m'inspirant du cas en cause.

2. Je n'ai fait aucune modification de principe. Je me borne à m'inspirer

des dispositions anatomiques de chaque cas, par exemple en ce qui concerne la position à donner au cordon.

3. Non.

4. 1º 2 à 4 points en 8 de chiffre au crin ; 2º suture au catgut, en cas de besoin de l'aponévrose du grand oblique ; 3º agrafes de Michel ou surjet superficiel au crin.

5. Les 9/10 des opérés étant des malades de l'hôpital, il est difficile de répondre, je crois qu'il n'y a pas plus d'un dixième (?) de récidives (1), en comptant les cas favorables ou non et depuis 20 ans jusqu'à 60 ans.

Dr **Mariage**, 1, rue du Grand-Fossart, Valenciennes.

1. J'emploie le procédé de Bassini avec de légères modifications. J'ai abandonné l'usage du temps spécial décrit par Laffite (thèse de Paris 1901).

2. Je l'ai modifié en tenant compte des idées de Lucas-Championnière au sujet de l'utilité de la solidité de l'aponévrose du grand oblique. La modification porte sur la suture de l'aponévrose du grand oblique, suivant un point à la soie, modification des points en U de Lucas-Championnière.

3. Je n'emploie pas d'autre procédé.

4. Toujours la soie pour les points profonds et superficiels. J'opère avec des gants de caoutchouc (gants de Chaput) parce que je crois que l'infection de la soie vient des mains au moment du serrage des nœuds.

5. J'ai fait actuellement 325 opérations, je ne connais que 4 récidives dont un opéré pour une récidive d'une ancienne opération de hernie étranglée ; j'ai eu deux morts, un par pneumonie, l'autre subitement au 3º jour. Je n'ai pu découvrir la cause, peut-être par embolie, suivant le mécanisme donné par G. Banti (*Il Morgagni*, nº 15, 1905).

Dr **Mariau**, 5, rue Puchotte, Péronne.

1. Non, seulement le procédé de Championnière.

3. Lucas-Championnière ; croisement et superposition des deux lèvres aponévrotiques.

4. Primitivement catgut, actuellement soie nº 2.

5. Jusqu'à présent : néant, sur 20 à 25 opérations datant de 3 mois à deux ans, un cas, opéré par le procédé de Bassini, a donné une récidive.

Dr **Martin**, 3, route Malagnou, Genève (Suisse).

1. Quelquefois chez l'enfant.

3. Oui, suture des piliers après excision du sac.

4. Presque toujours du catgut chez les enfants.

5. Impossible à dire. Plusieurs des opérés venant de la Savoie ne sont pas revus après la sortie de la maison des Enfants malades.

---

(1) Si l'on ne prenait que les bons cas, d'origine congénitale avec bonne paroi, on n'aurait jamais de récidives.

Dr Mauclaire, professeur agrégé à la Faculté, chirurgien des hôpitaux, 40, boulevard Malesherbes, Paris.

1. Oui.
2. Non, car il paraît excellent.
4. Catgut.
5. Récidive très rare mais impossible à préciser pour les malades difficiles à revoir.

Dr Maunoury, chirurgien de l'Hôtel-Dieu, 26, rue de Bonneval, Chartres.

1. Oui, ou du moins tel qu'il est décrit dans tous les traités classiques.
2. Non.
3. Parfois par nécessité je suis obligé d'apporter quelques modifications, mais je me rapproche le plus possible du procédé régulier.
4. Le catgut. J'ai essayé la soie, mais cela donne parfois des fistules interminables. J'ai aussi essayé le crin de Florence en huit de chiffre, mais je n'en ai pas été satisfait.
5. Je ne puis le savoir.

Dr Mauny, Chirurgien de l'hôpital, 9, rue Cuvilliers, Saintes (Charente-Inférieure).

1. Oui.
2. Non.
3. Non.
4. Catgut fort n° 3.
5. 2 0/0.

Dr Michon, chirurgien des hôpitaux, 28, rue Barbet-de-Jouy, Paris.

1. J'emploie dans presque tous les cas le procédé de Bassini, sans le modifier.
2. Dans les hernies récidivées après une première cure, ou dans les cas de parois abdominales mauvaises, pour reconstituer la paroi postérieure du trajet inguinal, j'ouvre la gaine du grand droit sur le côté, un peu comme dans le procédé de Berger, et je suture le bord externe du muscle à l'arcade de Fallope mais sans tailler de lambeau musculaire, comme dans le procédé de Schwartz.
3. J'emploie aussi quelquefois le procédé de Lucas-Championnière.
4. Pour les sutures de la paroi inguinale postérieure, ainsi que pour la suture de l'aponévrose du grand oblique, catgut n° 2 ou 3, en point séparé pour la suture postérieure, en point en U pour l'aponévrose du grand oblique.
5. Je n'ai pas un relevé statistique permettant de l'indiquer.

Dr Mignon, médecin-major de 1re classe, professeur agrégé à l'Ecole d'application du Val-de-Grâce, 158, rue Saint-Jacques, Paris.

1. Je n'emploie le Bassini que si la paroi postérieure du canal inguinal ne me semble pas suffisamment résistante.

2. Quand je l'emploie, je l'emploie tel qu'il a été décrit par l'auteur.

3. Je divise l'opération en trois temps principaux : *a*) ouverture de la paroi antérieure du canal inguinal ; *b*) ligature et résection du sac le plus haut possible ; *c*) réfection des deux parois du canal ou de la paroi antérieure seulement.

4. Catgut stérilisé à l'alcool absolu.

5. Je ne puis pas le préciser. Je ne ferai la statistique que dans quelques années. Mais j'ai lieu de le croire très faible, parce que je ne vois pas revenir dans le service les hommes déjà opérés.

Dr Monod, professeur agrégé à la Faculté de médecine, chirurgien des hôpitaux, 12, rue Cambacérès, Paris.

1. Non.

3. Je réunis en masse ; suture en un seul plan, cordon derrière ; ou en deux plans : 1° Muscles et aponévroses (catgut) ; 2° peau (crin) en associant cette suture à la précédente (tampon, cordon derrière) (1).

4. Catgut quand je fais des sutures profondes.

5. Voir Autefage, Résultats éloignés et valeur comparée des différents procédés de la cure radicale des hernies crurale et inguinale, thèse de Paris, 1905.

Dr Monprofit, professeur à la Faculté de médecine, chirurgien de l'Hôtel-Dieu, 7, rue de la Préfecture, Angers.

1. Non.

3. Oui. Suture en masse des parois du canal en huit de chiffre.

4. Fil de lin.

5. 1 0/0.

Dr Morestin, professeur agrégé à la Faculté de médecine, chirurgien des hôpitaux, 1, square Moncey, Paris.

1. Pas d'une façon habituelle.

2. Je fais ordinairement deux plans de sutures perdues sur la paroi musculo-aponévrotique, un profond unissant petit oblique et transverse à arcade crurale, un autre fronçant l'aponévrose du grand oblique.

3. Chez les jeunes filles j'emploie un procédé *esthétique*, basé sur l'emploi

(1) V. Monod et Vauvert, *Technique chirurgicale*, II, 290, et *Soc. de chirurgie*, 1899, t. XXV, p. 812.

d'une incision petite et verticale dans l'axe du mont de Vénus et donnant une cicatrice dissimulée (V. *Revue Pozzi*, 1905 et *Presse Médicale*, 1903).

4. Catgut toujours.

5. Je ne peux pas préciser, mais les récidives sont très rares.

Dr **Moty**, agrégé libre du Val-de-Grâce, médecin-chef de l'hôpital militaire Saint-Martin, 8, rue des Récollets, Paris.

1. Non.

3. Petites hernies, cocaïne, incision par transfixion, un doigt au-dessus du 1/3 moyen du ligament de Poupart, fendre l'aponévrose aux ciseaux, sectionner les muscles du cordon, faire pousser le malade, ouvrir le sac, réséquer l'épiploon, isoler, réséquer le sac, deux ou trois points en X comprenant le petit oblique et l'aponévrose du grand oblique, réunion totale sans drainage.

4. Catgut brut stérilisé au formol dans un flacon à large embouchure (le catgut ne doit pas toucher l'eau saturée sous peine de devenir friable), aucun cas d'élimination.

5. Une récidive sur 300 cas environ, plus une récidive sur une hernie avec testicule à l'anneau, pas de décès.

Dr **Nimier**, médecin principal de 2e classe, professeur au Val-de-Grâce, 146, boulevard Raspail, Paris.

1. Non.

2. Dans le cas de faiblesse de la paroi seulement je suture le plan profond à l'arcade (lèvre interne) *en avant du cordon* et ferme ensuite la paroi antérieure du canal par un dernier plan de suture au catgut également.

3. Dans le cas de paroi solide après résection du sac je ferme la paroi intérieure du canal en prenant dans les anses du catgut les fibres du petit oblique abaissé, s'il y a lieu.

4. Catgut.

5. Ne revoyant pas mes malades je ne puis donner de pourcentages.

Dr **Pamard** fils, 4, place Lamirande, Avignon.

1. Oui et souvent.

2. Il arrive chez certains individus peu musclés que le plan profond soit fibreux au lieu de musculo-fibreux par absence de fibres musculaires ou leur éloignement. On peut aller chercher dans ce cas la gaine du droit et amener un faisceau à la bandelette ilio-pubienne.

3. Jamais.

4. Catgut (1 seule élimination sur 23 hernies).

5. 0 pour le moment.

Dr **Peugniez,** professeur de clinique chirurgicale à l'Ecole de médecine, 7, rue Lamartine, AMIENS.

1. Non d'une façon générale.
3. Je varie les procédés de reconstitution du trajet inguinal suivant les cas.
4. Catgut.
5. Mes malades ont été trop peu revus pour que je puisse répondre.

Dr **Phocas,** professeur à la Faculté de médecine, 17, rue Pindare, ATHÈNES (Grèce).

1. Oui, chez l'adulte ; très modifié chez l'enfant.
2. Très peu chez l'adulte. Pour la simplicité, trois points de suture, je ne coupe pas toujours les muscles.
3. J'associe souvent chez l'adulte le Barker. Chez l'enfant, 1 point de suture profond ; Bassini très léger.
4. Toujours la soie fixe stérilisée aux vapeurs d'alcool. Peu d'ennuis.
5. 2 à 3 p. 100 environ.

Dr **Potel,** ancien chef de clinique chirurgicale à la Faculté de médecine, 189, boulevard de la Liberté, LILLE.

1. Oui, sauf chez les enfants et chez les opérés dont la paroi postérieure est suffisante.
2. Seulement dans le traitement du pédicule du sac ; j'emploie le procédé de Barker.
3. En général, la soie (n° 2) pour la suture des piliers et du sac.
5. Environ 4 0/0 avant que j'emploie le Barker. Je n'en ai plus vu depuis deux ans.

Dr **Racoviceano,** Chirurgien à l'hôpital Colentina, 153, Calea Mosilor, BUCAREST (Roumanie).

1. Non.
2. Oui. Douleurs par compression du cordon. Je fais sortir le cordon par un orifice inférieur, en le *couvrant* des muscles.
3. Bassini modifié.
4. La soie forte.
5. Pas de récidives, mais éventrations de la paroi en haut de l'orifice.

Dr **Reboul,** chirurgien de l'Hôtel-Dieu, 1, rue d'Uzès, NÎMES.

1. Non.
2. Oui ; j'avais eu des récidives.
3. J'emploie depuis quelques années un procédé mixte : d'abord celui de

Championnière, puis pour les réfections de la paroi un procédé décrit par Dubrijadoux, médecin-principal, qui consiste à faire une série de sutures de Lambert à la paroi.

4. Les catguts préparés sous ma direction à l'essence de térébenthine, etc.

5. Je n'ai pas une statistique suffisamment établie pour répondre à cette question, mais depuis que j'emploie ce procédé mixte, je n'ai presque plus de récidives.

Dr Reinbach, privat docent de chirurgie à l'Université, 12, Schweidnitzner-Stadtgraben, Breslau (Allemagne).

1. Ja, genaù so.
2. Nein.
3. Eine Zeit lang wurde die Operation nach Kocher angewandt.
4. Seide.
5. Wenig Recidive, prozentual nicht anzugeben.

Dr Remy, professeur agrégé à la Faculté de médecine, 31, rue de Londres, Paris.

1. Non.

2. A l'aide d'une aiguille très courbe, je charge le pilier interne, le muscle grand droit, le bord de l'arcade et le pilier opposé et je les rapproche avec une ou deux anses de fil de fer n° 8.

Je cache le tortillon qui forme l'anse dans les chairs en le recourbant et laisse à demeure.

Quelquefois le fil est mal supporté parce qu'il blesse. Dans ce cas il a fallu l'enlever et j'ai vu des récidives. Dans les autres cas, je connais des succès de très longue durée (15 ans), en particulier un garçon de laboratoire de la Faculté.

Dr Reverdin, professeur à l'Université, 43, rue du Rhône, Genève (Suisse).

1. Non.

2. Je traverse le collet du sac aussi haut que possible, le lie avec un fil double et fixe volontiers le moignon à la paroi abdominale.

3. Après avoir fendu l'aponévrose du grand oblique je suture sa lèvre interne au ligament de Poupart et sa lèvre externe (ramenée au-devant du grand oblique), à l'aponévrose. C'est en somme le *gilet croisé*. Les piliers sont rapprochés par les sutures nécessaires et possibles sans compression exagérée du cordon.

4. Je fais toutes mes sutures, nombreuses, avec le catgut préparé d'après ma méthode de stérilisation à la chaleur sèche 140°. Je fais toujours 3 nœuds et coupe long. Hémostase très soignée. La peau au crin de Florence.

5. Il m'est difficile de répondre à la dernière question car beaucoup de nos

opérés habitent la Savoie et le département de l'Ain et ne sont pas assez régulièrement revus pour me permettre de donner un pourcentage exact. Mon impression et même ma conviction est que le procédé est bon. Je connais nombre d'opérés qui se livrent à de pénibles travaux sans aucun bandage et qui m'adressent leurs collègues affligés de hernie. J'ai soin de garder mes opérés 3 semaines au lit, quelquefois plus.

Dr Reynès, professeur suppléant à l'Ecole de Médecine, chirurgien des hôpitaux, 43, boulevard du Muy, Marseille.

1. Très rarement : je suis très éclectique en matière d'opération herniaire. Il n'y a pas deux hernies qui se ressemblent, il n'y a pas non plus deux hernieux qui se ressemblent. Ceci revient à dire que chaque hernie a sa caractéristique anatomique propre et que chaque hernieux a une résistance musculo-aponévrotique personnelle. Le Bassini, appliqué systématiquement, peut devenir un mauvais procédé. Il augmente les risques d'infection, en allongeant l'opération, et en meurtrissant des tissus délicats, souvent mal nourris, faibles.

2. Je fais à chaque hernie le procédé que je crois le meilleur, *après avoir incisé*. Je ne veux pas avoir un plan avant d'avoir vu l'état anatomique. Suivant les lésions, j'agis, et comme je ne prends pas le procédé de Bassini comme type, je ne me soucie pas de savoir si le procédé que j'emploie est une modification de celui de Bassini.

3. Très souvent, après avoir réduit un vrai sac, ou un diverticule péritonéovaginal (hernie congénitale) je fais simplement une bonne suture à la *soie*, en surjet, prenant profondément (pas seulement la paroi antérieure) de haut en bas les deux piliers, et plissant ainsi la paroi antérieure. Mon doigt introduit dans le canal dirige mon aiguille courbe, protège les éléments du cordon ; je ne laisse qu'un trou suffisant pour le cordon.

5. J'ai opéré environ 100 hernies au moins à froid ou étranglées. Les opérés que j'ai pu revoir vont bien. Cependant je ne crois pas que l'opération soit toujours parfaite ni au point de vue opératoire (suppuration, accident pas grave, mais long) ni au point de vue thérapeutique. Dans de grandes maisons commerciales ou maritimes, toute hernie constatée sur un ouvrier est envoyée à l'hôpital pour être opérée. J'ai souvent montré aux élèves combien cette systématisation était regrettable et fausse. Pour moi hernie n'égale pas opération, hernie guérie opératoirement n'égale pas guérison thérapeutique.

Dr Reynier, professeur agrégé à la Faculté de médecine, chirurgien des hôpitaux, 12 *bis*, place Delaborde, Paris.

1. Je n'emploie pas le procédé de Bassini tel qu'il a été décrit.

2. Je l'ai modifié, considérant que le procédé de Bassini laisse à la partie externe un point faible à l'endroit de sortie du cordon.

3. Aussi je préfère, après avoir lié le collet du sac aussi haut que possible, refaire en masse la paroi au-dessus du canal déférent, ne laissant ouvert que l'orifice normal de sortie de celui-ci. Mais ayant fendu préalablement mon canal inguinal, il m'est facile de passer mes fils dans l'aponévrose tout contre l'arcade crurale, d'aller, au-devant du cordon suturer à celui-ci les muscles petit oblique et transverse, avec l'aponévrose du grand oblique. J'ai ainsi une paroi très solide et j'ai exceptionnellement des récidives, et *seulement lorsqu'un catgut suppure*. Aussi à l'heure actuelle, pour éviter ces suppurations de catgut, je reviens aux fils d'argent, avec lesquels je prends tout, peau, aponévrose et muscles. N'employant les fils d'argent que depuis quelques mois je ne peux dire encore si l'avenir est aussi assuré qu'avec suture profonde.

Dr Rioblanc, médecin-major de 1re classe à l'hôpital du Belvédère, 29, rue Es-Sadikia, Tunis.

1. J'emploie le procédé de Bassini tel qu'il a été décrit par ce chirurgien, mais assez rarement.

2. Je lui reproche d'étrangler le cordon entre la paroi postérieure refaite du du canal et l'aponévrose du grand oblique.

3. J'emploie comme procédé ordinaire le *procédé de Mugnaï*, exceptionnellement le Championnière.

4. Catgut pour les sutures profondes, crins de Florence pour les sutures cutanées.

5. Je me propose de le rechercher, mais n'ayant pas encore fait cette enquête, je ne puis préciser le pourcentage ; j'ai eu peu de récidives chez les opérés que j'ai pu suivre, mais j'en ai eu avec tous les procédés indiqués ci-dessus.

Dr Roux, professeur de clinique chirurgicale à l'Université, 1, avenue de la Gare, Lausanne.

1. Quelquefois.

2. Je l'ai abandonné à l'époque où des éliminations tardives de fils donnaient dans la suite de vraies éventrations.

3. Oui, je laisse le cordon sous la suture profonde et je passe les fils par la base du Poupart et sous les muscles profonds, puis une seconde série entre le bord du Poupart et le fascia du grand oblique sans fendre celui-ci (sur le doigt).

4. La soie. J'ai abandonné le crin, le bronze d'aluminium, l'argent, le catgut.

5. Un élève les recherche seulement aujourd'hui. J'ai plus de 3000 cures radicales. Ce sera long.

Dr Sabadini, chirurgien de l'hôpital, 12, rue du Hammam, Alger.

1. Depuis trois ans, et tel qu'il a été décrit par ce chirurgien. Je le trouve supérieur aux autres.

2. Oui, depuis six mois. Facilité plus grande, situation du cordon plus normale, cordon moins tiraillé. Je laisse le cordon dans son trajet et je suture le tendon conjoint par dessus.

3. Non.

4. Depuis 2 ans le fil *de lin* et je m'en trouve bien jusqu'à présent. Pour la hernie, la suture inférieure du tendon conjoint d'abord, et celle des piliers ensuite est au fil d'argent. Il y aurait donc 2 fils d'argent dans la plaie opératoire, le reste au lin.

5. Pour le Bassini et ce procédé modifié = 0 jusqu'à présent.

Dr Savariaud, chirurgien des hôpitaux, 12, rue de Varennes, Paris.

1. Oui. Toutefois j'ai remarqué que lorsqu'on a refait la paroi postérieure il ne reste presque plus de lèvre inférieure du grand oblique. En d'autres termes, il est difficile de ne prendre dans le plan postérieur que la lèvre postérieure de l'arcade. Trop souvent on prend trop de tissus, c'est-à-dire toute l'arcade et il ne reste plus rien pour faire la paroi antérieure. Depuis que mon attention s'est portée sur ce point, j'arrive dans la grande majorité des cas à exécuter le procédé classique correctement. Toutefois je dois reconnaître que la paroi antérieure est rarement très solide.

3. Lorsque le temps presse ou que le cas ne se prête pas au Bassini, je fais une suture en un seul plan ou en 2 plans, en faisant passer le cordon soit dans l'angle interne soit dans l'angle externe.

4. J'emploie le catgut n° 2 (Leclerc) et j'opère le plus que je peux à la cocaïne locale.

5. Il ne m'est pas possible de répondre à cette question, ma statistique n'ayant jamais été faite. Tout ce que je puis dire, c'est que je crois la récidive bien rare, à la double condition que le sujet soit jeune et que la plaie n'ait pas suppuré.

Dr Schlumberger, chirurgien de l'hôpital civil, 3, faubourg du Miroir, Mulhouse (Alsace).

1. Oui, mais pas exclusivement.

2. Non.

3. Mac Ewen ou Kocher.

4. Le fil de soie pour les sutures de l'anneau, le catgut pour toutes les autres et les ligatures.

5. Je n'ai malheureusement pas pu suivre assez mes opérés pour répondre d'une façon certaine à cette question.

Dr **Schmid**, ancien interne des hôpitaux de Paris, 10, rue Deloye, Nice.

1. Oui.

2. J'ai ajouté au procédé de Bassini la fixation du collet du sac aussi haut que possible derrière les muscles, suivant le procédé de Berger pour plus de sécurité.

3. Non, sauf le Lucas-Championnière quand je ne puis faire autrement.

4. Catgut.

5. Zéro jusqu'à présent, mais je n'ai qu'une vingtaine de cas dont les plus anciens remontent à 8 ans.

Dr **Schwartz**, professeur agrégé à la Faculté de médecine, chirurgien de l'hôpital Cochin, 183, boulevard Saint-Germain, Paris.

1. Je n'emploie pas le procédé de Bassini.

2. J'en emploie un autre qui est mien, parce que le Bassini reforme la paroi postérieure avec des aponévroses faibles et déplace le cordon.

3. Mon procédé a été décrit en 1896 (*Revue générale de Clinique et de Thérapeutique*, p. 513, n° 33, 15 août) ; il consiste à abaisser l'oblique transverse et à refaire une bonne paroi musculaire. Dans les parois très faibles j'emploie la myoplastie (Congrès chirurgical 1893).

4. J'emploie le catgut n° 3, pour faire de 4 à 7 et 8 sutures renforcées par 1 ou 2 points de soutènement à la soie n° 2.

5. J'en vois très peu et ne les ai vues que lorsque pour une raison ou une autre il y avait eu de la suppuration.

Dr **Silhol**, professeur suppléant à l'Ecole de médecine, 60, boulevard Périer, Marseille.

Monsieur et honoré Maître,

J'emploie pour la cure des hernies inguinales, l'à peu près Bassini suivant :

4 points entre l'arcade crurale et le tendon conjoint ou le bord externe du droit noués de bas en haut au catgut. Le cordon étant chargé sur une compresse et écarté par l'aide.

4 points sur l'aponévrose séparés, noués de haut en bas. Je les place à l'exemple de mon maître Walther de manière à obtenir un accolement en surface de mes deux lèvres aponévrotiques, le cordon placé entre mes deux plans.

Il m'arrive de diminuer à 3 le nombre des points profonds. Chez les enfants au-dessus de 6 à 8 ans, chez lesquels j'emploie volontiers cette même double réfection, deux points suffisent habituellement.

Par contre, je place souvent un ou deux points aponévrotiques supplémentaires de manière à froncer l'aponévrose à la partie supérieure de l'incision. Je n'emploie pas le Bassini au-dessous de 6 à 5 ans.

J'ignore absolument le nombre d'interventions que j'ai faites de cette façon. J'ai employé ce procédé pendant mon internat et depuis. Je n'ai jamais eu aucun ennui par compression du cordon et n'ai eu aucune indication de récidive. Je ne pense pas avoir opéré moins d'une centaine de cas, j'ai l'impression d'un chiffre supérieur; mais je n'ai jamais pris note de mes cas.

Je vous prie d'agréer, etc.

Dr Smitt (de), 515, Heerengracht, Amsterdam (Hollande).

1. Oui.
2. Non.
3. Non.
4. Fils de soie.
5. 0 0/0.

Dr Soubeiran, professeur agrégé à la Faculté de médecine, 1, boulevard Henri IV, Montpellier.

1. Oui, habituellement.
2. Oui, à la façon de Broca.
3. Oui, le procédé décrit par Broca, le cordon est refoulé derrière la paroi qui tout entière est réunie au devant de lui à l'arcade crurale. Deux fois j'ai employé le procédé de Dominguez.
4. Des catguts, sauf pour le procédé de Dominguez.
5. Inconnu.

Dr Tavel, professeur à la Faculté de médecine, chirurgien de l'hôpital des enfants, 19, Effingerstrasse, Berne.

1. Je n'emploie jamais le procédé *classique* de Bassini qui déplace le cordon de sa place naturelle.
2. Dans les hernies directes ou celles dont le trajet de la paroi abdominale est très court (ce qui est souvent le cas chez l'adulte) je suture de bas en haut la paroi interne du canal en prenant en dedans du ligament Poupart puis replace le cordon et suture la paroi externe de haut en bas par dessus le cordon.
3. En général, surtout chez les enfants, je ne suture que la paroi externe y compris le ligament de Poupart par dessus le cordon, je suture toujours largement à la Ferrari.
4. Je n'emploie jamais que la soie, j'ai eu autrefois quelques suppurations; dans ces dernières années plus.
5. Je ne connais chez les enfants, sur 150-200 hernies, que deux récidives chez des enfants opérés pour hernie étranglée, je les ai réopérés les deux et ils sont restés guéris. Je fais justement travailler les hernies opérées par moi chez les enfants et vous enverrai un tiré à part cet automne.

Dr Thiéry (Paul), chirurgien des hôpitaux, professeur agrégé à la Faculté, 6, rue de Seine, PARIS.

1. J'emploie le Bassini dans le cas de paroi très faible, ordinairement chez les sujets ayant dépassé 45 ans ou gras ; chez les jeunes gens je me contente des procédés Lucas-Championnière, Berger ou Barker.

2. Non, sauf pour la façon de lier les fils de façon à adosser de larges surfaces.

4. Toujours les catguts à l'acétone. Autrefois, j'employais la soie et n'avais pas souvent d'élimination, mais cependant le cas s'est produit et les fistules interminables m'ont conduit à préférer le catgut n° 2 qui est suffisant, n° 3 au maximum pour les parois très épaisses ; suture de la peau aux agrafes de Michel.

5. Je ne puis donner de chiffre exact n'ayant pas fait de statistiques, mais sur plus de 300 cas, je ne me rappelle avoir opéré du *même côté* que deux malades âgés de 46 et de 52 ans. Mes malades jeunes portent toujours un bandage pendant 6 mois ou un an suivant le volume de la hernie opérée. Mes malades âgés (55 à 60 ans) portent préventivement le bandage seulement pendant le jour. Bandage léger, français, ressort coussiné, pelote en bec de corbin.

Dr Thiriar, professeur de clinique chirurgicale à l'Université, chirurgien à l'hôpital Saint-Pierre, 4, rue d'Egmont, BRUXELLES.

1. Oui, mais y ajoutant mon procédé (transplant osseux).

2. Voir la brochure que j'ai l'honneur de vous envoyer et Communication au Congrès français de Chirurgie, 1892 et 1893.

3. Transplant osseux qui renforce la paroi postérieure du canal.

4. Toujours le catgut.

5. *Très, très* rares.

Dr Tixier, chirurgien de l'Hôtel-Dieu, professeur agrégé à la Faculté, 16, rue des Archers, LYON.

1. Il est exceptionnel que j'use du procédé de Bassini, lequel pour moi s'adresse uniquement aux hernieux âgés, à ventre trilobé qui ont des hernies dites de faiblesse.

2. Je ne lui ai fait subir aucune modification importante.

3. Le plus souvent je fais le Lucas-Championnière, jugeant que dans la hernie inguinale *congénitale*, c'est l'ablation du sac qui est tout. Il faut seulement suturer les piliers très haut et très en dehors.

4. Le tendon de renne depuis mars 1902, avec réussite complète.

5. Sur mes 100 derniers cas, je connais 4 récidives ; beaucoup de malades n'ont pas été vus assez longtemps.

Dr **Tournay,** professeur à la Maternité, 75, boulevard de Waterloo, Bruxelles.

1. Oui, avec la modification suivante :
2. Comme dans mes laparotomies, je place en dehors du péritoine et à travers la peau, tissu cellulaire, aponévroses et muscles des fils de soie profonds que je retire après 9 ou 10 jours ; je ne les lie évidemment qu'après avoir fait mes deux surjets au catgut.
3. Non.
4. Catgut pour les surjets profonds.
5. 0 (que j'attribue aux fils de soie placés profondément).

Dr **Toussaint,** médecin-major de 1re classe à l'hôpital militaire Bégin, 69, rue de Paris, Saint-Mandé (Seine).

1. J'y ai renoncé, bien que j'en aie obtenu les meilleurs résultats.
2. Je fais la restauration de la paroi antérieure *seule* de l'abdomen, le sac disséqué le plus haut possible. J'accole le petit oblique et transverse à l'arcade de Fallope par 4 ou 5 sutures isolées, pour former un plan profond, indépendant, le 2e plan superficiel est constitué par l'adossement de la fente aponévrotique du grand oblique. L'anesthésie locale à la cocaïne à 1 /100 (6 à 8 centimètres cubes) permet de mener à bien cette opération, alors qu'elle est *insuffisante* pour le procédé de Bassini, qui exige la chloroformisation pour le relâchement de la paroi musculaire.
4. Le catgut n° 2 pour les sutures profondes est préférable à la soie.
5. 1 pour 100.

Dr **Tuffier,** professeur agrégé à la Faculté de médecine, chirurgien des hôpitaux, 42, avenue Gabriel, Paris.

1. Non, dans l'immense majorité des cas.
2. Oui, je le trouve trop compliqué et je fais la simple section de l'aponévrose du grand oblique ; je récline le petit oblique aussi haut que possible ; j'isole et je coupe le sac très haut dans le ventre puis je reconstitue la paroi antérieure du canal inguinal, en faisant passer le cordon aussi bas que possible, au niveau même de l'insertion des deux piliers, de façon à laisser un espace aussi long que possible entre la suture péritonéale et l'orifice inférieur du canal inguinal.
4. Toutes mes sutures sont toujours et dans tous les cas faites au catgut.
5. Il m'est impossible de donner un pourcentage des récidives n'ayant pas l'occasion de réopérer un seul malade une fois tous les 3 ans. C'est surtout dans les hernies du gros intestin, dans les hernies du sac latéral que l'opération devient intéressante. Je péritonise alors l'intestin par un procédé que j'ai décrit autrefois à la Société de Chirurgie.

20

Dr Vallas, professeur agrégé à la Faculté de médecine, chirurgien de l'Hôtel-Dieu, 2, rue A.-Comte, Lyon.

1. Oui, exceptionnellement, lorsqu'il s'agit d'une éventration.
2. Jamais, s'il ne s'agit que d'une hernie congénitale ordinaire.
3. Le procédé de Lucas-Championnière, très légèrement modifié.
4. Catgut sur le pédicule de la hernie. Fil métallique en U à la façon de Duplay sur la paroi aponévrotique.
5. 1 à 2 0/0 au maximum.

Dr Vanverts, chef de clinique à la Faculté de médecine, 238, rue Solférino, Lille.

1. Non.
2. Oui. Voir ma lettre. Je le trouve inutilement compliqué. Remplacement des 2 plans de sutures musculaires par un seul.
3. Oui, je le décris dans ma lettre.
4. Catgut. Et catgut fin, je tends de plus en plus à n'employer que le n° 0 qui est évidemment mieux supporté parce qu'il est plus facile à désinfecter.
5. Une seule récidive sur 40 cas.

Mes opérés de hernie se divisent en 2 catégories :

1re catégorie. Suture au crin en un seul plan. Aucune récidive aux cas que j'ai publiés en 1899 (je vous envoie le travail correspondant), je puis en ajouter quelques autres où le résultat a été aussi parfait.

2e catégorie. 1° Suture au catgut n° 0, n° 1 ou n° 2 à points séparés en un seul plan des deux bords de l'aponévrose du grand oblique (sectionnée au début de l'opération), du petit oblique et du transverse, de l'arcade crurale. 2° Suture de la peau avec des crins reprenant toute l'épaisseur ou une partie de l'épaisseur des plans précédents. Résultats excellents. Une seule récidive peu de temps après l'opération chez un vieillard de 66 ans qui avait voulu être opéré et qui fit peu après des troubles vésaniques et mourut.

Je n'ai donc jamais (sauf au début et dans quelques cas seulement que je ne fais pas entrer dans ma statistique parce que je n'ai pu les retrouver) fait le vrai Bassini. Je le trouve en effet inutilement compliqué. Pourquoi suturer séparément les deux parois du canal inguinal, alors qu'on peut les suturer en bloc, en refoulant le cordon en arrière de la paroi profonde ?

J'ai même simplifié d'abord la suture en comprenant la peau dans les fils réunissant les parois inguinales. Puis j'ai ajouté à cette suture en masse quelques fils de catgut destinés à assurer la réunion de muscle à muscle ; mais cette suture au catgut est renforcée par les crins cutanés qui, comme je vous l'ai dit, comprennent aussi une partie ou la totalité des plans musculaires sous-jacents. J'unis ainsi les avantages de la suture par étages et avec fils résorbables à ceux de la suture en masse.

Dr Vautrin, professeur à la Faculté de médecine, 45, cours Léopold, NANCY.

1. J'emploie généralement le procédé type de Bassini.

2. Il m'arrive souvent, lorsque l'arcade de Fallope est très grêle, de suturer ses deux bords avec le tendon conjoint, pour le plan profond, et pour le plan superficiel, de ramener au-dessus du cordon l'aponévrose du grand oblique, que je suture à la face antérieure de l'arcade par des points en U, à la manière de Lucas-Championnière. J'obtiens ainsi l'imbrication des plans aponévrotiques superficiels. Si l'aponévrose du grand oblique est faible, je me sers pour la renforcer de l'aponévrose antérieure du muscle droit rabattue en dehors.

4. J'emploie uniquement le catgut fort pour les sutures profondes.

5. Le procédé de Bassini me donne de 6 à 8 0/0 de récidives.

Dr Verhoef, chirurgien chef de l'hôpital Saint-Jean, directeur de l'Institut chirurgical Saint-Clément, 49, rue Longue, BRUGES (Belgique).

1. Pour mes 30-40 premières opérations, j'ai appliqué, chez l'adulte, le procédé Bassini, classique ; chez l'enfant, Lucas-Championnière ou Broca. Plus tard, j'ai adopté le procédé Berger : combinaison du Barker avec Bassini en même temps que je ramenais le cordon (canal déf. et ses éléments) en dedans, près du pubis, au lieu de le loger de dehors en dedans, dans le canal inguinal de néoformation. Motif ? Pouvoir supprimer, autant que possible, la compression des vaisseaux et le gonflement du testicule.

3. Je me conduis, d'après les conditions spéciales du cas qui se présente, d'ailleurs, employant parfois le Kocher, et bien souvent des manœuvres absolument atypiques (renforcement par dédoublement des muscles, plissement des aponévroses, etc., etc.

4. En général : Crins de Florence pour le plan profond, catgut pour les autres sutures. Parfois aussi catgut (à l'huile génevrier) pour le plan profond. Je l'ai regretté pour les cas où il y avait un relâchement et flaccidité extraordinaires des parois. J'attribue à ce fait quelques rares récidives, ne dépassant pas 1 pour cent.

Dr Verhoogen, professeur agrégé à l'Université, chirurgien des hôpitaux, 11, rue du Congrès, BRUXELLES.

1. Oui.

2. Non.

3. Non.

4. Le catgut.

5. Je ne connais actuellement qu'une seule récidive sur environ 500 cas,

mais beaucoup de malades ont été perdus de vue, de sorte que je ne puis donner un pourcentage exact.

Dr Vermeij, 45, Fredericksplein, Amsterdam (Hollande).

1. Oui (une cinquantaine par année à peu près).
2. Non.
3. Presque jamais.
4. Soie.
5. Le pourcentage m'est inconnu ; mais certainement il y a très peu de récidives.

Dr Vidal, 9, rue Fessart, Boulogne-sur-Seine.

1. Oui, mais, comme beaucoup en y ajoutant la fixation excentrique du moignon, de Barker.
3. Dans les *mauvais cas* au point de vue plastique (trajets énormes, vieillards, hypoplasiques, etc.), je complète le Bassini ou ce que j'ai pu en faire par un volet de l'aponévrose du droit (Berger, je crois). Il est vrai que dans nombre de ces cas le Bassini *typique* est irréalisable.
4. Catgut gros aux vapeurs d'alcool. J'attends encore depuis 8 ans une première élimination.
5. Impossible d'affirmer un chiffre. Opéré 74 cas de clientèle. Je connais 3 récidives au cours d'un an, toutes 3 chez des tousseurs au-dessus de 40 ans. Mais je ne puis affirmer qu'il n'y en ait pas d'autres, toutefois il me semble que les malades eussent protesté.

Dr Villar, professeur agrégé à la Faculté de médecine, chirurgien des hôpitaux, 9, rue Castillon, Bordeaux.

1. Non.
2. Oui, parce que, en laissant le cordon en dehors, on ne détruisait pas le canal inguinal. *a)* Placer le cordon derrière le grand oblique ; *b)* sutures à fils temporaires.
3. Non.
4. Pas de sutures profondes. Je suture en masse la peau, l'arcade, les muscles et l'aponévrose du grand oblique, avec des crins de Florence.
5. Je n'ai pas revu tous mes malades. Je n'ai constaté qu'une légère récidive. Les autres malades revus avaient des parois très solides.

Dr Vincent, professeur agrégé à la Faculté de médecine, chirurgien en chef de la Charité, 35, rue Sainte-Hélène, Lyon.

1. Non, pas sans l'avoir modifié.
2. Vous trouverez mon procédé décrit dans la thèse de mon élève, M. le Docteur Berchoud.

5. Jusqu'à présent, je ne crois avoir eu plus de 5 à 6 0/0 de récidive très légère.

Dr Valther, professeur agrégé à la Faculté de médecine, chirurgien des hôpitaux, 21, boulevard Haussmann, Paris.

1. Oui.
2. Je fais toujours la suture du petit oblique et du transverse à l'arcade crurale par deux ou trois points en U de crins couplés.
3. Crins de Florence.
5. Je n'ai jamais eu de récidive avec les sutures perdues au crin de Florence.

Dr Weiss, professeur à la Faculté de Médecine, 53, rue Stanislas, Nancy.

1. Oui, dans les cas où la paroi profonde du canal est effondrée.
2. Non.
3. Le procédé de Lucas-Championnière quand l'anneau n'est pas trop long.
4. Fil de lin.
5. 2 à 3 0/0.

Dr Yvert (A.), ancien interne des hôpitaux de Montpellier, ancien médecin-major de 1re classe, chirurgien, rue Berbisey, Dijon.

1. Je n'emploie plus, depuis longtemps, le Bassini type, à points séparés.
2. Je le remplace toujours par la suture de la paroi postérieure du canal inguinal en surjet, de manière à former en serrant, une sorte de bourse profonde fibro-musculaire, qui me paraît beaucoup plus résistante que la simple suture à points isolés. Dans les cas même de faiblesse extrême de la sangle abdominale, je pratique deux, parfois trois sutures du même genre, superposées, dans le but d'augmenter l'épaisseur et la résistance de la région profonde du pli de l'aine.
4. Je me sers constamment pour les sutures profondes de gros catgut, parfaitement stérilisé au préalable.
5. D'après les résultats ultérieurs que j'ai pu constater, j'estime à 4 ou 5 pour 100 les récidives en question.

Tableau des procédés employés par les Chirurgiens ayant répondu à notre Référendum.

CANAL INTACT		CANAL NON INTACT				PROCÉDÉS SPÉCIAUX		STATISTIQUE
BOUTONNIÈRES	SUTURE DU PLAN PROFOND	LUCAS-CHAMPIONNIÈRE	BASSINI	RÉTRO-FUNICULAIRE	ANTE-FUNICULAIRE	SUTURES EN BLOC	DIVERS	DES RÉCIDIVES FOURNIES PAR LES CHIRURGIENS AYANT RÉPONDU AU RÉFÉRENDUM
Delanglade (Marseille). Djémil-Pacha (Constantinople). Gaudier (Lille). Gillis (Malines). Kocher (Berne). Loison (Marseille). Moty (Paris) (plus cocaïne).	Estor (Montpellier). Roux (Lausanne).	Baillet (Orléans) (?). Baron (Dijon) (quelquefois). Bilhaut (Paris). Buschut (Strasbourg). Chevassu (Saint-Mandé). Fontan (Toulon) (?). Gillis (Malines) (quelquefois). Gross (souvent + Barker). Guinard (Paris). Jayle (Paris). Lapeyre (Tours). Lannelongue (Toulon). Mariau (Péronne). Reboul (Nîmes) (quelquefois). Reverdin (très modifié, chevauchement). Rouville (de) (Montpellier). Tixier (Lyon). Vallas (Lyon). Weiss (Nancy) (souvent).	Arragon (Bastia) (légèrement modifié). Arrou (Paris). Auvray (Paris). Barnsby (Tours). Baron (Dijon) (quelquefois ?). Bazy (Toulouse). Bary (Paris). Berger (Paris) (plus Barker). Buscarlet (Genève). Ceccherelli (Parme). Chaput (Paris). Chénieux (Limoges) (mouchetures — Barker). Chevassu (Saint-Mandé) (parois faibles). Croisier (Blois) (adultes). Czerny (Heidelberg). Delangre (Tournai). Delcroix (Bruxelles). Delore (Lyon). Démosthènes (Bucarest) (quelquefois). Depage (Bruxelles). Djémil-Pacha (Constantinople) (orifices larges). Domingues (Havane) (crins enlevables). Demoulin (quelquefois). Forgue (Montpellier) (parois faibles). Fournier (Amiens). Gauthier (Luxeuil). Gillis (Malines) (quelquefois). Girard (Grenoble). Gonilloud (Lyon). Goullioud et Rafin (Lyon). Grinda (Nice). Gross (quelquefois). Gross (Nancy) (quelquefois). Harrisson (?) (Londres). Imbert (Marseille). Jaboulay (Lyon) (tendon de renne). Krafft (Lausanne). Lambotte (Bruxelles). Latouche (Autun) (légèrement modifié). Le Dec (Paris). Lenormant (Paris). Lentz. Malherbe (Nantes) (quelquefois). Mariage (Valenciennes). Martin (quelquefois). Mauclaire. Maunoury (Chartres). Mauny (Saintes). Michon (Paris) (presque toujours). Pamard (Avignon). Phocas (Athènes) (plus Barker). Potel (Lille) (plus Barker). Reinbach (Breslau). Savariaud (Paris). Schmidt (Nice) (plus Barker). Schlumberger (Mulhouse) (pas exclusivement). Silhol (Marseille) (légèrement modifié). Sault. Tavel (Berne) (beaucoup modifié). Thiery (Paris) (un peu modifié). Thiriar (Bruxelles) (transplant osseux). Tournay (Bruxelles) (fils retirables). Valther (Paris). Vautrin (Nancy). Vaux (quelquefois). Verhoogen (Bruxelles). Vermeij (Amsterdam). Vidal (Boulogne-sur-Seine) (plus Barker). Yvert (Dijon) (avec surjet).	Kummer (Genève) (abandonné).	André (?) (Nancy). Baillet (?) (Orléans). Begouin (Bordeaux). Boquel (Angers). Brunswic le Bihan (Tunis) (par perfectionnement de Lucas Championnière). Cahier (Versailles) (quelquefois). Cayla (Bergerac). Coville. Delanglade (Marseille) (quelquefois). Démosthènes (?) (Bucarest). Demoulin (quelquefois). Desguin (Anvers). Duret (Lille) (légèrement modifié). Forgue (Montpellier). Gillis (Montpellier). Guelliot (Reims). Jeanbrau (Montpellier). Jeanne (Rouen) (souvent). Jeannot (Toulouse). Jonnesco (Bucarest). Lagoutte (Creusot). Lanelongue (Bordeaux). Lardennois (Reims). Launay (Paris). Lemormant (quelquefois). Malherbe (Nantes) (quelquefois). Mignon (Paris) (quelquefois). Monod (Paris). Morestin (?) (Paris). Nimier (Paris). Racoviceano (Bucarest). René le Fort (Lille) (plus Barker). Reynès (Marseille) (très variable). Reynier (Paris). Rioblanc. Sabadini (Alger). Schwartz (Paris). Soubeyran (Montpellier). Tédenat (Montpellier). Toubert (Montpellier). Toussalot (Saint-Mandé). Tuffier (Paris). Vanverts (Lille). Verhoef (Bruges) (actuellement + Barker). Villar (Bordeaux) (fils enlevables).	Faure (Paris). Monprofit (Angers).	Bloch (Copenhague). Morestin (Paris) (esthétique). Pougnies (Amiens) (variable). Reboul (Nîmes). Vincent (Lyon).	Arragon, 3/11. Barnsby, 2 0/0. Begouin, 1/28. Berger, 1/2 0/0. Bilhaut, 1/85. Bousquet, 10 0/0. Brunswic le Bihan, 5/800. Cahier, 1 0/0. Ceccherelli, 3 ou 4 0/0. Chevassu, 2 0/0. Croisier, 5 0/0. Delangre, 4 0/0. Delore, 2/100. Depage, 4/500. Desguin, 4, 5 0/0. Djémil-Pacha, 0 0/0. Forgue, jusqu'en 1900, 4 à 7 0/0; depuis 1900, 3 à 4 0/0. Fournier, 1/80. Gaudier, 0/227. Grinda, 1,5 0/0. Gross, 3/524. Guelliot, 5/148. Joanne, moins de 5 0/0. Kocher, 2,6 0/0. Lapeyre, 4 0/0. Lardennois, 3 ou 4 0/0. Le Dec, avant ligature par élimination de soie, 3 0/0; établissement de paroi, 2 0/0; Depuis Bassini (actuel) 2 0/0. Lentz, 3 ou 4 0/0. Loison, 1/61. Malherbe, 10 0/0. Mariage, 4/125. Mauny, 2 0/0. Monprofit, 1 0/0. Moty, 1/300. Pamard, 0 0/0. Phocas, 2 à 3 0/0. Potel, 4 0/0 depuis Barker, 0 0/0. René le Fort, 1 à 2 0/0. Kalachni, 0 0/0. Schmidt, 0/20. Schwartz, 3 0/0. Sault, 0 0/0. Tavel, 2/150. Thiery, 2/300. Tixier, 4 0/0. Tournay, 0 0/0. Toussaint, 4 0/0. Vallas, 1 à 2 0/0. Vanverts, 1/40. Vautrin, 0 à 8 0/0. Weiss, 2 à 3 0/0. Verhoogen, 1/500 (?). Vidal, 3/74. Vincent, 3 à 6 0/0. Yvert, 4 à 5 0/0.

Fils employés par les Chirurgiens ayant répondu à notre Référendum.

CATGUTS		SOIE	FILS D'ARGENT	FILS DE FER	TENDONS DE RENNE	LIN	CRINS DE FLORENCE

Arron (Paris).
Auvray (Paris).
Baliliet (Orléans).
Baron (Dijon).
Barnsby (Tours).
Baoby (Toulouse).
Bazy (Paris).
Bégouin (Bordeaux).
Bilhaut (Paris).
Bloch (Copenhague).
Boquel (Angers).
Brunswic-le-Bihan (Tunis).
Cahier (Versailles).
Cayla (Bergerac).
Chaput (Paris).
Chénieux (Limoges).
Chevassu (Saint-Mandé).
Croisier (Blois).
Czerny (Heidelberg).
Delanglade (Marseille).
Delangre (Tournai).
Delétrez (Bruxelles).
Delore (Lyon).
Demoulin (Paris).
Depage (Bruxelles).
Djemil-Pacha (Constantinople).
Estor (Montpellier).
Faure (Paris).
Fontan (Toulon).
Forgue (Montpellier).
Fournier (Amiens).
Gaudier (Lille).
Gillu (Montpellier),
Guelliot (Reims).
Guinard (Paris).
Goullioud (Lyon).
Goullioud et Refln (Lyon).
Grinda (Nice).
Harrisson (Londres).
Imbert (Marseille).
Joyle (Paris).
	Jeanbrau (Montpellier).
	Joanne (Rouen).
	Lapeyre (Tours).
	Lardennois (Reims).
	Lassabatie (Toulon).
	Launay (Paris).
	Le Béc (Paris).
	René le Fort (Lille).
	Lenormant (Paris).
	Lentz (Metz).
	Martin (Genève).
	Monclaire.
	Maury (Saintes).
	Maunoury (Chartres).
	Michon (Paris).
	Mignon (Paris).
	Monod (Paris).
	Morestin (Paris).
	Ninier (Paris).
	Pamard (Avignon).
	Pougoics (Amiens).
	Reboul (Nîmes).
	Reverdin (Genève).
	Rioblanc (Tunis).
	Savariand (Paris).
	Schmid (Nice).
	Schwartz (Paris).
	Silhol (Marseille).
	Soubeyran (Montpellier).
	Thiéry (Paris).
	Thiriar (Bruxelles).
	Toussaint (Saint-Mandé).
	Tournay (Bruxelles).
	Tuffier (Paris).
	Vallas (Lyon).
	Vanverts (Lille).
	Vautrin (Nancy).
	Verhoogen (Bruxelles).
	Vidal (Boulogne-sur-Seine).
	Yvert (Dijon).
		André (Nancy).
		Arragon (Russie).
		Berger (Paris).
		Cacrierclli (Parme).
		Dusguin (Anvers).
		Gaudier (Lille).
		  (pour l'hémostase).
		Gillis (Malines).
		Giraud (Grenoble).
		Gross (Nancy).
		  (sac).
		Kocher (Berne).
		Krafft (Lausanne).
		Laisou (Marseille).
		Mariage (Valenciennes).
		Marian (Péronne).
		  (actuellement).
		Phocas (Athènes).
		Potel (Lille).
		Racovicrano (Bucarest).
		Reinbach (Breslau).
		Roux (Lausanne).
		Schlomberger (Mulhouse).
		Smitt (Amsterdam).
		Tavel (Berne).
		Vermeij (Amsterdam).
			Bégouin (Bordeaux) (parois faibles).
			Coville.
			  (autrefois).
			Gauthier (Luxeuil).
			Jeannel (Toulouse).
			Lanelongue (Bordeaux).
			  (enlevables).
			Reynier (Paris).
			  (actuellement).
				Boeckel (Strasbourg).
				Jeannel (Toulouse).
				  (aujourd'hui).
				Remy (Paris).
					Jaboulay (Lyon).
					Lagoutte (Creusot).
					Tixier (Lyon).
						Boquel (Angers).
						  (quelquefois chez adultes).
						Latouche (Autun).
						Monprofit (Angers).
						Sabadini (Alger).
						Weiss (Nancy).
							Chevassu (Saint-Mandé).
							  (quelquefois).
							Dominguez (la Havane).
							Faure (Paris).
							  (parois faibles).
							Gross (Nancy).
							Lambotte (Bruxelles).
							Malherbe (Nantes).
							Soubeyran (Montpellier). (Procédé de Dominguez).
							Vaither (Paris).
							Verhoef (Bruges).
							  (quelquefois).
							Villar (Bordeaux).

CONCLUSIONS

———

De ce long travail, nous pouvons tirer des conclusions :
1º Au point de vue anatomique,
2º Au point de vue chirurgical.

PARTIE ANATOMIQUE

A. — Les dissections et les projections du canal inguin
que nous avons faites, nous ont amené à confirmer les co
clusions de M. Gilis, dans son mémoire sur la région inguin
abdominale.

B. — Avec lui nous avons remarqué que les deux muscl
grands obliques étaient solidaires anatomiquement et ph
siologiquement, par suite de l'entrecroisement très intime
leurs faisceaux aponévrotiques et de leurs fibres arciformes.

C. — Les orifices inguinaux sont aussi solidaires l'un
l'autre, les fibres arciformes d'un côté contribuant à former
pilier externe du côté opposé.

D. — Nous avons plus spécialement porté notre attention s
l'insertion inférieure de l'aponévrose du grand oblique, ou
cade crurale, dans celle-ci, nous avons trouvé une gouttière

mitée par deux bords ; le bord antérieur ou bord de réflexion est tendu, épais et résistant ; la gouttière formée par la réflexion des fibres de l'aponévrose du grand oblique, s'insère sur les tissus voisins, muscles ou os ; dans sa partie interne elle sert de lit au cordon. Le bord postérieur est accolé au fascia transversalis, il est mince et frêle et nous paraît être la formation que Thomson a décrite sous le nom de bandelette ilio-pubienne.

E. — Le tendon conjoint doit être considéré comme l'union des fibres tendineuses venant du petit oblique et transverse ; il ne se confond pas avec le ligament de Henlé et le fascia transversalis. Assez souvent les fibres du petit oblique et transverse restent musculaires jusqu'au bord externe du droit, dans ce cas le tendon conjoint est représenté par une formation musculaire.

F. — Le point faible peut être divisé en deux zones : l'une en dehors de l'épigastrique toujours très réduite, l'autre en dedans, plus étendue, mais très variable selon la forme du bord inférieur des muscles petit oblique et transverse ; elle peut se prolonger jusqu'au bord externe du droit.

G. — Le ligament de Henlé doit être considéré comme une expansion externe du tendon inférieur du droit.

H. — Le ligament de Hesselbach est formé, comme M. Gilis l'a démontré, par quelques minces faisceaux de l'aponévrose d'insertion du muscle transverse qui, s'entrecroisant sur la ligne médiane, vont se perdre du côté opposé, contournant en bas et en dehors l'anneau profond.

PARTIE CHIRURGICALE

A. — Pour pratiquer une cure radicale rationnelle il faut :

1° Exciser complètement le sac jusqu'au delà de son collet.

2° Renforcer solidement la paroi abdominale affaiblie.

B. — Il existe un très grand nombre de procédés compliqués pour traiter le sac. Ils doivent être remplacés par une bonne ligature haute simplement exécutée ; il ne faut retenir d'eux que le rebroussement du sac de Barker.

C. — Dans la plupart des cas, il est rationnel d'inciser l'aponévrose du grand oblique, à condition de la reconstituer par réunion de surfaces...

Chez les enfants cependant et les adultes à très bonne paroi (soldats), nous conseillons d'employer le procédé d'Estor, rapide, suffisant et sans dangers.

D. — Les noms de Lucas-Championnière, qui a vulgarisé l'excision haute du sac et la reconstitution de la paroi antérieure et celui de Bassini qui a renforcé la paroi abdominale en suturant les muscles de la paroi postérieure à l'arcade crurale, marquent deux étapes essentielles dans l'évolution de la cure radicale.

E. — Cependant, si la suture des muscles à l'arcade est une manœuvre définitivement acquise, l'essai de reconstitution d'un canal inguinal identique au trajet normal peut être contesté.

F. — En effet, l'orifice profond porte ouverte à la récidive, même dans un canal oblique ne résiste à la poussée abdominale que par l'épaisseur de ses bords et leur accolement exact au cordon qui le traverse. En aucun cas, l'aponévrose du grand oblique ne ferme indirectement l'orifice profond en s'appliquant au devant de lui ; elle en est en effet séparée par des muscles et du tissu cellulaire et par l'épaisseur du cordon lui-même.

G. — *Puisqu'une fermeture directe est seule possible et suffisante, il est préférable de supprimer le trajet inguinal et de le remplacer par un simple orifice inféro-interne constitué par les solides éléments du muscle droit et du tendon conjoint (reconstitution antéfuniculaire).*

H. — Cependant, lorsque le tendon conjoint s'insère un peu en dehors sur l'arcade crurale (point faible peu développé) il est plus rationnel de pratiquer le Bassini.

I. — Les procédés d'autoplastie et d'hétéroplastie ont de très rares indications.

K. — Le catgut est suffisamment stérilisable pour que l'on use rarement des procédés à fils retirables. On peut cependant, quand il est nécessaire d'opérer vite, employer le procédé de Villar.

INDEX BIBLIOGRAPHIQUE

AGIER. Cure radicale de la hernie inguinale par les méthodes opératoires san-
glantes, thèse Lyon, 1895.

AGUILAR. Médecine moderne, 3, VIII, 1897.

ANDEREGG (J.-P.-J.). Die Radikaloperation der Hernien (Leipzig 1886 et
Deutsche, Zeit. für chir., XXIV, H. III, 1 v.)

AUTEFAGE. Résultats et valeur comparée des divers procédés de cure des hernies
(Thèse de Paris, mai 1905).

ASSAKY. Die Radikaloperation der freien leistenbrücke mittels natts des inneren
leisteurings (Münch. med. Wochensch., 4 avril 99).

BALL (C.-B.). Brit. med. journal, 1884, t. II, p. 461 et 1887, t. II, p. 1772.

BARKER. Brit. med. journal, 1884, t. II, p. 461 ; 1887, t. II, p. 1872 ; t. III,
1203 ; 1890, p. 840 ; 1898, t. II, p. 1479.

BARON. Ueber die neueren Radikaloperationen an Hernien (Wien. med. press.,
11 et 18 août 1889).

BARET-LOCKWOOD. Brit. med. journal, 1889, 29 juin. Acad. med. de New-York
21 février 1889. Royal med. and. chir. soc., 8 avril 1890, Brit. med.
journal, 1890, t. I, p. 840.

BART. Cure radicale des hernies inguinales congénitales (thèse Paris).

BASSINI. Arch. für Klin. Chirur., 1890, t. XL, p. 429.

— Nuovo metodo per la cura dell' ernia inguinale (Padova).

BATMANOW. De la cure radicale de la hernie (en russe) Med. Obozr, XLV, 4.

BAXTER. A proposed new. methode of operation for the radicale cure of inguinal hernia (ann. of surgery), mars 1893.

BAZY. De la cure radicale des hernies (France médicale, 25, 27 janvier 1887).

BECK. A new. operation for inguinal hernia (Med. News, 16 septembre 1899).

BEGOUIN. Sur la technique de la cure radicale des hernies (Presse méd. 1902,
p. 1064), Journal de Médecine de Bordeaux, 1904.

BENNETT. On the radical cure of hernia with especial reference certain methode of operating (Lancest, 12, 19 septembre 1891).

Berezowsky. De la cure radic. de la hernie inguinale oblique d'après la méthode de Kocher et ses récentes modifications (en russe) (Med. Obozr, mars 1898).

— Uber Radikaloperation mit einge Klemmter. Brücke und ifre. Endreresultate (Deutsche Zeitsch. f. chir., XL, 3, 4).

Berger. Cure radicale des hernies (Rev. de chir., p. 884, t. IV, p. 786). (Bull. et mém. de la Soc. de chir., 1887, t. XIII, p. 641). (Congrès français de chirurgie, 3ᵉ session, 1888). (Revue des sciences médicales, 1888, t. XXXXII, p. 870).

— Du traitement des hernies inguinales congénitales par l'opération de la cure radicale (Méd. mod., 10, 14 avril 1890).

Bernès-Laserre. De la cure radicale de la hernie inguinale chez les enfants (Thèse Toulouse) nᵒ 179.

Bernhard. Eine neue methode der Radikaloperation der leistenhernien. (Corresp. Bl. f. Schweiz, Aerzte, 15 nov. 1897).

Bishop. The etiology of chronic hernia with special reference to the operation for radical cure (Lancet, 10 février 1894).

Blaise. Canal inguinal chez l'adulte. Cure radicale de la hernie inguinale (procédé P. Berger). Thèse Paris, 1894.

Bonnet. De la cure radicale de la hernie inguinale non étranglée chez l'enfant (The med., 1898, nᵒ 603 (Paris).

Bonnet. Nouveau procédé de cure radicale de hernie. Thèse de Montpellier, 1905.

Bottini (de Pavie). Nouveau procédé de la cure radicale des hernies (8ᵉ réunion de la Soc. italienne de chirurgie, 1891).

Brenner. Zur. Radikaloperation der leistenhernien (Centr. Blatt. für chir., 15 octobre 1898).

Broca. Article Inguinal du Dictionnaire encyclopédique des sciences médicales.

— Variétés anatomiques et cure radicale de la hernie inguinale (5ᵉ congrès français de chir.). — Le traitement des hernies inguinales chez l'enfant en particulier (Semaine médicale) 9 mars 1898. — Technique de la cure radicale de la hernie inguinale oblique externe (Revue de gynéc. et de chir. abdom., mars-avril 1898).

Bungner. Zur radikaloperation der Hernien (deutsche Zeitsch. f. chir. XXXVIII,6).

Buffnoir. Cure rad. de la hernie par le procédé myoplastique (indications. manuel opératoire, résultats éloignés).

Charpy. Traité d'anatomie.

Cucciopoli. Una modificazione alla cura radicale della inguinale (Rif. med., 13 juillet 1895.

Chauveau. Les hernies inguinales congénitales (Thèse Paris, 1888).

Chichkoff. Contribution à l'étude de la cure opératoire des hernies inguinales congénitales chez l'enfant (Montpellier, th. méd., 1892-1893, n° 32).

Clauda. Résultats éloignés de la cure radicale des hernies inguinales et crurales (Thèse Toulouse, 1895).

Cohn. Zur Technik der Radilkaloperation freier Hernien (Berlin. Klin. Woch. b. 5 août 1888).

Colles. Statistique comparée des opérations avec ou sans ouverture du sac (The Dublin quarterly, journal, XXXII, p. 293).

Crickx. Les accidents consécutifs à la cure radicale des hernies inguinales (Clinique, 3 décembre 1896).

Crosti (5, X, 1901, Presse Médicale).

Damey. Quelques modifications à apporter aux procédés de cure radicale de la hernie inguinale, manuel opératoire de M. Dayot fils, 1903-1904).

Deaver. Radical cure of inguinal and femoral hernia (of the amer. med. assoc. 10 mai 1890). A modified operation for the radical hernia cure of-inguinale (Ann. of surgery, avril 1898).

Decombes. Cure radicale des hernies inguinales par la méthode sclérogène (thèse Paris, 1896).

Degorce. Cure radicale de la hernie inguinale, suture en un seul plan, 1900.

Delagenière. Etude critique des procédés modernes de cure radicale des hernies inguinales et crurales (Gazette des hôpitaux, 28 janvier 1888).

Defontaine. Archives provinciales de chirurgie (t. VI, p. 81, 1897).

Delbet. Récidives des hernies (Soc. de chir., 25 juillet 1900).

Del-Greco. In Gigli et Baroni, suture profonde amovibili, cure radicale delle ernie inguinale sanza fili perduti (Settimana med. della sperimentale 16 octobre 1897).

Désir. Causes de la hernie inguinale récidivée (thèse Paris, 1900).

Dezon. De la cure radicale des hernies inguinales sans fils perdus (thèse Paris, 1898), n° 504.

Dictionnaire de Médecine et de Chirurgie pratiques (article hernie).

Dixion. The radical cure of hernia (New-York med. journal, 11 juin 1887).

Dominguez. Procedimientos operatorios.

Dubreuil. Cure radicale des hernies inguinales et crurales (Gaz. hebd. des sc. méd. Montpellier, 20 septembre 1890).

Duplay-Cazin. Sur un nouveau procédé de cure radicale des hernies inguinales, sans fils perdus (Semaine médicale, 1896, p. 453). Sur un nouveau mode de traitement du sac dans la cure radicale des hernies (12° congrès international des sciences médicales. Moscou, 1897). Méthode générale de cure radicale des hernies inguinales sans fils perdus (Semaine médicale, 1897, p. 465).

Duplay. De la cure radicale des hernies (Sem. médic., 1896, p. 120).

Duret. Considérations sur les variétés anatomiques et la cure radicale de la hernie inguinale chez l'homme (thèse Paris, 1891, n° 320, Paris). Enquête collective des chirurgiens scandinaves sur la cure radicale des hernies (Sem. médic., 1896, p. 14).

Estor. Nouveau procédé de cure radicale de la hernie (Semaine médicale, 4 mars 1903).

Faucompré. Cure radicale des hernies inguinales et crurales par le procédé de Duplay et Cazin (thèse Lille).

Faure. Nouveau procédé de la cure radicale des hernies inguinales (XI° Congrès français de chir.).

— Presse médicale, 26 janvier 1898, p. 49.

Félizet. Cure radicale des hernies (Paris, 1891).

Ferrari. Sulla cura radicale dell'ernia inguinale col metodo-proprio (Bergamo, 1895. Gazette delli ospedali, 1895, 5, XI).

Fessler. Studien uber die Radikaloperation der Hernien (Münch. Med. Woch , 20 juillet, 1897).

Folet. A propos de la cure opératoire des hernies, petit procédé de Kocher) (Echo méd. du Nord, 1897, p. 453).

Fournel. Cure radicale, opération avec nouveau procédé.

Frank. Uber die Radickaloperation von Leisterhernien (Wien, 1893).

— Ueber die Rückurikung der Radikaloperation von Bassini, auf die Herniotomie der eingeklemmtem Leistenburcher (Wien. Klin. Wochensch., II, 18 juillet 1895).

Girard, Congrès de Chirurgie, 1900.

Gibert. Cure radicale de la hernie inguinale, suppurations tardives. ❧

Gilis. Anatomie de la région inguino-abdominale.

Girou. Cure radicale des hernies inguinales sans fils perdus (Bordeaux, th. méd., 1890, n° 48).

Gaye. Des hernies inguinales irréductibles par excès de volume ou de consistance et sans adhérences (Paris, th. méd., 1892-93, n° 112).

Grimard et Demars. Notes pour servir à l'histoire de la kélotomie et de la cure radicale des hernies (Gaz. hebdom., 15 avril 1897).

Gratschoff. Revue de Chirurgie (1905).

Guttierez. Cura radical de la hernia inguinal por un nuevo methodo de prof. Aguilar (Rev. de la Soc. med. argentina, IV, 22, 1895).

Hardenthaller. Die Radikaloperationen der Hernien in der Klinik der II. prof. Billroth, 1877, 89, (Arch. fur Klin. Chir. LX, 3).

Halsted. The radical cure of inguinal hernia on the mala (Ann. of surgery, mai 1893). Bulletin of the Sohns. Hopkins Hopital (Baltimore, 1903).

Hamilton. On the radical cure of inguinal hernia a review of the existing status of the operation with remarks onch. part. history (Journ. of the Amer Med. assoc. Chicago, 4 sept. 1886).

Heidenreich. La valeur de l'opération de la cure radicale des hernies (Sem. méd., 1888, 4, 269).

Humbert. Cure radicale des hernies inguinales scrotales volumineuses (thèse Lyon, 1891).

Heine. De la cure radicale de la hernie (thèse Paris, 1902).

Jonnesco. Cure radicale des hernies inguinales sans fils perdus (XIIe congrès internat. des sciences médicales, Moscou, 1897, Semaine médicale, 8, IX, 1897). (Revue thérapeutique, 1897, n° 15).

— Cure radicale des hernies inguinales sans fils perdus. Description d'un nouveau procédé (Mém. de la Soc. de Chir. de Buckarest, mai 1898).

— Revista de Chirurgie, avril 1898 (t. II, p. 3).

— Archives des sciences médicales de Buckarest (1897, 5-6).

Karenski. De la cure radicale des hernies (Soc. méd. Berlin, janvier-février 1899).

Keetley. The radical cure of hernia (Ann. of surgery, juillet 1888. New-York surgical, Society, mars 1891).

Kocher. Resultate der Hernien Radikaloperation (Centr. Bl. f. chir., 15 mai 1897). Operationslehre, 4e édition. Fischer, Iéna.

Krummer. Cure radicale des hernies abdominales (Rev. méd. de la Suisse rom. septembre 1895, n° 9).

Lafourcade. De la cure radicale des hernies (Dax, 1895).

Lafitte. Cure radicale de la hernie inguinale (thèse Paris, 1901).

Lambret. Cure radicale des hernies inguinales, perfectionnement au procédé de Duplay et Cazin (Echo méd. du Nord, 27 mars 1898).

Lagaite. Nouveau procédé pour la cure radicale de la hernie inguinale (Lyon médical, 25 juillet 1897).

Lawson Tait. Traitement des hernies par la laparotomie (Sem. méd., 14 octobre 1891).

Lebensohn. Radikaloperation der hernien. (Deutsche zeitsche fur chir., XLVIII, 5-6).

Le Brun. De la cure radicale des Hernies (thèse Nancy, 1890).

Le Dentu-Delbet. Traité de Chirurgie clinique et opératoire.

Le Dentu. Cure radicale des hernies inguinales, 1901.

Lejars. Traité de chirurgie d'urgence.

Léonté (de Bucarest). IIIe congrès de chirurgie.

Lockwood. The radical cure of hernia (London, 1898).

Lucas-Championnière. Cure radicale des hernies (Paris, 1886).

— Journal de Médecine et de Chirurgie pratique.

Mac Ewen. British. med. journ., 1887, t. II, p. 1263.

Malgaigne. Manuel de médecine opératoire.

Manley. Hernia, ch. palliative and radical traitement in adults, childen and infants (Philadelphie, 1893).

Mariage. Banly on Morgagny, 1905.

Mauvrez. Contribution à l'étude des résultats éloignés de la cure radicale des hernies (thèse Lyon, 1894).

Marcy. The anatomy and surgical treatment of hernia, 1892.

Mayo. Remarks on the radical cure of hernia (Ann. of. surgery), janvier 1899.

Mazoyer. De l'inflammation des hernies (thèse Montpellier, 1898).

Millot. De quelques modifications apportées à la cure radicale des hernies inguinales chez l'homme (Procédé de Bassini Ferrari (thèse Paris, 1902).

Mitchell Banks. Cure radicale des hernies (Association médicale britannique, 55e session, Dublin, 87).

Mollière. Valeur de la cure radicale des hernies au point de vue de la guérison définitive. 3e congrès français de chirurgie.

Morestin. Cure esthétique des hernies inguinales (Presse médicale, mercredi, 15, t. IV, 1903).

Mugnaï. Nuovo processo, per la cure radicale, della ernia inguinale (Riforma med., 22, 1891).

Nalpasse. Etude historique et opératoire de la hernie, sa cure radicale par le procédé de Berger, 1899.

Nelaton et Ombredanne. Presse médicale, 1897, p. 50, t. II.

Natanson. De l'opération radicale de la hernie inguinale chez l'enfant (1895-96).

Nicaise. Cure radicale de la hernie inguinale. Rapports du sac herniaire avec la tunique fibreuse des bourses (Revue de Chir., 10 juillet 1896).

Parona. Presse médicale lombarde, 1891, t. I.

Paulet. Anatomie humaine.

Paucot. Cure radic. des hernies inguinales par la méthode de Bassini et ses dérivées (Th. de Bordeaux, 1896).

Payot. Nouveau procédé de cure radicale de la hernie inguinale (thèse Paris, 97).

Phelps. Congrès de Chirurgie (1900).

Poirier. Traité d'anatomie humaine.

Polosson. Cure radicale des hernies (Lyon Médical, 1893).

Polya. Centralblatt für chir., 8 mars 1905.

Postemski. (Arch. de att. della soc. ital. de Chir., 1887 et 1890).

Poppert. Suppression des sutures à la soie (Deutsche med. Woch., 2 décembre 1897, p. 477).

Pouchet. Sur un nouveau procédé de cure radicale de hernie inguinale (Thèse de Lyon, 1904).

Poullet. Traitement opératoire des hernies sans ouverture du péritoine (15e congrès français de Chirurgie, 1902).

— Gazette des hôpitaux, 1896, p. 1240.

Pozzi. De l'épiploïte consécutive à la section de l'épiploon dans la cure radicale des hernies (Soc. de Chirurgie, 15 février 1899).

— Revue de Gynécologie (1905).

Preto. Cento quaranta operazioni per la cura radicale della hernia inguinali col. methodo, Bassini (Loncino, 1894).

Puech. De la cure radicale des hernies (Montpellier médical, 15 février 1888).

Racoviceano. Statistique sur 102 cas de cure radicale (Bull. et mém. de la Soc. de Chir. de Bukarest, 1898).

Reille. Cure radicale de la hernie inguinale mise en usage par le Dr Schwartz (thèse Paris, 1898).

Reverdin (J.-L.) (Rev. méd. de la Suisse, 1881, p. 44 et 174), (15 janvier 1882, avril 1885, page 237).

Reverdin (A). Bulletin de la Société de Chirurgie, 1881, page 268, t. II.

Richard. Revue de Chirurgie, 1902 (page 398).

Richelot. De la cure radicale des hernies et hydrocèles congénitales (Union méd., 20 décembre 1887).

Richet. De la cure radicale des hernies (Echo médical, 25 février).

Roberts. The radical cure of hernia, by operation (Amer. journal of the med., septembre 1895).

Rochard. Les hernies (exposé d'un procédé spécial de cure radicale).

— Presse médicale, 28 XI 1903. Gazette des Hôpitaux, octobre 1905.

Rotter. De la cure radicale des hernies (Société de Médecine Berlinoise, 25 janvier 1899).

Routier. Valeur de la cure radicale des hernies au point de vue de la guérison définitive, 3e congrès français de Chirurgie.

Saboia. Cure radicale des hernies (Soc. de Chir., 14 décembre 1887).

Sacchi. Contributo anatomico alla cura radicale delle ernie inguinali (spermentale, janvier-février 1889).

Sappey. Traité d'Anatomie humaine.

Spartali. Contribution au traitement des hernies inguinales récidivées (Paris, th. méd., 1896-97, n° 545).

Schede. De l'utilité des sutures métalliques perdues dans la laparotomie et les cures radicales des hernies (3e congrès de la Soc. allemande de Chir.)

Schwartz. Sur un procédé de cure radicale des hernies, myoplastie herniaire, 7° congrès français de Chir.).

— Revue générale de Clinique et de Thérapeutique, 1896.

Segond. Cure radicale des hernies (thèse d'agrégation, Paris, 1883).

— Valeur de la cure radicale des hernies au point de vue de la guérison définitive (3e congrès de Chir.).

Sinson. Ueber Radikaloperation bei inguinal und Femoralhernien (Beitrage fur Klin. Chir., XVII).

Socin. Valeur de la cure radicale des hernies (3e congrès français de Chir.).

Testut. Traité d'Anatomie humaine.

Thiriar. (Congrès de chirurgie, 1893). Brochure spéciale.

Toulon. Contribution à l'étude sur la cure radicale de la hernie inguinale, Toulouse (thèse méd., 1895-96, n° 118).

Vanverts. De la cure radicale de la hernie inguinale sans fils perdus, en particulier par le procédé de Villar (1899, Lille).

Vassal. Considérations sur la cure radicale de la hernie inguinale chez la femme et chez la petite fille particulièrement (Paris, 1895).

Verhoef. (Blessures accidentelles de la vessie au cours de la cure radicale des hernies (Annales de la Soc. de chir. belge, n° 2, 1903).

Villar. Cure radicale de la hernie inguinale par le procédé de Bassini (Journal de Médecine de Bordeaux, 21 avril 1895).

— Nouveaux procédés de cure radicale de hernies inguinales (11e congrès franç. de chirur.).

— Du Procédé de Villar dans la cure radicale des hernies inguinales, sans fils perdus et de ses résultats éloignés (Rapport lu par M. Monod à la Soc. de chirur., le 4 septembre 1899, sur un mémoire de M. Vanvertz de Lille).

Von Bergmann. A propos de l'opération radicale de la hernie inguinale (20° congrès de la Soc. allemande de chirurgie).

Winocouroff. Cure radicale des hernies et hydrocèles congénitales (Thèse Paris, 1888).

Winermans. De la cure radicale des hernies dans l'armée (1897, Orléans).

Wood. Lectures on hernia and its radical cure (Brit. med. journal, 1885).

Wölfler. Beitrage zur Chirurgie (Stuttgart, 1892).

DIJON, IMP. DARANTIERE

INDEX ALPHABÉTIQUE

ERRATA

Page 12 ligne 7 *au lieu de* et sur les côtés, *lire* sur les côtés.
— 15 — 25 — arcarde, *lire* arcade.
— 19 — 26 — » après : arcade crurale.
— 25 — 19 — Insère l'épine du pubis du côté opposé, *lire* s'insère sur l'épine du pubis du côté opposé.
— 27 — 16 — aponévrose d'enveloppe, *lire* aponévroses d'enveloppe.
— 33 — 6 — Marey, *lire* Marcy.
— 65 — 22 — la, *lire* sa.
— 82 — 35 — entimètres, *lire* centimètres.
— 88 — 4 — intérieure, *lire* inférieure.
— 135 — 18 — ostérieure, *lire* postérieure.
— 143 — 16 — décentes, *lire* récentes.
— 152 — 14 — Grastchoff, *lire* Gratschoff.
— 188 — 10 — nn, *lire* un.
— 194 — 2 — Schéma 31, *lire* schéma 41.
— 196 — 7 — » après : tant de fils.
— 214 — 29 — n° 2 et ou, *lire* n° 2 ou.
— 238 — 27 — lumières, *lire* lanières.
— 253 — 22 — et respectée, *lire* est respectée.
— 255 — 18 — anaogue, *lire* analogue.
— 266 — 2 — le cordon de, *lire* le cordon dans.
— 290 — 27 — en bas et en dehors, *lire* en bas et en dedans.

TABLE DES MATIERES

1° — PARTIE ANATOMIQUE

2° — PARTIE CHIRURGICALE

DIJON. — IMPRIMERIE DARANTIERE